W0268863

ENTSTEHUNG, ERKENNUNG UND BEHANDLUNG INNERER KRANKHEITEN

VON

Dr. LUDOLF KREHL

PROFESSOR IN HEIDELBERG

ZWEITER BAND

DIE ERKENNUNG INNERER KRANKHEITEN

ZWEITE AUFLAGE

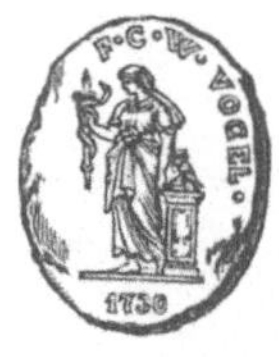

1932

VERLAG VON F. C. W. VOGEL IN BERLIN

DIE ERKENNUNG INNERER KRANKHEITEN

VON

Dr. LUDOLF KREHL

ZWEITE AUFLAGE

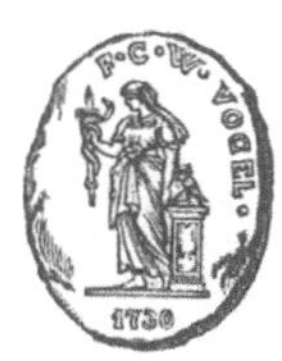

1932

VERLAG VON F. C. W. VOGEL IN BERLIN

ISBN 978-3-642-47223-7   ISBN 978-3-642-47588-7 (eBook)
DOI 10.1007/978-3-642-47588-7

HERRN

GEHEIMEN OBERREGIERUNGSRAT

Dr. Dr. VICTOR SCHWOERER

DEM FÖRDERER

DER MEDIZINISCHEN KLINIK

ZU HEIDELBERG

IN DANKBARER VEREHRUNG

Vorwort zur ersten Auflage.

In diesem zweiten Bändchen habe ich beabsichtigt, die Grundsätze der Erkennung und Beurteilung innerer Krankheiten darzustellen. Daß ich mit dem Ergebnisse dieses Versuchs zufrieden wäre, kann ich leider nicht behaupten. Es sollte ursprünglich eine rein allgemeine Betrachtung werden, eben nur über die Grundsätze der Erkennung, aber es ist schließlich doch recht viel Spezielles dazu gekommen. Und leider — vielleicht mehr Spezielles, als für das Durchdringen des Allgemeinen wünschenswert wäre, und andererseits viel zu wenig Spezielles, als daß es irgendwie erschöpfend sein könnte. Das ist fast von selbst so geworden, zum Teil ohne mein Zutun, denn ein solches Buch schreibt man nicht nur, sondern man wird auch von dem Buche geschrieben. Zum andern Teil rührt, glaube ich, die vielleicht etwas zu große Betonung des Besonderen daher, daß am Ende jede Betrachtung der Wege des Erkennens im einzelnen Falle auf das Spezielle hinauskommt. Gedacht und beabsichtigt ist also der Versuch einer Hervorhebung der Grundsätze, die mir für die Erkennung und Beurteilung innerer Krankheiten als maßgebend erscheinen. Ich würde insofern das kleine Schriftstück als eine Ergänzung ansehen zu den S. 28 genannten Büchern, besonders denen von F. VON MÜLLER und G. KLEMPERER. An irgendwelche Konkurrenz zu dem umfassenden Werke von MATTHES ist natürlich nicht gedacht; für das könnte dieses Buch höchstens ein Vorläufer sein.

Heidelberg, Januar 1931.

L. KREHL.

Vorwort zur zweiten Auflage.

Ich habe eine ganze Reihe Einzelheiten, die mir unrichtig oder nicht klar genug dargestellt schienen, gebessert. Mancherlei Gedanken habe ich noch hinzugefügt, die ich zum Teil vergessen, zum Teil auch nicht ausreichend gewertet hatte. Meinem alten Freunde F. SOETBEER in Gießen verdanke ich viele mir sehr wertvolle Ratschläge.

Alle Hinweise auf den ersten Teil des gesamten Werks, die Pathologische Physiologie beziehen sich auf deren 14. Auflage, Berlin 1932.

Die Kritik hat einmal bemängelt, daß ich das Allgemeine nicht genügend gepflegt und das Spezielle zu stark betont hätte. Das letztere ist wohl richtig.

Wie ich im Vorwort schrieb, habe ich das selbst empfunden. Aber schließlich endet eben jede Diagnostik im Speziellen, und allgemeine Gedanken überall durchgehen zu lassen, habe ich mich wenigstens bemüht. In den einzelnen Abschnitten ist der Aufbau (vgl. z. B. Nervensystem) mehr von der Bedeutung der Symptome als von physiologischen Gesichtspunkten ausgegangen. Solche haben vor allem im Anschluß an die Pathologische Physiologie zur Einteilung in die Hauptabschnitte gedient, weil ich diese kleine Schrift über die Erkennung als mit ihr zusammengehörig ansehe.

Ferner hat die Kritik bemängelt, daß der Wert mancher moderner, zur Klärung der Organfunktion dienender Methoden unterschätzt und dadurch der Schein einer gleichsam zu einfachen Art der Entstehung der Diagnose erweckt und die Möglichkeit feinerer Präzisierung abgelehnt werde. Dadurch sei das Ganze zu einer Erörterung allbekannter Gemeinplätze geworden. Habe ich Methoden, die schon gegenwärtig sicher und diagnostisch bedeutungsvoll sind, unrichtig ausgelassen, so ist das ein Fehler, und ich bin für jede Kritik dankbar. Andererseits schätze ich nicht alle Methoden so hoch wie ihre Autoren. Darüber kann man natürlich verschiedener Meinung sein. Aber eine feste Meinung muß der Arzt haben. Mit ihr steht und fällt er.

Den Plan des Ganzen habe ich trotz aller Einwürfe nicht geändert, weil es mir darauf ankommt zu zeigen, daß es für den Arzt nicht in erster Linie auf Einzelheiten ankommt. Ich schreibe aber für den Arzt.

Heidelberg, April 1932.

L. KREHL.

Inhaltsverzeichnis.

	Seite
Arzt, Diagnose, Beurteilung	1
Die Untersuchung des Kranken	27
Allgemeine und örtliche Folgen von Infekten und Vergiftungen. Das Fieber	39
Die Infektionskrankheiten	43
Das Blut	58
Der Kreislauf	67
Die Atmung	85
Die Verdauung	105
Nieren und Harnwege	138
Nervensystem, Muskeln, Knochen	157
Sachverzeichnis	193

Arzt, Diagnose, Beurteilung.

Für die Behandlung eines Kranken brauchen wir als Unterlage die Beurteilung seines Zustandes. Was geht an ihm vor, das ärztliches Eingreifen nötig macht? Entweder sind es Beschwerden seitens des Kranken selbst, Schmerzen oder Leistungsstörungen, die den ganzen Organismus oder ein Organ betreffen, nicht selten solche ganz unbestimmter Art, dem Kranken in ihrer Bedeutung zuweilen gar nicht bewußt; oft kaum bemerkbar, nicht hinausgehend über die Empfindung, es sei etwas nicht in Ordnung. Das Leben schafft hier alle Übergänge: der Kranke kann tief benommen, äußerst unruhig, zu jeder geordneten Mitteilung unfähig sein, und auf der anderen Seite kann er sich in voller Kraft und Leistungsfähigkeit fühlen, nur eine scheinbare Kleinigkeit scheint nicht zu stimmen. Oder er merkt überhaupt nichts.

In einer ganzen Reihe von Fällen geht der Antrieb dazu, das Eingreifen des Arztes herbeizuführen, gar nicht vom Kranken selbst aus, sondern von Andern, die sehen, daß der Kranke nicht mehr ist, wie er war, daß er sich oder daß sein Gehaben sich in irgendwelcher Weise verändert oder vermindert hat. Hierzu kommen alle sozialen Anforderungen, die jetzt so vielfach in den Vordergrund treten: der Mensch wird untersucht, weil die Gemeinschaft es verlangt, in der er steht. Sei es z. B. für die Frage der Geeignetheit zu einem Berufe, oder ein Mensch traut sich selbst Arbeit nicht zu und die Gemeinschaft verlangt sie von ihm. Alle Einzelheiten und Möglichkeiten, die in Betracht kommen, sind hier gar nicht zu erschöpfen; es ist auch nicht notwendig das zu tun. Wie bekannt, gehen leichte Beschwerden, die jeder Mensch von Schrot und Korn unterdrücken kann und unterdrücken muß, ohne jede scharfe Grenze in die Schlaffheit der Arbeitsscheu über. Diese zu bekämpfen ist nicht mehr Aufgabe der ärztlichen Tätigkeit. Für diese Frage kann der Arzt nur klar und seiner inneren Überzeugung nach das Urteil abgeben, ob er an einem Menschen etwas Krankhaftes findet; nichts anderes hat er zu tun, sofern der Untersuchte geistig gesund und nicht in v. Weizsäckers soziale Neurose hineingekommen ist — wenigstens wenn er sich streng ärztlich hält. Damit ist aber noch nicht die Frage entschieden, ob und wieweit der Arzt einen solchen Kranken, an dem er nichts körperlich Krankhaftes fand, zum Arbeiten schicken, oder ob er eine Behandlung empfehlen soll. Und vor allem muß der gegenwärtige, den ernsten Deutschen so tief erregende Zustand in Betracht gezogen werden, daß so viele Menschen trotz besten Willens eine Gelegenheit zur Arbeit nicht finden. Über diese Dinge wird im letzten Teil dieses Buches gesprochen.

Die Frage, was der Arzt zu tun hat, erscheint leicht überflüssig, weil sie klar sei. Er hat dem Kranken zu helfen, der ihm dadurch, daß er ihn um diese Handlung bittet, zugleich sein Vertrauen ausspricht. Und Vertrauen zu einem Menschen, die Übergabe für die Sorge des eigenen Leibes an ihn ist einerseits eine ungeheuere Sache, andererseits die notwendige Voraussetzung jeder erfolgreichen ärztlichen Behandlung. Alles das ist gewiß richtig und alles das galt für eine Zeit, die noch nicht lang verging; noch in der Zeit meiner Kindheit war es so. Aber es ist jetzt nicht mehr allein so: früher hatte der Arzt im wesentlichen mit dem Kranken zu tun, der ihn wählte, jetzt ist er zugleich — und viele sind das sogar noch vielmehr, als nur Arzt gegenüber dem Kranken — in der großen sozialen Organisation tätig. Das verändert das Bild seiner Arbeit und seine Stellung von Grund aus. Ich kann darauf hier nicht eingehen, die vorausgehenden Worte zeigen das aber schon zur genüge, und auch aus dem folgenden wird es sich ergeben.

Wie bekannt, wird die Literatur der letzten 20 Jahre von der Frage erfüllt, in welche der bestehenden Auffassungsformen der Naturvorgänge die ärztliche Tätigkeit einzureihen sei: ob der Arzt der Wissenschaft diene oder der Kunst, oder etwas anderem[1]. Wie mir scheint, hat sich der zum Teil sehr erbitterte Streit beruhigt und man hat sich geeinigt: der Arzt ist eben Arzt, und die reine ärztliche Tätigkeit hat zwar ihren Hauptteil von wissenschaftlichem Denken und Handeln, aber sie muß durchaus hinauslaufen auf das rein ärztliche Wirken. Das ist so selbstverständlich, daß man es nicht immer wieder hervorzuheben braucht (NAUNYN). Nach der gewöhnlichen Auffassung sei auch vom künstlerischen viel dabei, weil letzthin Intuition für das ärztliche Wirken zweifellos bedeutungsvoll ist. Man wird an dieser Auffassung leicht einen gewissen Anstoß nehmen, seitdem HERMANN VON HELMHOLTZ in einem wundervollen Vortrag zeigte[2], daß auch erfolgreiches wissenschaftliches Wirken ohne echte Intuition nicht denkbar ist. Zu diesen beiden Dingen kommt schließlich noch das rein menschliche im Handeln des Arztes. Aber vielmehr noch als durch das genannte wird die Tätigkeit des — ich sage leider — größeren Teils der modernen Ärzte bestimmt durch soziale und nicht selten auch durch eine Art juristischer Pflichten. Das ist für den, der sich als Gelehrten und als Arzt zugleich fühlt, eine ernste und schwierige, ja ich muß vom Standpunkt einer leidenschaftlichen Verfechtung reiner ärztlicher Tätigkeit sagen, sogar eine unerfreuliche Angelegenheit. Bestehen zwischen den Anforderungen an den denkenden Gelehrten und an den handelnden Arzt schon gewisse Schwierigkeiten, ja Gegensätze, allerdings, wie ich meine, solche, die sich in einer höheren Synthese ausgleichen lassen, so ist das kaum mehr möglich für das Verhältnis reiner ärztlicher Tätigkeit, die sich zwischen Arzt und Kranken abspielt, und sozialem Wirken, das von Einrich-

---

[1] Vgl. KREHL, Münch. med. Wschr. **1926**, Nr 38. — SAUERBRUCH, Naturwiss. **14**, 1081 (1926).

[2] H. VON HELMHOLTZ, Goethes Vorahnungen kommender naturwissenschaftlicher Ideen. Goethe-Gesellschaft. Berlin 1892. — Vgl. KREHL, Münch. med. Wschr. **1926**, Nr 38.

tungen, Zuständen und Anforderungen der Gesellschaft abhängt, das außerdem der Politik nicht fernbleiben kann. Der Forscher sucht mit allen Mitteln, die ihm die Wissenschaft bietet, ein Urteil zu gewinnen über den Vorgang, den er erforscht. Aber er braucht in seinen Schlußfolgerungen nie weiterzugehen, als die zur Verfügung stehenden Methoden gestatten. Jede Problematik gehört zu seinem Wesen. Der Arzt muß, ganz unabhängig von Zustand und Fortschritten der Wissenschaft, ein Urteil gewinnen über den Krankheitsvorgang, der vorliegt, denn er hat unter allen Umständen therapeutisch zu handeln. Er muß also jedenfalls zu einer klaren Auffassung kommen. Fragen und Zweifeln gehört zur Eigenart des Gelehrten, Sicherheit und Bestimmtheit zu der des Arztes, und doch: könnte ein ernster Arzt ohne Zweifel und Fragen sein? Es wird keinen geben, der zugleich die krankhaften Vorgänge erforschen sowie ihre Kenntnis fördern will und der zugleich einen Kranken beurteilt und behandelt, ohne daß er, mindestens zuzeiten, auf das schwerste unter diesem inneren Zwiespalte litte. Wie er sich mit ihm abfindet, ohne ein zwiespältiges Leben zu führen, ist das Geheimnis jedes Menschen. Der Kliniker wird das in erster Linie empfinden und wird nur durch eine höhere Betrachtungsweise, in der zugleich das strenge Ideal der Forschung und das beweglichere des Handelns vereint werden können, zu leben vermögen. Ja, was geht das aber den Arzt an? Er ist doch nicht Gelehrter, sondern eben Arzt? Jeder ernste Arzt ist zugleich auch Gelehrter. Denn jeder Krankheitsvorgang ist ein neues Ereignis im Naturgeschehen, wie es noch nie da war, und diesen Naturvorgang hat der Arzt zu erkennen, zu beurteilen und zu leiten. Deswegen ist der wahre Arzt unter allen Umständen auch ein Erforscher. Ich weiß wohl, daß mancher Arzt und einzelne Betrachtungsformen anders denken, besonders die, welche lediglich die vom Kranken geklagten Störungen behandeln, haben einen anderen Standpunkt. Aber ich will hier den meinen vertreten und durchführen.

Rudolf Virchow, der große Morphologe, legt Wert darauf[1], daß Krankheit ein Geschehen, nicht ein Zustand sei. Es ist ein Geschehen bestimmter Art in der unablässig dahinfließenden Reihe der eigenartigen Vorgänge, die wir als Leben bezeichnen. Jeder lebende Organismus kann krank werden, der Mensch und das Tier, ebenso wie die Pflanze. In diesem Sinne wird derjenige, der auch Gebilden höherer Ordnung, wie der Familie, dem Volk oder dem Staate eine Art Eigenleben zuzusprechen geneigt ist, im Gleichnis auch hier Krankheiten annehmen können. Der Organismus bildet die Vorgänge, die sein Leben ausmachen, nicht nur aus der Anlage aus, die er von seinen Vorfahren überkam, sondern er vermag sie auch innerhalb weiter Grenzen aufrechtzuerhalten gegenüber der unendlichen Fülle der Einwirkungen, denen das Leben jedes Organismus auf dieser Erde ausgesetzt ist. Dabei möchten wir berücksichtigen, daß auch die Anlage sich dauernd wandelt, weil auch sie solchen Beeinflussungen unterliegt. Sowohl durch Eigenarten und Veränderungen der Anlage als auch durch die nach Zahl, Art und Stärke so unendlich verschiedenen äußeren Einwirkungen

---

[1] Virchow, Handb. d. spez. Path. u. Ther. **1854** 1.

wird die Entfaltung des Organismus gestaltet. Innerhalb gewisser Grenzen nach der Form; es ist bekannt, wie DARWIN das als die Grundlage für die Entwicklung der Arten ansah. Mit dem Einfluß auf die Funktion ist es sehr verschieden. Natürlich kann sie durch die Gewalt äußerer Ereignisse mit dem Bestehen des Organismus völlig aufgehoben werden. Aber gegenüber schwächeren Einwirkungen entfaltet sich hier die wunderbare, allem lebenden Gewebe immanente Tätigkeit der Selbstregulierung. Diese vermag auch Einflüssen gegenüber, die die Funktion der Körperorgane zu verändern, ich möchte sagen, geneigt und fähig sind, die Verrichtungen des Organismus aufrechtzuerhalten. Oder mit Hilfe mehr oder weniger starker Ausgleichsversuche variiert bei veränderter Anlage unter dem Einfluß der gewöhnlichen Lebensverhältnisse oder auch bei normaler Anlage, wenn diese sich besonders gestalten nach Art oder Stärke, die Funktion einzelner Organe oder auch das Verhalten des ganzen Organismus, aber es ändert sich so, daß das Leben dabei erhalten bleibt. Die hierbei sich abspielenden Ereignisse pflegen wir krankhaft zu nennen. Man sieht: das pathologische Geschehen ist unauflöslich mit dem normalen verbunden, geht ohne jede schärfere Grenze aus ihm hervor. Man kann sehr wohl schwanken, wo man es beginnen lassen soll. Gehören die Regulationsvorgänge, die unter der Schwelle jedes Merkbaren verlaufen, überhaupt oder erst dann zu ihm, wenn sie merkbar werden? Jedenfalls stehen sie außerordentlich häufig im Anfang des Krankhaften: dieses kommt dadurch zum Durchbruch, daß die ausgleichenden Prozesse nicht genügen oder nicht aushalten, weil sie von der Stärke der Krankheitsursache überwunden bzw. in ihrem Geschehen verändert werden. Selbst die Krankheit verläuft mindestens zum Teil unterhalb der Schwelle des Bewußtwerdens und so, daß die Organfunktionen nicht in einem für den Kranken bedenklichen Grade leiden. An jedem Krankheitsvorgang wird der Arzt ernste Aufgaben für seine Einsicht in ihn haben, aber an jedem wird er auch zugleich sein Verständnis des Krankhaften zu bilden vermögen. Man versteht, daß der Arzt als Forscher in manchem Einzelfalle schwanken kann, was schon zum Pathologischen gehört, was noch zum Normalen: für die Wissenschaft fließen die Grenzen in der Tat.

Auf diesen Elementen läßt sich der Begriff der Krankheit, wie mir scheint, für das wissenschaftliche Verständnis und für weitere Forschungen aufbauen. Was ich darzulegen versuchte, war eine Beschreibung, nicht eine Definition[1]. Mir leuchtet die Forderung unseres großen Heidelberger Physikers GUSTAV KIRCHHOFF[2], daß es unsere Aufgabe sei, die Naturvorgänge vollständig und auf die einfachste Weise zu beschreiben, ganz ein. Definitionen so verwickelter Vorgänge, wie die der Krankheit, werden entweder selbst wieder Beschreibungen oder sie sind kurze Sätze und dann ganz unvollständig, deswegen möchte ich

---

[1] Die Literatur enthält zahlreiche Darlegungen über den Begriff des Krankseins, z. B. COHNHEIM, Allg. Path. 2. Aufl. 1. — WUNDERLICH, Path. u. Ther. 1850 I. — VIRCHOW, Handb. d. spez. Path. u. Ther. 1. — RIBBERT, Die Lehre vom Wesen der Krankheiten. 1899; Das Wesen der Krankheit. 1909. — ASCHOFF, Dtsch. med. Wschr. 1910, Nr 5. — POPHAL, Mschr. Psychiatr. Beih. 30 (1925). — GROTE, Grundlagen ärztlicher Betrachtung. 1928.

[2] KIRCHHOFF, Vorlesungen über Mechanik. Einleitung.

sie hier auslassen. Um so mehr als in der Praxis für den Arzt das, was er krankhaft nennen will und nennen soll und tatsächlich nennt, recht anders und in Wirklichkeit viel einfacher in Erscheinung zu treten pflegt.

Vollständig ist allerdings die Besprechung der Grundzüge auch in der Form nicht, wie wir sie soeben gaben. Denn die Krankheit stellt sich doch sehr verschieden dar, je nach der Seite und der Person, von der aus sie betrachtet wird, und je nach den Umständen, unter denen, sowie je nach den Aufgaben, für die man mit dem Kranken zu tun hat.

Natürlich ungleich bedeutsamer als für jeden Betrachter von außen ist die Krankheit für den Menschen, den sie trifft[1]: mit Kraft- und Zeit- und Tätigkeitsverlust muß der kranke Mensch jedenfalls rechnen, ebenso mit geldlichen Anforderungen. Mit viel Schlimmerem: Siechtum und Tod, sowie Arbeitsunfähigkeit und damit die furchtbaren Sorgen für die Familie drohen zum mindesten nicht selten — kein Wunder, daß der Kranke als Mensch seelisch häufig durch die Krankheit auf das stärkste mitgenommen wird. Es gibt Ausnahmen, sogar viele Ausnahmen. Entweder ist die Krankheit zu leicht, zu gutartig und kurz, als daß sie dem Kranken einen inneren Eindruck machte. Oder der kranke Mensch ist zu leichtsinnig oder zu stumpf, um einen Eindruck zu erleben. Er kann auch zu krank dazu sein, wie es bei akuten Infekten häufig der Fall ist. Aber in der Mehrzahl der Fälle leidet der Kranke doch körperlich unter Beschwerden (Schmerzen, Atemnot, Magen-Darm-, Blasenstörungen) und seelisch unter mehr oder weniger ernsten Vorstellungen, mögen sie berechtigt oder unberechtigt sein. Der Arzt kann die Beschäftigung mit diesen Dingen nicht allein anderen überlassen: Angehörigen, Freunden, Seelsorgern. Oft hat der Kranke niemand anders als den Arzt, mit dem er über die innern Angelegenheiten seiner Krankheit sprechen könnte. Dann wird der Arzt, z. B. bei schweren akuten Krankheiten, oft der beste Freund des Kranken. Oder er ist es schon von früher her. Weiter aber hat der seelische Zustand des Kranken einen oft ausschlaggebenden Einfluß auf das körperliche Geschehen der Krankheit: deswegen müssen Arzt und Kranker sich in irgendwelcher Form und in irgendwelchen Grenzen über die Krankheit auseinandersetzen. Mit anderen Worten: Auch der Arzt muß mit dem Kranken seine Krankheit von innen ansehen. Nur dann ist er, menschlich gesprochen, sein Arzt. Aber auch nur dann wird er Ausbildung und Art mancher Krankheitserscheinungen, sowie die Entwicklung der Krankheit verstehen können. Denn, wie vielfach dargelegt ist[2], steht der Ablauf der organischen Prozesse im menschlichen Körper unter dem Einflusse bewußter und unbewußter seelischer Vorgänge, ja er wird oft weitgehend durch sie gestaltet.

Durch das Verhältnis des Arztes zum Kranken, ja schon durch die einfache ärztliche Beobachtung wird aber nicht nur der Kranke, sondern in mehr oder weniger starker Weise auch der Arzt umgewandelt und gestaltet. Für die Güte

---

[1] GOLDSCHEIDER, Z. physik. u. diät. Ther. **26**, 217 u. 265. — v. WEIZSÄCKER, in v. Mering-Krehl Lehrb. 16. Aufl. **2**.
[2] Vgl. z. B. KREHL, Krankheitsform und Persönlichkeit. Leipzig 1927.

der ärztlichen Tätigkeit kommt es darauf an, daß er diese Wandlung merkt und sich zwar innerhalb gewisser Grenzen von ihr führen läßt, aber darauf achtet, daß diese Führung durch die Ereignisse sein eigenes Sein hebt. Unwillkürlich wird man dabei an manche Vorgänge aus der psychoanalytischen Betrachtung erinnert, aber auch an Gedanken der modernen Physik über das Verhältnis von Objekt und Beobachter.

Wie wir sogleich besprechen werden, muß der Arzt auch erfahren, welches Bild der Kranke sich selbst von seiner Krankheit macht[1]. Das hat natürlich die nächste Beziehung zu dem, wie der Kranke auf seine Krankheit reagiert.

Ist der Arzt von dem Kranken auf Grund seines Vertrauens erwählt und zu seiner Behandlung bestellt, so ist seine Tätigkeit klar. Er hat die Aufgabe, seinen Schutzbefohlenen in einer gegebenen Krankheit zu heilen, sowie ihn nach Kräften vor weiteren Krankheiten zu schützen. Ich meine aber, daß für den guten Arzt die Aufgabe noch viel weiter geht als über das, was NAUNYN den Nothelfer nannte: er soll dem Kranken, soweit das in seinen Fähigkeiten und seinem Bereiche liegt, und soweit der Kranke das haben will — und er wünscht es fast immer —, in seinen höchsten menschlichen Aufgaben und Zielen sowie in den Nöten helfen, die sich dabei ergeben. Gewiß haben wir dann nicht mehr allein Gedankengänge der naturwissenschaftlich gegründeten Medizin. Alles mögliche Geisteswissenschaftliche, alles mögliche ganz Andere, vor allem rein Menschliches, Philosophisches, Religiöses, Soziales kommt da hinein. Aber bei dem reinen und natürlichen Verhältnis zwischen dem Arzt und seinem Kranken war das immer so, wird es und muß es so sein, und wer ein echter Arzt sein will, soll die dazugehörigen Eigenschaften haben oder, wenn das möglich ist — und ich halte es bis zu einem gewissen Grade für anerziehbar — erwerben. Dann, und erst dann gewinnt der Arzt die hohe Schätzung, die ihm HIPPOKRATES schon zuspricht und die, wie es scheint[2], in der neueren Zeit ihren Höhepunkt erreichte in der ersten Hälfte des 18. Jahrhunderts: der Hausarzt und treue Berater wird der Freund des Kranken. Gewiß ist seine Tätigkeit dann nicht mehr reine Medizin, zum mindesten nicht naturwissenschaftliche Medizin. Und doch entwickelt sich alles aus dem Ärztlichen. Mein junger Freund JOH. STEIN macht mich auf die Bedeutung aufmerksam, die Krankheiten in ihren seelischen Folgen auf die ganze Entwicklung eines Menschen haben können, wenn irgendwelche äußeren Ereignisse, irgendwelche Pläne, aber auch grundlegende Lebensauffassungen durch die Zeit der Krankheit oder durch das Erlebnis der Krankheit geändert oder beeinflußt werden. Der Arzt hat die Zeit der Krankheit mit dem Kranken durchlebt. Beide sind so durch ein gemeinsames Band verbunden.

Der Arzt wird dann, soviel ich sehe, mit den oben skizzierten Auffassungen über Gesundheit und Krankheit in der Regel auskommen. Natürlich kann und wird es auch hier Meinungsverschiedenheiten über die Abgrenzung beider[3],

---

[1] GOLDSCHEIDER, a. a. O.

[2] WUNDERLICH, Geschichte der Medizin 1859, 234.

[3] Vgl. KREHL, Münch. med. Wschr. 1926, Nr 38.

zwischen dem Arzt und seinem Kranken, geben können. Denn auch bei vollstem Vertrauensverhältnis kann sich ein Mensch für kränker ansehen als sein Arzt, oder überhaupt für krank, auch wenn der Arzt ihn für gesund (und arbeitsfähig) hält. Aber dann gibt es ein reinigendes Gewitter und nachher wieder hellen Himmel oder die Nacht der Trennung — jedenfalls klare Verhältnisse und nicht den dauernden Krieg, wie so leicht in der sozialen Medizin, mehr noch das anhaltende Nichtverstehen, das in ihr leider fast Regel ist.

Ganz anders ist es aber doch leider bei der großen Mehrzahl der jetzt praktizierenden Ärzte, vornehmlich bei allen, die Kassenkranke behandeln. Zwar gibt es auch hier noch glücklicherweise eine große Zahl von Fällen, in denen die freie Arztwahl — an sich das A und O jeder mit Vertrauen einhergehenden ärztlichen Tätigkeit, wenn sie direkt vielleicht auch bei den Kassen nicht ohne weiteres immer und überall durchführbar ist — wenigstens in der Weise gesichert ist, daß der Kranke zwischen einer Anzahl von Ärzten auswählen kann, jedenfalls zwischen mehreren. Aber an jeden Kassenarzt tritt schon häufig die Anforderung heran, daß er Menschen nicht auf ihren Wunsch, ja ohne ihren Wunsch und sogar gegen ihren Willen untersuchen muß. Fast immer liegt dann die Frage vor, ob sie arbeitsfähig sind: der zu Untersuchende hält sich nicht für leistungskräftig zur Arbeit. Der Arzt soll für die Kasse oder für irgendeine Behörde entscheiden, ob diese Annahme des Kranken richtig ist oder ob er in ein Krankenhaus gehen muß, oder zu Hause bleiben darf und ähnliches. Für den beamteten Arzt ist das ein großer Teil seiner Arbeit, für den Gerichtsarzt und den Gutachter kommen wieder neue und andere Fragen in Betracht. Alle Tätigkeit dieser Ärzte gleicht sich aber darin, daß der Arzt wichtige, ja grundlegende Auskünfte über seinen Kranken nicht nur diesem selbst, sondern anderen gibt, die äußere Macht über ihn haben, daß sein Handeln also mit der eigentlich ärztlichen Verrichtung und mit dem reinen Vertrauensverhältnis gar nichts mehr zu tun hat, ja gewissermaßen das Gegenteil zu ihm darstellt. Die Beziehung des Untersuchten zu dem Untersuchenden ist hier nicht mehr die vom Kranken zum Arzt, vom Menschen zu seinem Helfer, sondern, wenn man es hart ausdrückt, die vom Delinquenten zum Richter.

Die Frage nach den Grenzen zwischen Gesundheit und Krankheit tritt hier natürlich wiederum auf, und zwar schärfer als je zuvor. Der Begriff der Krankheit muß also von neuem aufgenommen werden. Aber nun und hier von einem ganz anderen Gesichtspunkt aus. Der Arzt soll handelnd entscheiden: ist ein Mensch gesund, d. h. arbeitsfähig, oder ist er krank = arbeitsunfähig. Es gibt hier Mohren und weiße Menschen: Gesunde und Kranke. Dazwischen soll für viele Begutachtungen noch der Grad der Erwerbsfähigkeitsstörung festgestellt werden. Das Ärztliche im eigentlichen Sinne tritt hier ganz zurück gegenüber der sozialen Anforderung und Tätigkeit; diese beiden herrschen durchaus vor. Es ist ein großes Verdienst V. von Weizsäckers, daß er diese Frage scharf beleuchtet hat[1], denn bisher ist der Arzt bei den Anforderungen, die in solchen Fällen an ihn gestellt werden, weniger Arzt und mehr eine Art Sozial-

---

[1] v. Weizsäcker, Soziale Krankheit und soziale Gesundung. Berlin: Julius Springer 1930.

beamter mit ärztlichem Beigeschmack. Ich verschließe mich dem nicht, daß auch der praktische Arzt sich dieser Tätigkeit nicht völlig entziehen darf. Aber er kann sich ihr nicht in ihrer ganzen Fülle und hauptsächlich nicht in all ihren Konsequenzen widmen. Denn diese werden unabsehbar, wenn zur Beurteilung dieser Art von Klienten noch hinzukommt ihre Wiedereinfügung in das Leben der Gemeinschaft — man kann ja auch das Behandlung nennen, aber es ist kaum noch Medizin. Meiner Überzeugung nach vermag die rein ärztliche Tätigkeit diesen Zuwachs an Aufgaben nicht noch dazu zu tragen zu den ungeheueren Anforderungen, die gegenwärtig die Medizin als solche schon und in immer wachsendem Maße an den Studenten und den Arzt stellt. Hier verlangen die Verhältnisse gebieterisch eine Lösung. Welche? muß erwogen werden. Ich sehe das Verdienst v. Weizsäckers darin, daß er diese unleidlichen Verhältnisse klar zeichnete und den Grund legte zur Erforschung des Einflusses der sozialen Zustände und gesetzlichen Maßnahmen auf das krankhafte Geschehen.

So wie die Verhältnisse zur Zeit einmal gegeben sind, erscheint mir für die praktische ärztliche Tätigkeit die Abgrenzung, und zwar die sehr klare und scharfe Abgrenzung zwischen dem Gesunden und dem Kranken, als die erste Aufgabe. Es kommt also die Begriffsbestimmung des Krankhaften wieder. Aber, wie gesagt, doch in einem ganz anderen Sinne: nicht für das wissenschaftliche Verständnis, sondern für das praktische Handeln. Die Grundsätze des ersteren müssen und werden uns hier natürlich innerlich führen. Aber die Entscheidung erwächst nicht auf dem Boden logischer Erwägungen, sondern auf dem einer Art praktischen Gefühls. Ob jemand im Einzelfalle für das Leben als gesund oder krank anzusehen ist, kann nur die Überzeugung des Arztes vom gesamten Zustande des Untersuchten, von den Anforderungen des Lebens und von den sittlichen Aufgaben des Menschen, von seiner Pflicht geben. Ich meine auch, daß unter normalen Verhältnissen, d. h. wenn der Kranke Vertrauen zu seinem Arzte hat und in die gewohnten Arbeitsverhältnisse zurückkehrt, das von seinem Arzt gewünschte Urteil gut abgegeben werden kann. Denn innerlich weiß der Arzt in der Regel ganz genau, was er zu sagen hat. Man kann über einzelnes wohl schwanken. Z. B. über die Beziehung der praktischen Anforderungen zu den theoretischen Begriffen. Da kann ein Mensch z. B. mit Veränderungen am Herzen (ein alter Klappenfehler) oder an den Lungen (Bronchiektasien oder eine alte Tuberkulose) im Sinne der theoretischen Pathologie recht wohl als krank, aber für das Leben als völlig leistungsfähig bezeichnet werden. Man kann auch schwanken bei der Bestimmung des Grades der Erwerbsfähigkeit, weil man dieses Urteil letzlich eigentlich nie fällen kann, ohne die Mitwirkung des Kranken, ohne daß man seinen Arbeitswillen, seine Energie kennt, und beides zeigt sich nur durch den Versuch zur Tat. Man möchte beinahe sagen: alles ist möglich dem, der Vertrauen zu sich hat. Wie haben wir das im Kriege gesehen! Man kann auch schwanken über die Leistungsfähigkeit in einem bestimmten Berufe, weil wir als Nichttechniker uns in die Anforderungen jeder besonderen Arbeit doch kaum völlig hineinzuversetzen vermögen.

Ich halte das alles für nicht so schwierig, wie es manchmal dargestellt wird, solange, ich möchte sagen, normale Verhältnisse herrschen, d. h. solange der Kranke, sei es, daß er einen „Unfall" oder eine Krankheit hatte, in seinen bestimmten Beruf wieder eintreten kann, also Arbeit findet. Das alles wird aber ganz anders, wenn er die Arbeit verliert und als Kranker sich neue Arbeit suchen soll, die er nicht findet. Oder wenn in Zusammenhang mit der Arbeitsunterbrechung sich die Wirkungen menschlicher Konflikte geltend machen und dabei zum Ausbruch kommen, so daß das seelische Gleichgewicht untergraben wird. Dann haben wir den Zustand der sozialen Neurose[1]. Vor allem aber, wenn der Kranke zu einem ihm fremden Arzt geschickt wird, der ihn nicht kennt, und der nichts anderes tun soll, als seine Arbeitsfähigkeit bestimmen. Denn hier hört die Beurteilung im gewöhnlichen ärztlichen Sinne insofern auf, als hier der Beurteiler, will er sich nicht leicht arg versehen und nach beiden Seiten hin leicht Unrecht tun, über eine große Reihe sozialer, juristischer, aber vor allem auch gewerbetechnischer Kenntnisse verfügen muß, die der Kliniker und der Arzt nicht mehr besitzen kann. Das Herz auf dem rechten Fleck, vielleicht das Allerwichtigste, müssen beide haben. Hier kommen die Verhältnisse, die meines Erachtens dem praktischen Arzte abgenommen werden sollten. Aber das alles ist nur möglich bei einer großen und guten Neuregelung aller sozialen und besonders sozialmedizinischen Verhältnisse, wie sie v. WEIZSÄCKER im Auge hat.

Herrschen normale Verhältnisse im oben genannten Sinne, so kann man über einzelnes schon verschiedener Meinung sein. Aber im allgemeinen weiß der Arzt für solche Urteile doch meist ganz genau, was er will, und was er tun soll. Es kommt im wesentlichen nur darauf an, daß er sich selbst und seiner Überzeugung treu bleibt, daß nicht falsche Rücksichten ihn führen, weder nach oben noch nach unten, weder nach rechts noch nach links. Er wird geleitet natürlich durch eine möglichst zu klärende Vorstellung von den Vorgängen, die im Organismus des Kranken ablaufen. Zu dem kommt ein Urteil über die Persönlichkeit des Kranken, sowie die eigene und feste Bindung an das Absolute und die ungeheure Verantwortung, die diese auferlegt. Also nicht nach starren Regeln handeln wir, sondern gestützt auf feste allgemeine Grundsätze und die Beherrschung des Faches der inneren Medizin in freier, nur durch die Verantwortung gebundener Entscheidung über die eigenartigen Verhältnisse des Einzelfalles.

Den Sieg gewinnt nicht die reine Logik und, wie gesagt, vor allem nicht die Regel. Diese beiden allein als Prinzip des Handelns im praktischen Leben aufzustellen, erscheint mir als gefährlich; es führt zu leicht in die Wüste der Verflachung und in die Dürre des Schematismus: der Arzt handelt frei als Mensch am Kranken als Menschen. Aber — nochmals sei das gesagt — stärkste Selbstdisziplin, schärfstes Verantwortungsgefühl und beherrschende Kenntnis der in Betracht kommenden Vorgänge leiten ihn.

---

[1] v. WEIZSÄCKER, a. a. O.

Wenn ich rate, daß der Arzt gerade seinen Weg geht, um sein Urteil abzugeben allein auf Grund seiner ärztlich-menschlichen Überzeugung, so gilt das nur — das möchte ich ausdrücklich hervorheben — für die sozialen Verhältnisse, wie sie zur Zeit geregelt sind, also dafür, daß der Jurist oder der Beamte verantwortlich entscheidet und der Arzt nur seinen Rat gibt. Daß diese Regelung gut sei, wird kein Einsichtiger behaupten können. Denn wenn der Jurist auch formal die Entscheidung hat, so schieben die Kranken die Verantwortung doch immer dem Arzte zu. Die Behörden sowie die sozialen und richterlichen Instanzen verhalten sich nach meinen Erfahrungen sehr verschieden, ganz unberechenbar, nicht selten unverständlich. Solange die gegenwärtigen Einrichtungen bestehen, kann meines Erachtens der Arzt nur so handeln, daß er, sich selbst verantwortlich, sein Urteil abgibt, aber dem Kranken gegenüber klar betont: die Entscheidung hat der Jurist bzw. der Beamte.

Gerade jetzt wird dem in der sozialen Tätigkeit befindlichen Arzte von vielen, allerdings recht häufig unberufenen Seiten der Vorwurf gemacht, daß er in der Beurteilung der Arbeitsfähigkeit nicht streng genug sei und nicht treu genug seiner Überzeugung folge, sondern oft zuviel den Klagen seiner Schutzbefohlenen und auch Rücksichten auf seine Praxis nachgebe. Ich kann nicht ablehnen, daß das vorkommt. Aber soll der Arzt allein unberührt bleiben von der allgemeinen Erweichung, die uns in Deutschland durch die Schlaffheit unserer sittlichen, religiösen und vaterländischen Auffassungen droht? Und man bedenke, wie systematisch wird gerade gegen den Arzt und seine Auffassung gearbeitet. Mit wieviel unaufrichtigen und aufgehetzten Menschen hat er zu tun!

Die wichtigste Aufgabe des Krankheitserkennens für den Arzt ist die Bildung einer Vorstellung von dem Ablauf der Vorgänge in dem Organismus des Kranken, der Vorgänge, die wir eben als krankhafte bezeichnen und welche das Wesentliche der „Krankheit" ausmachen. Denn diese Vorgänge wollen wir Ärzte beeinflussen. Damit zeigt sich das diagnostisch Bedeutsame zugleich als das therapeutisch Wichtige. Es wird zwar bei Besprechung der Heilkunde deutlich werden, welche Schwierigkeiten und Zwischenglieder zwischen einem Verständnis der Heilvorgänge und ihrer Leitung vorerst noch liegen, wie weit entfernt wir von dem Ideale einer klar bewußten Führung für die meisten krankhaften Erscheinungen noch sind. Aber unser Ziel ist das Ideal, und jeder Arzt hat an der Verwirklichung des Ideals und seines Ideals mitzuarbeiten. Daß wir nur innerhalb der Grenzen unserer Zeit denken, innerhalb der Grenzen ihrer Kenntnisse handeln können, ist unser menschliches Geschick. Wer aber das Ideal mißachtet, soll nicht Arzt sein.

Der Weg, auf dem der Arzt zur richtigen Erkenntnis der bei dem Kranken sich abspielenden sowie ihm die Richtung der Beurteilung und Behandlung weisenden Lebensvorgänge gelangt, ist die eingehende Beschäftigung mit dem Kranken[1]. Sie kann nicht sorgfältig, nicht allseitig, nicht vielseitig genug sein.

---

[1] KREHL, Die Entstehung der Diagnose. Programm Tübingen 1903. — R. KOCH, Die ärztliche Diagnose. 1917. — SIEBECK, Über Beurteilung und Behandlung von Kranken. 1928. — GRUND, Die Anamnese. Leipzig. 1923.

Es ist eine alte und immer wieder neu gewonnene Erfahrung: je älter ein Arzt wird, desto mehr Eifer und Fleiß widmet er zunächst dem Gespräch mit dem Kranken, der sog. Anamnese. Kaum irgendeine Unterlassung pflegt sich so bitter zu rächen, wie unzureichendes Sprechen mit dem Kranken, ungenügende Erkundigung nach allen Einzelverhältnissen des Kranken.

Wer einigermaßen geschickt ist, den Kranken zu fragen, lernt dabei zunächst sein Wesen kennen. Man erfährt, wie er selbst zu seiner Krankheit steht (GOLD-SCHEIDERS autoplastisches Bild[1]). Das ist in jeder Hinsicht von größter Bedeutung, und nur ein Narr wird das im Wahne der „Objektivität" vernachlässigen. Der Arzt muß wissen, was der Kranke von seinem Zustande denkt, welche Form der Krankheit er annimmt, wie er ihre Aussichten ansieht. Nie darf die Meinung des Kranken den Arzt gefangen nehmen, ja nicht einmal einengen, ihn nicht abhalten von der Gestaltung eines selbständigen Bildes, das er sich macht; auf die Herstellung eines solchen kommt es natürlich in letzter Linie an. Aber in dieses vom Arzte mit allen Mitteln der Erkenntnis geschaffene Bild wird die Vorstellung des Kranken von sich selbst hineingehören. Um so mehr, als aus der Art, wie der Kranke über seine Krankheit denkt, sich schon in der Regel sein menschliches Wesen und sein Charakter bis zu einem gewissen Grade kennzeichnen. Beides muß aber der Arzt soweit als möglich kennenlernen, weil er sonst weder die Klagen des Kranken und die objektiven Erscheinungen, die er bietet, richtig werten, noch gewisse therapeutische Maßnahmen in zweckmäßiger Weise angeben kann. Natürlich ist das alles bei verschiedenen Krankheiten in sehr ungleichem Grade notwendig. Hat der Arzt keine andere Aufgabe als den Verlauf einer Angina zu überwachen, so braucht er vom Wesen des Kranken meistens nicht viel zu wissen. Aber bei allen ernsteren und chronischen Sachen ist das ganz anders. Und auch für das Verständnis der Entstehung der einfachsten Krankheiten, und wohl häufiger als wir denken, für ihre Behandlung wird der Arzt der Zukunft vielleicht doch eine genauere Kenntnis der Persönlichkeit des Kranken brauchen. Sie zu gewinnen ist jedenfalls immer gut, meistens dringend notwendig.

Das Gespräch mit dem Kranken macht uns also zunächst bekannt mit der Art seiner Beschwerden. Dadurch bahnt sich aber auch die notwendige menschliche Verbindung zwischen Patienten und Arzt an, weil der Kranke sieht, daß man Interesse für ihn hat und auf seine Wünsche eingeht, seine Leiden „versteht". Es wird das hergestellt, was man mit dem Begriff des Kontakts bezeichnet. Diesen „Kontakt" möchte ich zunächst für das Wichtigste ansehen. Ohne ihn ist eine genauere Kenntnis des Kranken und seiner Krankheit nicht möglich. Ihn zu gewinnen, ist sehr verschieden schwer. Es hängt viel vom Kranken ab, denn manche Menschen sind einfach und offen, andere schwierig, kompliziert und verschlossen. Sehr viel kommt aber auch auf den Arzt an, auf seine Begabung, seine Geschicklichkeit im Fragen und Sprechen sowie, wie mir vor allem scheint, seine natürliche Freundlichkeit und seinen Takt. Schließlich muß man noch

---

[1] GOLDSCHEIDER, a. a. O. — Vgl. auch E. VON ROMBERG, Münch. med. Wschr. **1930**, Nr 2.

berücksichtigen, daß manchmal zwei Menschen — hier Arzt und Kranker — nicht zusammenpassen und auch auf keine Weise zu einigen sind. Dann halte ich eine reinliche Trennung für das beste und rate, sie nicht zu spät auszuführen.

Der Ausgang von den Klagen des Kranken führt dann über in den Anfang der Feststellung der gegenwärtig an ihm ablaufenden Vorgänge, wie sie sich ergeben aus der weiteren Untersuchung selbst. Diese aber gehört unauflöslich zusammen mit der Besprechung. Ich wiederhole nochmals: diese letztere ist ein höchst wichtiger Teil der Untersuchung selbst. Einer der allerwichtigsten Teile!

Alles, was einen Krankheitszustand, den wir beurteilen sollen, ausmacht, ist, wenigstens in vielen Fällen, vorbereitet, ja, oft sogar begründet durch das frühere Leben und die Umwelt des Kranken. Zunächst seine Aszendenz. Wir müssen natürlich möglichst zu erfahren suchen, wie der Gesundheits- und Krankheitszustand seiner Vorfahren war, seiner Geschwister ist. Aber für diese Erkundigungen scheinen mir die Methoden noch ausgebildet werden zu müssen.

Das übliche Fragen, wie wir es von der klinischen Medizin her kennen, reicht hierbei nicht mehr aus. Es führt meist zu nichts Ergiebigem, weil die meisten schon von ihren sechs nächsten Vorfahren kaum etwas oder gar nichts wissen — und wenn sie irgendwelche Kenntnisse haben, so sind es nicht solche, die man brauchen kann. Von allen weiteren Verwandten der Aszendenz gar nicht zu reden. Erkundigungen bei Verwandten, Bekannten, Nachbarn, in Kirchenbüchern, Totenregistern, standesamtlichen Aufzeichnungen können wohl einiges zutage fördern. Aber man bedenke, in welchem Grade man dem Urteile von kenntnislosen und ungeübten Menschen dabei ausgesetzt ist. Am besten ist für die Feststellung mancher Krankheitszustände wohl die genaue ärztliche Untersuchung kranker Anverwandter in der Heimat; so hat mein Freund JOHANNES HOFFMANN bei hereditären Nervenkrankheiten in der Pfalz mancherlei Wichtiges gefunden.

Wir müssen Methoden suchen. Guter Wille und ein gewisses Geschick genügen nicht. Die nützliche Anwendung der Vererbungswissenschaft erfordert Kenntnisse und Regeln. Sicherer werden wir erst gehen, wenn wirkliche Stammbäume und Ahnentafeln für den Arzt geschaffen sind.

Nun kommt der Kranke selbst: Die Krankheiten, die er durchmachte, seine Leistungsfähigkeit in körperlicher und seelischer Beziehung, seine Tätigkeit und die Arbeiten, die er vollbrachte, sein Verhalten gegenüber freudigen und leidigen, leichten und schweren Einwirkungen, die äußeren Umstände seines Berufs, Ehe und Kinder, Einwirkung von Infekten und Giften. Gerade diese beiden sind ja oft so außerordentlich schwer klarzustellen, weil in unserem Kulturleben die Wege ihres Eindringens, namentlich die von Giften in den Körper so überaus verschlungene sein können.

Soweit das für die Beurteilung des Krankheitszustandes nötig ist, wird nun gegebenenfalls noch eine feinere Klärung des seelischen Zustandes folgen. Ich habe allerdings für die Beurteilung innerer Krankheiten den Eindruck, daß eine eingehendere seelische Untersuchung, ich möchte sagen eine

Psychoanalyse, nicht im Sinne der Schule, sondern in der eigentlichen Bedeutung des Wortes, soweit sie notwendig ist, am besten nach der körperlichen vorgenommen wird. Das „soweit sie notwendig ist" möchten wir unterstreichen. Gewiß gibt es gerade jetzt reichlich Krankheitszustände, die sich scheinbar nur auf dem Gebiete der Organveränderungen abspielen und ihrem Ursprunge nach doch ganz in das seelische Gebiet hineingehören. Wer darauf nicht zu achten versteht, kann sehr viel versäumen, das sehe ich täglich. Ja der Arzt kann ohne das nicht mehr Arzt sein. Aber auf der anderen Seite ist das unangebrachte Ausfragen nach tieferen seelischen Vorgängen eine Mode geworden, die oft unnötig ist und oft verletzt, den feiner organisierten Menschen verletzen muß. Es kommt hier alles auf Takt und Einsicht des Arztes an. Er soll das tun, was zur Aufklärung notwendig ist. Das natürlich unbeschränkt. Aber nicht mehr.

Auch ich bin dafür, zum Verständnis und zur Entwicklung einer Pathogenese der krankhaften Erscheinungen fest im Auge zu behalten, daß Seelisches und Körperliches auf den gleichen Menschen einwirkt und von dem gleichen Menschen ausgeht, daß beide zwar wissenschaftlich-analytisch getrennt werden, an sich aber am lebenden Wesen unauflöslich zusammengehören, weil das Seelische nicht ein Organsymptom im gewöhnlichen Sinne ist, sondern, zwar unseres Erachtens an das Nervensystem gebunden, doch einen Ausfluß des Gesamtorganismus darstellt und dessen körperliche Äußerungen auf das Vielfältigste färbt, ebenso wie es von ihnen gestaltet wird. Man kann also, wie immer zu zeigen ist, eine große Anzahl von Krankheitserscheinungen, ohne das Seelische zu kennen, nicht auflösen. Ich spreche hier nur dafür, daß die feinere Entwirrung des Seelischen mit Geschmack und in den geziemenden Grenzen vorgenommen wird. Sie soll ausgeführt werden immer dann, wenn sie nötig ist. Wie bereits gesagt wurde, muß der Arzt bei jedem ernsteren Krankheitszustand auch immer das Wesen des Kranken kennenlernen. Er soll nur unnötiges Ausfragen über innerste Vorgänge unterlassen, wenn keine Veranlassung vorliegt.

Je schwieriger und mühevoller für jeden Menschen die allgemeinen Lebensverhältnisse sind — und jetzt dürfen wir sie im höchsten Maße dafür halten, besonders auch deswegen, weil die Menschen sich, wie nie, gegenseitig Schwierigkeiten machen —, desto häufiger sehen wir Auslösungen oder Verschlimmerungen innerer Organkrankheiten durch Kummer und Sorge. Ich bin erschüttert, zu sehen, wie viele vortreffliche Menschen mit Herz-, Gefäß- und Nervenkrankheiten durch seelischen Kummer zugrunde gerichtet werden. Ohne eingehende Befragung des Kranken, ohne wirklichen „Kontakt" mit ihm und seiner Umgebung versteht man hier vieles nicht.

Wenn ich vorhin sagte, daß ich bei inneren Krankheiten eine in dem Sinne analytische Befragung, daß es auf das letzte Wesen und die tiefsten, dem Menschen oft gar nicht bewußten Beweggründe geht, erst später auszuführen raten würde, so bezieht sich das nur eben auf diese letzte Zerstücklung des seelischen Wesens. Es ist selbstverständlich — ich wiederhole das nochmals —, daß sie nur vorgenommen werden soll, wenn sie vorgenommen werden muß. Vor allem rate ich aber dringend, daß nur solche Ärzte sich an sie heranmachen, die sie wirklich beherrschen. Hier richten zur Zeit viele Unberufene großen Unfug an. Das ist gefährlich und schädlich. Deswegen, weil man hierfür nicht selten einen besonderen Arzt braucht, empfehle ich diesen Teil der Untersuchung spät zu machen.

Die Art des Befragens des Kranken über seine Krankheit ist natürlich ganz individuell einzurichten. Man wird es in jedem einzelnen Falle anders gestalten müssen. Einmal je nach dem Wesen des Kranken. Da werden wir z. B. in sehr verschiedener Weise den einen Kranken sich im wesentlichen aussprechen lassen, bei dem andern wird der Arzt die Leitung des Gespräches ganz führen müssen, will er nicht in das Uferlose gezogen werden. Weiter aber auch je nach der Aufgabe dieser besonderen Anamnese. Regeln lassen sich hier nicht geben. Auch, ob man das Gespräch erst völlig beendet, ehe man anfängt zu untersuchen, oder ob beides laufend Hand in Hand gehen und sich schließlich zu einem Ganzen einen soll, das muß man der Eigenart des Arztes und seiner Neigung überlassen. Der Anfänger wird besser systematisch verfahren, den älteren reizt es oft mehr, nicht Regeln zu folgen, sondern die Sache sich natürlich entwickeln zu lassen und mit der Art seines Vorgehens, wenn ich den Ausdruck brauchen darf, ein kleines Kunstwerk aufzubauen. Aber, es sei so oder so: der Zweck ist zu erreichen, darauf kommt es an. Wird er erreicht — und das muß geschehen —, so ist es gut. Es ist meines Erachtens gefährlich, das Persönliche des Handelns in Regeln einsperren zu wollen. Außerdem wird die Welt dabei höchst langweilig.

Wichtig ist es immer, sich davor zu hüten, daß man beim Fragen des Kranken nicht ihm die (erwartete und gewünschte) Antwort in den Mund legt, mit andern Worten das von dem Kranken erfährt, was man erfahren will, sondern die Tatsachen selbst. Das erstere geschieht besonders gern bei leicht führbaren, unselbständigen Menschen. Aber es kommt auch dann vor, wenn der Arzt mit vorgefaßter Meinung an die Angelegenheiten des Kranken herantritt und besonders, wenn er eine in ihm aufschießende Idee überwertig werden läßt und nicht wieder los werden kann. Ebenso ist es wichtig, sich von den Kranken nicht die Diagnosen anderer Ärzte aufdrängen zu lassen, denn man kommt dadurch zu leicht von seiner Unbefangenheit ab.

Ich finde es also bei vielen Kranken gut, Anamnese, Untersuchung und Besprechung mit dem Kranken nicht streng und grundsätzlich auseinanderzureißen. Besonders auch deswegen, weil die verschiedenen Methoden sich gegenseitig beeinflussen. Wie leicht wird man durch bestimmte Untersuchungsbefunde veranlaßt, die Anamnese zu ergänzen und andererseits bei späteren Auskünften des Kranken noch weitere und erneute Beobachtungen zu machen!

Ehe die Untersuchung beginnt, wird man aber fragen: was und auf was soll denn untersucht werden. Unser Ziel ist es, die Vorgänge, die sich im kranken Menschen abspielen, allseitig kennenzulernen. Die Betrachtungsformen der pathologischen Morphologie, der pathologischen Physiologie und der Psychologie werden dann für die Erforschung des kranken Menschen als eines Naturwesens die Grundlage abgeben. D. h. unser Endziel wird sein, alles das, was am Kranken vor sich geht, so eingehend wie möglich zu beschreiben, die Einzelerscheinungen, soweit das möglich ist, kausal miteinander zu verknüpfen und sie schließlich in Form einer Betrachtung, der sog. Pathogenese, abzuleiten von all den Einwirkungen, welche die Lebensvorgänge derart ändern und in ihrer Harmonie stören, daß wir sie nicht mehr als normal, sondern als krankhaft ansehen. Ich kann nicht davon abgehen, das immer und immer wieder als unser Ziel zu nennen.

Wenn Sitte und Herkommen an dem, was wir als das Wesentliche des Krankheitsvorgangs ansehen, scheinbar ganz anders handeln und es in erster Linie nur mit einem Worte bezeichnen, so bedeutet dieser Vorgang zunächst nur eine Etikettierung, so wie alle Dinge und alle Ereignisse, mit denen der Mensch zu tun hat, nach irgendwelchen Grundsätzen eingeteilt, nach irgendwelchen Gesichtspunkten geordnet werden und mit dieser Einteilung eine Bezeichnung erhalten. Natürlich sind alle Kategorien, die der Mensch benutzt, zeitlich bedingt und vergänglich. Die Grundsätze für die Wahl oder auch für die Entwicklung dieser Kategorien sind ungeheuer verschieden, es gibt gute und viel mehr schlechte; diejenigen für die Krankheitseinteilung gehören durchaus zu den Nichtguten. Aber einteilen wird der Mensch immer. Das liegt in der Natur seines Verstandes, und das ist notwendig zur gegenseitigen Verständigung in der Gemeinschaft. Auch die ärztliche Tätigkeit hat zur gegenseitigen Verständigung Einteilungen der Krankheitserscheinungen in Krankheitsgruppen notwendig. Zum mindesten ist das ein Gesichtspunkt, der für uns Ärzte der Gegenwart gilt. Wenn schon die alte Medizin Einteilungen der Krankheiten zeigte, so galten als Veranlassung dazu gewiß schon die gleichen Gründe, die uns noch an ihr halten. Aber dazu kamen in alter Zeit einmal philosophische Gesichtspunkte, und dann spielt eine große Rolle in einem Teil der alten Medizin der Begriff der Krankheit als eines dem erkrankenden Organismus fremden Naturwesens. Geht dieser Gesichtspunkt doch sogar noch bis in die Zeit des großen Lucas Schoenlein, des Reformators der neueren inneren Klinik. Also die alten Ontologien spielen hier noch in unsere offizielle Systematik hinein. Das drückt sich auch in den Namen aus: der Typhus, der Diabetes, die Pneumonie. Wenn wir wissen, was wir tun, und das ist der Fall, es geht aus dem folgenden klar hervor, so behalten wir diese Bezeichnungsweise am besten bei. Auch die Sprache lebt und entwickelt sich, man soll Worte nicht bei jeder Wandlung ihrer Bedeutung ändern.

Ich sagte schon, daß unsere gegenwärtige Systematik keineswegs einem Ideale auch nur nahekommt. Sie trägt die Narben ihrer historischen Entwicklung und nur wenn man diese berücksichtigt, verstehen wir vieles Eigenartige dieser Systematik. Alles in allem stellt sie zunächst noch ein Durcheinander von anatomischen, physiologischen, ätiologischen, pathogenetischen und symptomatischen Begriffen dar. Wir kennen eben bei einer ganzen Reihe von Krankheitszuständen und Krankheitsvorgängen nur bestimmte Seiten des Geschehens. Von einem Drama sind vorerst noch gleichsam nur einzelne Szenen oder einzelne leitende Ideen bekannt oder, wenn man das Geschehen in ein Sein differenziert, von einem

Gemälde gewahren wir nur einzelne Stellen. Diese einzelnen Stücke des Krankheitsvorgangs, die wir kennen, gehören bei unserer üblichen Diagnostik teils der Symptomatik, teils der Anatomie, teils der Physiologie an. Zu verschiedenen Zeiten der praktischen Medizin herrschten verschiedene Arten von Betrachtungen, man denke nur an die alten Systembildungen! Die Krankheitsformen wurden im Verlaufe der Jahrhunderte gefunden; ihre Bezeichnung trägt dann häufig die Auffassungsform ihrer Zeit — alles das rückt die so wechselvolle und scheinbar verwirrte Einteilung und Etikettierung der „Krankheiten" unserem Verständnis näher.

Sollen wir wegen dieser Mängel die auf diesen Einteilungen fußende einfache alte „Diagnose", das Wort einer Art Systems, mit dem wir den Krankheitszustand zu bezeichnen pflegen, fallen lassen? Nein. Auch wir Ärzte haben, wie gesagt, Krankheitseinteilungen nötig und brauchen eine Zusammenfassung der an einem Kranken beobachteten maßgebenden Erscheinungen unter eine Kategorie. Wenn wir diese Zusammenfassung ausführen, so nennen wir das eine Diagnose stellen. Die Diagnose ist also die Kategorie, in die wir das, was das Krankheitsgeschehen eines Menschen wesentlich charakterisiert, einreihen. Wir brauchen solche Diagnosenstellung, wie gesagt, zur gegenseitigen Verständigung. Wir brauchen sie aber auch zur eigenen Disziplinierung der Auffassung, zur eigenen Klarheit. Man unterschätze das nicht! Dabei stört der ontologische Ursprung dieser Begriffe in keiner Weise.

Über die Krankheiten als Wesen ließe sich auch vom gegenwärtigen Standpunkte aus mancherlei sagen. Die Ontologie, die WUNDERLICH bekämpfte, traf wohl zusammen mit der dämonischen Auffassung der Alten. Wenn jemand den durch die Einwirkung eines Infekts, man könnte vielleicht auch sagen, durch die Symbiose mit dem Infektionsträger, veränderten Menschen als etwas Neues, als ein neues Wesen ansehen will, so läßt sich das verstehen. Ein Paralytiker ist doch in vieler Hinsicht etwas anderes, als der gleiche Mensch früher war. Man kann auch sagen: ein neues Wesen. Es kommt darauf an, was man ein Wesen nennen will. Für FECHNER war die Erde als unsere Erzeugerin ein Wesen. Uns kann es der Staat sein. Aber die alte Auffassung des Krankheitsbegriffs im ontologischen Sinne WUNDERLICHS war doch etwas grundsätzlich anderes.

Wir müssen uns natürlich klar darüber sein, was diese Diagnosen und Etiketten bedeuten. Ihren Ursprung nannten wir. Daß wir sie brauchen, ebenso wie ihre Ungenügendheit, wurde betont. Aber sie haben sogar Gefahren. Eine Gefahr liegt in der Verführung zum Schematismus. Es ist weder richtig noch möglich, jedes Krankheitsgeschehen ohne Wahl in eines der üblichen Schemen zu pressen. Tut man das, so hemmt das die Bildung einer ausreichenden Vorstellung von der Kompliziertheit der im Organismus des Kranken ablaufenden Vorgänge, und man wird nie etwas Neues sehen. Schädlich sind also die unrichtigen Vorstellungen, die manche Ärzte von jenen Krankheitsbegriffen haben. Gefahren liegen ferner in dem falschen Gebrauche, den andere von ihnen machen. Man muß den Gedanken ganz fallen lassen, daß mit der Feststellung der Diagnose im alten Sinne etwas Abschließendes gewonnen ist. Und noch mehr — und diese Gefahr liegt gerade für die Infektionskrankheiten tief im Volke und auch in uns Ärzten — müssen wir davon absehen, daß der Begriff der Krankheit, vor allem der Infektionskrankheit, und damit diese selbst, etwas Wesenhaftes darstellt. Den Alten erschien „die Krankheit" als selbständiges Wesen, das den Kranken schicksalsmäßig überfällt. Für den Kranken liegt diese Auffassung besonders nahe, wenn er das Kranksein vom Standpunkte seines Erlebnisses ansieht. Davon ist hier nicht zu sprechen. Es ist etwas anderes, die Krankheit als Erlebnis seitens des Kranken, etwas anderes, sie vom Arzte hinsichtlich der Pathogenese zu betrachten. Für uns ist, wenn wir das letztere tun, Krankheit nie ein Wesen und nie ein Zustand, sondern, wie gesagt, ein Geschehen, das am Kranken abläuft als Reaktion auf besondere äußere oder innere Einwirkungen irgendwelcher Art. Behalten wir diese Tatsache nicht klar im Auge, so begeben wir uns der besten Möglichkeiten der Einwirkung, und wir verlieren jeden Zusammenhang mit der Wissenschaft als Grundlage unserer Betrachtung: pathologische Physiologie ist dann als Voraussetzung der ärztlichen Tätigkeit überflüssig. Das letztere gilt streng. Nicht so das erstere. Es gibt eine Betrachtungsform in der praktischen Heilkunde, die die „Krankheiten" in die üblichen Klassifizierungen einfaßt, sich um das Geschehen dabei nicht kümmert, den Heilplan nach der Empirie durchführt und Erfolge erzielt. Allen Respekt innerhalb der Grenzen vor einem Arzt, der so handelt, wenn er ein gewissenhafter Berater seiner Kranken ist. Ich würde allerdings nie meinen, daß er die letzten Erfolgsmöglichkeiten erreicht. Denn es ist z. B. nicht die Aufgabe, ein Ulcus ventriculi zu behandeln, sondern der Arzt soll die eigentümlichen und besonderen Verhältnisse des Geschehens beachten, die bei einem bestimmten Menschen mit Magengeschwür sich abspielen. Daß solches rein empirische Vorgehen unser Standpunkt nicht sein kann, braucht von einem Kliniker nicht dargelegt zu werden. Wir würden uns auch jede Entwicklung und jede Zukunft verbauen.

In der nächsten Zeit wird sich an unserer Systematik kaum etwas Grundlegendes und Prinzipielles ändern. Aber die ganze Angelegenheit bewegt sich doch vorwärts und sie bessert sich, wenn auch langsam, so doch deutlich. Das beweisen die zwar nicht sehr großen, indessen folgerichtigen Umgestaltungen, die dauernd vorgenommen werden. Man vergleiche nur das Inhaltsverzeichnis eines Lehrbuchs der speziellen Pathologie von jetzt mit einem solchen vor etwa 50 Jahren. Schließlich hat sich da doch nach den Gesichtspunkten der Auffassung, Einteilung und Benennung der Krankheiten vieles klarer gestaltet.

Viel sorglicher sind für mich die Rückschritte, die gerade neuerdings die alte Diagnose zu machen scheint und denen bei den leichtfertigen Jüngern der Wissenschaft das Bestreben zugrunde liegen dürfte, mangelhafte Kenntnisse hinter einem Worte zu verbergen und die Anstrengung, die Denken bereitet, damit zu ersparen, bei den ernsten Forschern die gerade dem nachdenklichen Arzt verständliche Scheu jetzt, zu einer Zeit, da wir über das Wesen eines Krankheitsvorgangs das Letzte noch nicht wissen, ein Wort zu gebrauchen, das immerhin schon eine gewisse Bindung, z. B. an die Annahme von Entzündung oder Degeneration, bedeutet. Wenn jemand nicht festzustellen vermag, ob eine Frau eine Appendicitis oder eine Adnexerkrankung hat und seinen Schmerz darüber in einer „Appendikopathie" ertränkt, so weiß man nicht, ob man lachen oder weinen soll. Das Mischwesen von Morphologie und Physiologie, die berühmte Myodegeneratio cordis, jener unklare Begriff, der — an sich morphologischer Natur — anzeigte, daß eine Kreislaufsinsuffizienz da ist, ohne daß sich eine klare morphologische oder funktionelle Grundlage am Herzen sicher feststellen ließ, schien begraben zu sein. Jetzt ist er in der Kardiopathie schlimmer aufgewacht, und alle sich anspinnenden Bestrebungen, Leistung und morphologische Grundlage am Herzen in Einklang zu bringen, verfallen von neuem dem Dämmerschlaf. Ich halte die Wiedereinführung von Ausdrücken, die letzthin doch, sei es auch aus den edelsten Motiven, eine Rückwendung zu einer symptomatischen Betrachtungsform bedeuten, im Interesse unserer eignen Entwicklung für bedenklich.

Daß die alte Form der Diagnose uns für unsere Aufgabe des Verständnisses und als Grundlage der Behandlung eines Krankheitszustandes nicht genügt, das ist klar hervorzuheben. Für die Psychiatrie hat das HOCHE[1], für die innere Medizin hat SIEBECK es in Übereinstimmung mit GOLDSCHEIDER bereits gesagt[2]. SIEBECK möchte das „Diagnostizieren" im alten Sinne ergänzt haben durch eine Beurteilung des Kranken. Ich halte den Gedanken für wichtig und fruchtbar. Nur möchte auch ich Wert darauf legen, daß unter der Beurteilung nicht die alte Diagnose verschwindet. Meines Erachtens soll man das eine tun und das andere nicht lassen.

Man verachte ja nicht die verpflichtende Klarheit des alten Begriffs der Diagnose, klar vielleicht gerade wegen ontologischen Beigeschmacks. Wie schon gesagt wurde, möchte ich sie in der inneren Medizin nicht entbehren — ich freue mich der Übereinstimmung mit GOLDSCHEIDER außerordentlich —, weil sie zur festen Meinung und zur Entscheidung zwingt; beides braucht der Arzt unter allen Umständen. Eine, soweit das möglich ist, scharf präzisierte Diagnose schützt auch vor Verschwommenheit und bewahrt uns vor vielem Irrlichtelieren. Seit Jahren eifere ich gegen die diagnoselose Medizin. Noch immer haben alle Dilettanten sich von einer klaren Diagnose und den Anforderungen, die sie auferlegt, ferngehalten. Sie beginnen sofort mit dem Behandeln und kurieren dann alles Weh aus einem Winkel; man braucht nur um sich zu sehen.

Aber seien wir uns stets bewußt, daß wir mit der üblichen Diagnose zur Zeit nur einen, und noch dazu dürftigen Faktor des ganzen Geschehens haben, das wir aufklären und verstehen wollen. Das letztere ist des Arztes dringliche Aufgabe. Die Diagnose muß in jedem einzelnen Falle umfaßt werden durch ein eingehendes Urteil über die Ursachen, die Entstehung, die Entwicklung der

---

[1] HOCHE, Z. ges. Psychiatr. **12**, 540.
[2] SIEBECK, Beurteilung und Behandlung der Nierenkranken. 1920; Die Beurteilung und Behandlung von Kranken. 1928. — GOLDSCHEIDER, Z. physik. u. diät. Ther. **26** (1922); Therapie innerer Krankheiten. 1929

Krankheitserscheinungen und über das veränderte physiologische Geschehen sowie über die morphologischen Veränderungen aller Gewebe, die das Krankheitsgeschehen begleiten bzw. ihm zugrunde liegen. Ferner über die Funktionsstörungen aller Organe, endlich über den seelischen Zustand des Kranken. Ich rate immer, das alles zu berücksichtigen und alles, ohne Unterschiede von Rang und Würden zu machen zwischen den Vorgängen, die man klarstellt.

Gewiß traten in manchen Zeiten bestimmte Gesichtspunkte ganz vorwiegend und nicht selten übermäßig, ja gefährlich in den Vordergrund, z. B. in der großen Pariser und Wiener Klinik der der pathologischen Anatomie — ich bin ganz in ihr aufgewachsen —, später der der ätiologischen (nicht pathogenetischen) und jetzt vielleicht manchmal der sich funktionell nennenden, d. h. der pathologisch-physiologischen Auffassung. Sicher brauchen wir auch nicht selten für eine bestimmte Frage, z. B. der Vorhersage oder der Behandlung, mehr den einen oder den andern. Da müssen wir natürlich ganz frei schalten. Aber das Gesamturteil, das die einfache Diagnose umfaßt und ergänzt, soll grundsätzlich alle Seiten des krankhaften Geschehens zunächst gleichmäßig feststellen, weil sonst zu leicht von Anfang an die Freiheit des Urteils verbaut wird. Es ist, wie schon hervorgehoben wurde, eine bekannte Gefahr der Diagnostik, daß eine Idee auftaucht oder gewonnen wird, daß diese dann überwertig alle anderen zurückdrängt, und daß sie in die Irre führt, weil anderes und vielleicht besseres nicht mehr untersucht und beachtet wird und deswegen nicht aufkommen kann.

Diagnose und Beurteilung sind nicht das gleiche; sie sind für den Arzt beide gleich notwendig und ergänzen einander. Die Diagnose ermöglicht erst die Beurteilung des gesamten krankhaften Geschehens und diese geht über in die weiteren Handlungen, die an dem Kranken vorzunehmen sind. In der Diagnose geschieht „eine Abstraktion als Akt der Erkenntnis, in der Beurteilung eine Erweiterung und Anwendung dieser Erkenntnis auf alles, was über den Kranken zu sagen, was an ihm zu tun ist" (STEIN).

Die Umfassung des alten Diagnosenbegriffs durch die Beurteilung gibt uns aber noch Weiteres, denn sie stellt gleichzeitig die Vereinigung, man möchte sagen, des Phänotypus mit dem Genotypus, des Festen mit dem Beweglichen dar. Die alte Diagnose ist zugeschnitten auf den Typus Mensch, der von dem Wesen Krankheit angegriffen wird. Daß es den nicht gibt, das ist eine Binsenwahrheit und wurde oft hervorgehoben. Aber, so oft wir ihn auch ablehnen: immer ist er wieder da. Und wir brauchen ihn auch, ebenso wie die alte Diagnose. Wo bliebe die Möglichkeit einer theoretisch-wissenschaftlichen Betrachtung, die Regeln sucht, wenn wir nicht Ereignisse haben, die nach Regeln verlaufen? Wer kann aus Wasser eine Statue formen? Wir müssen also — das hebt W. HEUBNER mit vollem Recht hervor[1] — durchaus daran festhalten, daß es „Krankheiten" als Abstraktionen in dem Sinne gibt: eine große Anzahl von Menschen zeigt Erscheinungen, die ohne weiteres auf das Vorhandensein bestimmter Krankheitsvorgänge schließen lassen. Hier tritt also das artlich Gemeinsame

---

[1] W. HEUBNER, Beitr. ärztl. Fortbildg (Böhmen) 4, Nr 18 (1926).

hervor, wenn bestimmte Vorgänge in „dem Menschen" vor sich gehen. Und doch gibt es „den" Menschen nicht. Und doch ist jeder Mensch anders. Und doch stellt deswegen jeder Krankheitsvorgang in Wirklichkeit etwas Neues dar, das noch nie da war und so nie wieder sein wird. Das hat im Einzelfalle die umfassende Betrachtung zu erweisen. Sie beschäftigt sich also mit zwei Reihen von Vorgängen: mit den allgemeinen Beziehungen der Morphologie, Physiologie, Ätiologie und Pathogenese im menschlichen Organismus als solchem und mit der Abwandlung bzw. Variierung des typisch-menschlichen durch die Persönlichkeit des einzelnen Menschen. Es gilt im Einzelnen das Allgemeine zu sehen und gleichzeitig zu erkennen, wie das Allgemeine durch das Einzelne geformt wird. Ein enormer und höchst schwieriger Vorwurf, fast der schwierigste und interessanteste von allen! Es ist die Aufgabe und es ist die Kunst: der Arzt haftet gern zu sehr am Einzelnen, der Kliniker am Allgemeinen. Die Aufgabe der Vereinigung schließt die ganze Fülle der Fragen ein, die damit zusammenhängen, was die Erscheinungen des Krankheitsbildes auch bei dem gleichen Krankheitsvorgang immer wieder verschieden gestaltet. Diesen Anforderungen können wir nur dann gerecht werden, wenn wir für jeden Kranken zur Diagnose noch eine eingehende Zergliederung des gesamten Krankheitsgeschehens vornehmen.

Wir beurteilen die Natur aus den Einwirkungen, die sie auf unsere Sinnesorgane ausübt. Diese nach außen verlegten Erscheinungen unserer Sinne bezeichnen wir am Kranken als Symptome. Wir schließen aus Form und Zusammenordnung der Symptome auf die Form des Krankseins, und eben diese so festgestellte Form des Krankseins liegt dem zugrunde, was wir Diagnose nennen. Man wird hier ohne weiteres zugeben: soll das möglich sein, so müssen sich an dem kranken Menschen, ebenso wie am gesunden, bestimmte Erscheinungen regelmäßig und gesetzmäßig wiederholen. Auf diese Weise werden die alten Krankheiten erkannt, und auf diesem Wege führt die Erkenntnis neuer Symptomkombinationen zur Auffindung neuer Krankheiten. Dabei klären und lösen sich im allmählichen Fortschritt der Zeit die alten Rubriken, in die wir Symptome einreihten, in schärfer umschriebene Klassen. Noch die Ärztegeneration vor uns faßte Abdominaltyphus und Flecktyphus zusammen. Dann wurde das Fleckfieber als eigenartig abgetrennt; für uns ist es schon etwas ganz anderes. Aber man bedenke: noch ein Meister wie NAUNYN sträubte sich aus klinischen Gründen gegen diese Abtrennung. Nun kam die Aufteilung des Typhus in Abdominaltyphus und die Paratyphen sowie den Mandschureityphus. Jetzt sind wir mit Erforschung und weiterer Spezialisierung der Paratyphen beschäftigt. Also ein gewisser Grad von Typik muß nicht nur unser Beobachten und Denken leiten, sondern leitet es. Wäre das nicht der Fall, so würde jede Ordnung fehlen, und es würde unmöglich sein, zu forschen und Neues zu finden. Das gilt auch, wenn wir bedenken, daß der Ursprung der Symptome ein ganz verschiedenartiger ist: sowohl derjenigen, welche von seiten der Organe aus erzeugt werden, als auch derjenigen, die seitens des Organismus als Einheit entstehen. Alle Krankheitserscheinungen sind entweder der Ausdruck fehlerhafter, vielleicht richtiger gesagt, eigenartiger Funktionen, die die Krankheitsursache an den Organen hervorrufen, oder der von ausgleichenden Funktionsversuchen der Werkzeuge des Körpers. Wenn wir Symptome deuten und zur Erkenntnis verwenden, müssen wir diesen doppelten Ursprung aller Krankheitssymptome fest im Auge behalten. Da die gleichen Ursachen sich als Erzeuger des krankhaften Geschehens wiederholen und da dieses selbst, teils als direkte Folge der Krankheitsursache, teils als Reaktionsfolge am Genus Mensch, dessen Glieder doch über eine bestimmte gemeinsame Struktur, Funktion und Reaktionsfähigkeit der Organe verfügen, immer wiederkehrt, so ist an sich in der Zahl und bei den Generationen der Menschen eine immer erneute Wiederholung der Symptome und der gleichen Krankheitsbilder zu erwarten: man wird auf Typen gefaßt sein. Solche gibt es auch. Aber wir treffen sie viel weniger regelmäßig und viel weniger gleichmäßig, als wir annehmen sollten, insbesondere vom Standpunkte der Pathologie als Biologie erwarten sollten.

Wie kommt es nun trotz gleicher Erkrankung des Genus Mensch zu immer erneuter, immer verschiedener Gestaltung der Krankheitsbilder, so daß auch ein alter Arzt nicht nur täglich Neues sieht, sondern auch täglich vor neue Rätsel und Fragen gestellt wird? Die Ursachen sind höchst komplexer Natur und liegen gewiß zum Teil, aber auch nur zum Teil in der Linie: Typus und Person, zum andern jedenfalls in den höchst verwickelten Bedingungen des Organgeschehens und vor allem des ganz verschiedenartigen Zusammenwirkens der Organe auch bei dem Typus, vor allem aber in der durch die Konstitution und die Anlage des Individuums bedingten verschiedenen Reaktionsfähigkeit der einzelnen Menschen. Ein Umstand, der in den letzten Jahren, wie mir scheint, erheblich unterschätzt wird, ist das außerordentlich wechselnde Verhalten der Krankheitserreger in ihrem Eindringen in den Körper und ihrer Einwirkung auf ihn. Ich gebe ein Beispiel. Jeden ärztlich Interessierten muß die enorme Vielgestaltigkeit des Krankheitsbildes Typhus beschäftigen, zum Nachdenken reizen, ja quälen. Schwere Fälle gleichen sich noch am ehesten; hier überwiegen die Allgemeinerscheinungen des Infekts und drängen alles andere zurück. Aber die mittelschweren und leichten lassen jede Regel vermissen, so daß ohne sichere Führung der bakteriologischen Methoden nicht nur dem Anfänger, sondern oft auch dem Geübten Schwierigkeiten erwachsen. In der Tat hat ja auch MICHAUD festgestellt, daß es einen für die Krankheit Typhus charakteristischen Fieberverlauf nicht gibt. Die Schwankungen des allgemeinen Infekts und des Temperaturverlaufs kann man wohl bis zu einem gewissen Grade verstehen. Die Krankheitserreger sind zu verschiedener Zeit, bei verschiedenen Herkünften, z. B. aus verschiedenen Häusern ungleich virulent. Manchmal spielt die Überschwemmung des Körpers mit großen Mengen von Bakterien eine Rolle, wie z. B. bei Übertragung typhusinfizierter Milch: dann gibt es einen überaus stürmischen Verlauf. Die Vegetation der Bakterien im kranken Menschen ist offenbar ganz ungleich, vor allem je nach dem Verhältnis der pathogenen Mikroben und der normalen Darmbewohner einerseits, der abgestimmten und unabgestimmten Widerstandsfähigkeit des Kranken andererseits. Die inneren Organe: Lungen, Herz, Darm, Nieren sind bei dem einen, der infiziert wird, normal, bei dem andern schon von vornherein verändert. Man bedenke z. B., wie verschieden die Menschen atmen und damit ihre Lungen lüften. Sie sind konstitutionell bei dem einen mehr, bei dem andern weniger widerstandsfähig und reagieren ganz ungleichmäßig. In höchst verschiedener Weise sind die Lungen der Einwanderung der Mikroben ausgesetzt. Man bedenke die verschiedene Leistungsfähigkeit und Reaktionsfähigkeit von Herz und Gefäßen. Ich meine, daß man so schon, wenn man diesen Fragen nur erst einmal wirklich nachgeht, manches und vor allem die Ungleichmäßigkeit der Gestaltungsformen einer Krankheit, wie des Abdominaltyphus, bis zu einem gewissen Grade verstehen kann. Es liegen viele Gedanken über diese Verhältnisse vor, aber es fehlt eine systematische Bearbeitung.

Bei Organerkrankungen kommen für die Formbildung des Krankheitsbildes wohl ähnliche Gesichtspunkte in Betracht. Alles Krankheitsgeschehen ist ein dauerndes Fließen einer außerordentlich großen Reihe von Vorgängen, die sämtlich miteinander zusammenhängen und mit tausend Rädern ineinander greifen, weil sie an demselben Organismus ablaufen und außerdem noch durch diesen Organismus als Einheit und als Beherrscher gestaltet werden. Der MORGAGNI-VIRCHOWsche Gedanke der Organkrankheit, ebenso wie die Vorstellung, der tierische Organismus sei ein Nebeneinander verschieden funktionierender Zell- und Gewebsarten, sind, soviel sie auch zuzeiten genützt haben mögen, so sehr wir sie für einzelne Aufgaben auch gegenwärtig noch brauchen, nicht mehr zu halten als alleinige oder auch nur als hauptsächliche Grundlage unserer Betrachtung des Krankheitsgeschehens und am allerwenigsten als Grundlage für das Verständnis der Krankheitsbilder. Nicht nur, daß hier das funktionelle maßgebend hereinschaut. Vielmehr noch ist es der Gedanke des Ganzen, der herrscht, des Ganzen und des einheitlichen Zusammenhanges der Organe, wie es verändert wird durch originäre örtliche Störungen mit ihren unablösbaren Konsequenzen, wenn nicht für alles, so doch für das meiste andere, das gleichzeitig im Organismus abläuft. Wir besitzen meines Wissens keine Darstellung der Krankheitsvorgänge im Sinne eines Verständnisses der Pathogenese des Organgeschehens und seiner Zusammenfügung am Einzelfalle. Wahrscheinlich würde auch unsere Erkenntnis zu einer Entwirrung noch nicht ausreichen. Aber manches könnten wir doch verstehen, z. B. das Verhalten der Krankheitserreger zum Organ, ihr wechselndes Eindringen in das Gewebe und ihr Ergreifen des Gewebes, wechselnd in Schnelligkeit, Stärke und Beschaffenheit. Die Beeinflussung von Gestalt und Funktion des Gewebes, seine davon abhängigen und seine reaktiven Symptome. Die Veränderung eines Organs durch ein fehlerhaft funktionierendes anderes und auf diese Weise die veränderte Verrichtung nicht nur zahlreicher Gewebe, sondern das veränderte Verhalten des ganzen Körpers.

In das alles mischt sich nun ein die Art und Weise, wie der Organismus aus seelisch-persönlichen Gründen sich zu dem Organ- und Körpergeschehen verhält[1]. Es ist gewiß bis zu einem gewissen Grade richtig, daß der menschliche Organismus in seinem Verhalten ein Produkt seiner Umwelt ist. Aber viel mehr noch erfolgt sein Verhalten aus seiner Erbmasse und ebenso daraus, was Erziehung, Gewohnheit, Sitte und Willen, das ist was Seele und Umwelt aus ihm machen. Das gilt für alle bewußten Reaktionen und das gilt noch mehr für die Folgen der Herrschaft der uns unbewußten seelisch-körperlichen Vorgänge, mögen sie gehören zum absolut Unbewußten, soweit man das so nennt, oder zu dem was als Korrelat von Bewußtseinsvorgängen unbewußt in uns lebt. Organgeschehen und damit Krankheitsvorgänge können durch unsere Seele und unseren Willen gestaltet werden. Der Schmerz mit dem ganzen Heere krankhafter Empfindungen steht hier voran. Wie außerordentlich kann das Krankheitsbild und damit seine Beurteilung dadurch verschoben werden, daß die subjektiven Erscheinungen vom Kranken — und vom Arzte — in den Vordergrund gerückt und auf der anderen Seite dadurch, daß sie zurückgedrängt oder unterdrückt werden. Ein besonderes Hervorheben und Ausmalen von Beschwerden, zumal wenn es dem Arzte ungerechtfertigt erscheint, und wenn sie nicht ohne aufdringliche oder scheinbar sogar theatralische Färbung dargestellt werden, erweckt, wie wir alle nur zu gut wissen, in jedem lebhaften, und noch dazu im ungeduldigen Arzt, fast mit voller Sicherheit die Vorstellung des Übertreibens oder einer, wie man in der vulgären ärztlichen Sprache nicht gut sagt, hysterischen Reaktion. Das soll nicht sein, aber es ist so. Und daß es so ist, müssen wir auch mildernd verstehen bei der ungeheuren Anzahl neurotischer Kranker, mit denen der Arzt jetzt leider zu tun hat, und bei der Menge beabsichtigter und unbeabsichtigter Täuschungsversuche, denen er täglich ausgesetzt ist. Daß dem Arzte da die Galle überlaufen kann, daß er einmal ungerecht wird, verstehen wir, auch wenn es nicht sein soll. Er ist eben auch von Fleisch und Blut. Aber wir reden hier bei der Beurteilung des Kranken davon, daß er sich täuscht, sogar leicht täuscht und, je leidenschaftlicher er ist, in diesem Falle sich um so leichter und immer wieder täuscht. Er übersieht dann die ernstesten, wichtigsten und schwersten Erscheinungen, weil er wegen falscher Einschätzung der Persönlichkeit des Kranken und seiner Art sich zu geben, die Symptome unrichtig wertet und deswegen eine falsche Diagnose stellt oder zum mindesten über der Neurose das nicht sieht, was außerdem als ihre Grundlage oder unabhängig von ihr n o c h da ist.

Ich verstehe gut, wie v. WEIZSÄCKER bei seiner Einstellung zu Krankem, Kranksein und Krankheit das Ganze, die Persönlichkeit mit allem, das sie bietet, in den Mittelpunkt stellt. Dazu gehört das Neurotische nicht nur, sondern es tritt sogar entscheidend hervor, es wird den Arzt, der es sieht, zuerst beeinflussen. Organstörungen im Sinne von MORGAGNI und VIRCHOW können ganz in dem Neurotischen aufgehen sowie durch eben dieses Neurotische aufgelöst und erklärt werden. Dafür gibt es jetzt auf jeder inneren Krankenabteilung zahllose Beispiele, und ich wiederhole: Wer diese Dinge nicht beachtet, wird sehr häufig das verfehlen, worauf es ankommt. Aber diese Betrachtungsform ist für die

---

[1] Vgl. KREHL, Dtsch. med. Wschr. **1926.**

innere Medizin nur dann fruchtbar, wenn die sorgfältigste Organuntersuchung nach den bekannten Regeln der alten strengen Schule, in der wir älteren Ärzte aufwuchsen, sich mit ihr verbindet. Das Übersehen einer Organläsion, die nicht neurotisch bedingt ist, kommt bei Neurotischen, wie gesagt, leicht vor und darf nicht vorkommen.

Das Interesse für die psychischen Beziehungen bei innerlich Kranken ist in letzter Zeit erfreulich gewachsen, aber leider — bei manchen Ärzten und besonders bei manchen „Spezialärzten" — die Sorgfalt der körperlichen Untersuchung höchst bedenklich gesunken. Ich kann nicht dringend genug davor warnen, das Körperliche zu unterschätzen. Eine ganz eingehende körperliche Untersuchung aller Organe einschließlich des Nervensystems muß bei jedem Kranken durchgeführt werden. Durch Vernachlässigung dieses Grundsatzes entsteht schon heute außerordentlich viel Unfug. Wer innere Kranke und Nervenkranke beurteilen will, soll die innere Medizin beherrschen und ihre Methoden der Untersuchung auf das gewissenhafteste gebrauchen.

Seelische Einwirkung kann alle Organe treffen und alle Organverrichtungen. Es gibt darüber jetzt sehr viele Erfahrungen und ein großes Schrifttum. Das unglaublich Erscheinende ist möglich und wirklich geworden. Man kennt jetzt die merkwürdigsten psychisch vermittelten körperlichen Erscheinungen. Auf ihren seelischen Ursprung weist nicht selten die Eigenart der Form und die Zusammenordnung der Symptome hin. Aber es kommen auch ganz einfache vor, die sich in nichts von dem gewöhnlichen somatischen unterscheiden. Beides erscheint mir verständlich. Für die Entstehung der Organverrichtungen sind vegetative Nerven und die Hormone von Bedeutung. Gerade diese beiden aber unterliegen in stärkstem Maße zugleich seelischen Einflüssen. So wird das Verbindungsglied nicht nur hergestellt, sondern so geht unserer Einsicht auch die so häufige Verbindung gewöhnlicher körperlicher und seelisch bedingter Symptome besser ein. Man faßt sie gern in den Begriff der „seelischen Überlagerung" der alten, zur klassischen inneren Medizin gehörigen Erscheinungen. Dieses aus der historischen Entwicklung zu verstehende Verhältnis kommt gewiß auch vor: ein Kranker mit irgendwelcher Organkrankheit kann aus irgendwelchen Gründen neurotisch werden (vgl. Pathologische Physiologie). Aber häufiger liegt doch die innere Beziehung beider Reihen von Erscheinungen anders und tiefer. Krankheitssymptome sind die dem äußeren Beobachter merkbaren Zeichen des Körper- und Organgeschehens. So wie in Organisation oder Erscheinung des Menschen sein ganzes Wesen liegt, wie in ihr das, was wir Körper, und das was wir Seele nennen, zu einer Einheit zusammenfließt — wir kennen als Vorwurf der ärztlichen Tätigkeit überhaupt nur diese Einheit —, so drückt sie sich auch bei jedem Menschen in der Gesamtheit seiner Krankheitserscheinungen aus. Ich sage absichtlich nicht in jedem Symptome, denn das wäre falsch. Selbst wenn man die mehr als kühne Vermutung wagen würde, daß jede körperliche Äußerung in irgendwelcher Weise mit einem seelischen Zustande in Zusammenhang steht, so ließe sich das weder von seiten des Kranken noch von der des Beobachters irgendwie erweisen oder deuten. Wir bleiben vor der Hand noch bei der gewöhnlichen Auffassung, daß viele körperliche Symptome seelisch indifferent sind. Aber bei zahlreichen anderen ist es sicher nicht so, vielmehr sind viele (die meisten?) der Ausdruck eines seelischen Vorgangs und dann in ihrer Form gebildet durch den psychischen Zustand des Menschen. Gewiß den bewußten, der mit Hilfe des Willensvermögens handelt. Aber sicher vielmehr noch durch den unbewußten, das Wesen, den Charakter. In diesem Sinne gibt der Mensch seiner Krankheit die Form der Erscheinung[1]. Natürlich gilt auch das innerhalb von Grenzen. Alle schweren und gewaltsamen Einwirkungen, vor allem die von solcher Art und Stärke, daß sie eine direkte Schädigung der Gestalt und Funktion der Gewebe hervorrufen, bei denen das Reaktive seitens des Organismus zurücktritt, lassen meistens die Gestaltung der Krankheit durch die Persönlichkeit vermissen oder verhältnismäßig wenig sichtbar werden. Demgegenüber hat diese immer einen mehr oder weniger großen Einfluß auf die Äußerungen und damit auf die Form der Krankheit, sobald sie in erster Linie charakterisiert ist durch die Art, wie der Organismus auf die schädigenden Einwirkungen der Krankheitsursache antwortet. Das ist verständlich. Denn die Art der Reaktion ist zwar auf der einen Seite durch Genus und Typus gegeben, auf der anderen Seite aber in stärkster Weise beeinflußt durch die Art, wie das Verhalten des Typus hier persönlich umgebogen ist. Die unendliche, nie sich erschöpfende Mannigfaltigkeit der Krankheitsbilder, ihre wunderbare Vielseitigkeit, ja das prinzipiell Neue, das schließlich jeder Krankheitsfall bietet, ist innerhalb von Grenzen verständlich. Man denke z. B. an die Symptomatik des Magenkatarrhs, des Ulcus duodeni oder des Magengeschwürs, auch des Karzinoms. Ein Teil der Kranken bietet einfach und klar die Erscheinungen der gestörten Magenfunktion. Aber ein anderer hat dazu nun noch eine große Reihe von Beschwerden oder auch objektiven Symptomen, die daraus entspringen, wie sich die Magenfunktion dieses eigentümlichen Menschen mit der morphologischen und der dadurch gegebenen physiologischen Veränderung abfindet. Wir alle wissen, welche Bedeutung der Magen für den seelischen Zustand hat, und wie er andererseits durch ihn beeinflußt wird. Ebenso kennen wir die Bedeutung der gesamten Konstitution für den Ablauf der Magenverdauung. Oder ein anderes Beispiel. Die akute fibrinöse Pneumonie verläuft nach Atmung, Kreislauf und seelischem Zustand ganz anders bei dem innerlich gefaßten, ruhigen Menschen, der, wenn auch unter den lästigen Beschwerden stark leidend, sich geduldig und ruhig in die Störungen fügt, aber dabei Mut und Hoffnung auf einen guten Ausgang hat als bei dem Kranken, der in Angst und Sorge sich selbst aufgibt und schon dadurch halb verloren ist. Bedeutsam ist die seelische Kraft, mit der wir die Verrichtung unserer Organe bewußt zu stählen vermögen. Das hat der Weltkrieg tausendfach gezeigt. Noch bedeutsamer aber erscheint mir die Form der Krankheitserscheinungen als Reaktionsart des körperlichen und seelischen Charakters des einzelnen Menschen, also der

---

[1] Vgl. Krehl, Dtsch. med. Wschr. **1926.**

unbewußten Vorgänge, dessen, wie der Mensch als Ganzes ist. Seine Symptome sind so, weil er und seine Organe auf einen gewissen Einfluß hin in dieser Weise reagieren, und sie reagieren so, weil sie in bestimmter Weise angelegt, gewöhnt und erzogen sind. Hier fließen das, was wir das Charakteristische des Lebendigen nennen, das Seelische und das Körperliche ganz ineinander. Wie ich meine, ist für eine künftige Medizin die Symptomatik in dieser Weise darstellbar und ableitbar.

Wir legten unserer Betrachtung bisher im wesentlichen ausgebildete Krankheitszustände zugrunde. Eine Fülle von Variationen des Bildes wird nun weiter dadurch gegeben, daß die größere Mehrzahl der „Krankheiten" rudimentär, leicht und bis zur Symptomlosigkeit arm verläuft. Hier entfalten sich Kunst und Erfahrung des Arztes auf das höchste. Z. B. bei den Infektionskrankheiten hat man die Häufigkeit und für die Entwicklung von Immunität die Bedeutung der leichten und leichtesten Krankheitszustände in letzter Zeit genau kennengelernt. Sie können der Erkennung die größten Schwierigkeiten bereiten, und bereiten sie tatsächlich fast regelmäßig, falls sie nicht zusammen mit oder nach ausgebildeten Fällen dem Arzte unterlaufen. Denn was diese auszeichnet und zur sicheren Klassifizierung charakterisiert: die eigenartige Zusammenordnung bestimmter Symptome, das fehlt hier. Man muß also mehr erraten als erkennen, und man kann vermuten aus dem Zusammenvorkommen mit ausgebildeten Fällen. So hat uns LIEBERMEISTER die Kenntnis der leichtesten Typhusfälle gelehrt, die wir dann im Weltkriege tausendfach wiedersahen. Was gibt es nicht bei den Infekten für eigenartige Symptomrudimente: eine Angina kann einen Scharlach bedeuten; einen einzigen Abend leichtes Fieber bis 38°, nur mit Milztumor und Mattigkeit verbunden, einen Typhus bei einem Menschen, der alle seine Arbeit verrichtet. Eine umschriebene charakteristische Schuppung an einer Stelle kann darauf hinweisen, daß Scharlach da gewesen war, eine einzige Pustel auf Pocken. Beobachten und verantwortliches Überlegen ist hier alles. Die Fähigkeit, das Wesentliche zu sehen, Phantasie und Kombinationsgabe, eine große Erfahrung und ein gutes Gedächtnis sind für die Erkennung von allergrößtem Werte.

Die Untersuchung des Kranken.

Die Untersuchung selbst einschließlich der Anamnese muß alles das in ihren Bereich ziehen, was die Diagnose und die Beurteilung des Kranken aufzuklären imstande ist. Sie wird sich dabei immer zunächst dessen bedienen, was sie mit Hilfe der natürlichen Sinne des Menschen erfahren kann. Es ist also sicher für die ärztliche Ausbildung unsere allererste Aufgabe, die Sinne der jungen Menschen zu schärfen, soweit das möglich ist. Freilich muß das in der Erziehung der Jugend schon viel früher, von Kind auf, beginnen. In Deutschland wird die Fähigkeit zur Beobachtung viel zu wenig ausgebildet. Es scheint mir jetzt besser zu sein als früher — ich habe unter dem Mangel immer schwer gelitten —, aber das notwendige Maß des einfachen Beobachtens ist für unsere Kinder, soviel ich sehe, noch längst nicht erreicht. Noch immer hängen wir an der deutschen Sitte, den Menschen mehr mit vorwiegend totem Wissen vollzustopfen, als ihn anzuleiten, sich frisch und natürlich umzusehen und den Sinn der Ereignisse aufzunehmen.

Eine eingehende und umfassende Betrachtung und Beobachtung des Kranken ist also das allererste, was der Arzt vornehmen muß. Er soll seinen Gesamteindruck auf sich wirken lassen, recht nachhaltig, weil man dabei tatsächlich oft sehr viel und Wichtiges sieht. Meist wird es ja völlig anders gemacht: man fährt, um Morgagni zu rechtfertigen, auf irgendein Organ los und sieht nach einer Spezialität, z. B. dem abiureten Stickstoff im Blute! Das ist eine schlechte Methode. Ich würde raten: zunächst unter Zuhilfenahme der Anamnese einmal den Kranken als Ganzes, aber ebenso auch in seinen Einzelverrichtungen anzusehen und anzuhören. Mit den natürlichen Sinnen. Immer aus dem gleichen Grunde: weil man sehr viel sieht und sehr häufig, ich möchte glauben meistens, einen grundlegenden Eindruck erhält. Die vorurteilslose Betrachtung des ganzen Menschen gleichsam als Naturobjekt mit den natürlichen Sinnen gibt zunächst, wie gesagt, ein Urteil über die Persönlichkeit, vor allem über ihre Art Einwirkungen gegenüber zu reagieren. Aber auch viele wichtige Seiten des Organverhaltens werden durch nichts besser charakterisiert. Z. B. für die Diagnose des Parkinsonismus, besonders des nach Enzephalitis auftretenden, entscheidet oft der erste Eindruck, den der Kranke macht.

Unsere Absicht ist hier eine rein diagnostische, und wir können auch auf Grund unserer ganzen Entwicklung nicht mehr grundsätzlich zu den Formen der Alten zurückkehren, die Medizin mit der Behandlung beginnen zu lassen. Paracelsus übte das noch, weil ihm der Erfolg der Therapie in viel weiterem

Maße als uns Verständnis und Diagnose sicherte. Wir müssen aber immer bedenken, daß auch wir, es mag in unserer Absicht liegen oder nicht darin liegen, stets und wahrscheinlich viel mehr als wir wollen, mit dem ersten Blick auf den Kranken, mit dem ersten Wort an ihn Therapie oder vielleicht auch Antitherapie treiben. Hier bildet sich die erste Beziehung, hier sollte der „Kontakt" sich einstellen — wie oft geht er für immer verloren! Wir müssen uns demnach stets fest in der Hand haben, also auch hier wachen. Nicht, ja nicht im Sinne irgendwelcher Pose; das wäre das allerschlimmste. Völlige Natürlichkeit ist das erste; sie muß der Ausfluß eines für ärztliche Tätigkeit brauchbaren Wesens sein. Zeit für den Kranken haben und natürlich-freundlich sein, kommt dazu. Welches Unglück hat nicht schon mancher rücksichtslose Arzt angerichtet. Und auf der andern Seite: Wer das Bild Albrecht von Graefes vor der Berliner Charité ansieht, versteht, was dieser Mann den Kranken war.

Nun kommen wir zur Untersuchung der einzelnen Organsysteme und Organe. In allen verwickelten und nicht von vornherein klaren Fällen wäre natürlich eine Untersuchung aller Organfunktionen sehr wichtig. Wer will aber eine solche durchführen, selbst in den notwendigen Fällen? Durchführen bei der Fülle und Kompliziertheit der modernen Untersuchungsmethoden? Es gibt da nur einen Grundsatz: man untersuche möglichst viel und jedenfalls alles Notwendige. Was notwendig ist, muß uns Kunst, Scharfblick und Weisheit lehren. Es muß dem einzelnen überlassen bleiben, dafür zu sorgen, nichts Wesentliches zu vergessen, ohne daß doch alles einzelne untersucht wird.

An sich wäre hier für den einzelnen eine Beherrschung aller in Betracht kommenden Methoden notwendig. Aber die hat für alles das, was zur inneren Medizin gehört, keiner mehr und kann niemand mehr haben. Denn es ist zu viel. Aber es ist nicht zu viel, das man brauchen kann, sondern zu viel, das man nicht brauchen kann, nicht viel Gutes, sondern neben vielem Guten noch mehr Schlechtes. Hier hat die moderne innere Klinik eine schwere Schuld: es fehlt oft die scharfe Kritik der Methoden. Fortwährend werden von ehrgeizigen Jünglingen, ebenso wie von der Industrie neue Arzneimittel, neue diagnostische Verfahren auf meist völlig ungenügender Grundlage und einer Scheinphysiologie erfunden und als untrüglich angepriesen. Die Literatur schleppt sie weiter. Vielen wird unendliche Mühe für ihre Erlernung gemacht, und schließlich halten die wenigsten Methoden das, was sie versprachen und verschwinden wieder in dem Nichts.

Ausgezeichnete Darstellungen der Untersuchungsmethoden finden wir bei F. von Müller, Taschenbuch der medizinisch-klinischen Diagnostik. 26. Aufl. 1930. — P. Morawitz, Klinische Diagnostik innerer Krankheiten. 1920. — Brugsch u. Schittenhelm, Lehrbuch klinischer Untersuchungsmethoden. 3. Aufl. 1916. — G. Klemperer, Grundriß der klinischen Diagnostik. 26. Aufl. 1931. — Sahli, Klin. Untersuch.-Methoden. 7. Aufl. — Spezielle Diagnostik in den Werken von Ortner, Differentialdiagnostik, 1928, und Matthes, Lehrb. der Differentialdiagnose innerer Krankheiten. 6. Aufl. 1929.

Ich möchte mich in diesem Buche mit den Untersuchungsmethoden selbst nicht direkt beschäftigen, gerade deswegen nicht, weil sie in den genannten Werken so vortrefflich dargestellt sind. Mir kommt es auf den Versuch an, darzulegen, wie der Arzt diese Verfahrungsweisen verwenden und kombinieren soll, um zu einer Diagnose und einer Beurteilung des krankhaften Geschehens zu gelangen. Insofern kann dieses Buch eine Art Ergänzung zu den erwähnten Werken sein.

Für die moderne Untersuchung der Kranken ist noch ein neuer und schwieriger Gesichtspunkt zu erörtern, das ist, daß der Arzt nur noch einen Teil der Untersuchungsmethoden selbst auszuführen imstande ist. Vieles, und zwar vieles Wichtige muß er andern überlassen (Röntgenen, Elektrogramm, Untersuchung des Blutes auf Bakterien und Reaktionskörper, Untersuchung mancher Punktionsflüssigkeiten). Das schafft große Schwierigkeiten. Einmal können bei der Versendung, Untersuchung und Registrierung der Objekte Verwechslungen vorkommen. Das ist nicht selten. Der Arzt kann auch nicht immer die Verantwortung übernehmen für die Güte der von Andern ausgeführten Untersuchungen. Er täuscht sich dann mit Hilfe von Anderen, aber auf Kosten seiner Kranken und seines Rufes. Die andern Untersucher machen den Kranken zuweilen direkt Mitteilungen — kurz, es schafft dieses moderne, allerdings nicht zu umgehende Verfahren eine Quelle von Schwierigkeiten. Daraus geht hervor, daß der Arzt soviel wie irgend möglich selbst untersuchen soll und für alles fremd Untersuchte eine strenge Kritik der Methoden haben muß. Vor allem aber soll der Arzt suchen zu einer festen Anschauung zu kommen mit Hilfe einer umfassenden Gesamtbetrachtung des Kranken und mit Hilfe der diagnostischen Methoden, die er selbst genau kennt. Er soll möglichst viele beherrschen oder wenigstens beurteilen lernen. Für das, was er nicht selbst zu untersuchen imstande ist, das also in bestimmten Instituten nachgesehen werden muß, soll der Arzt sorgfältig auswählen und bestimmen, was zu geschehen hat. Gewiß darf man nichts Wichtiges unterlassen. Aber auf der andern Seite wird jetzt nicht selten „zur Sicherheit", aber ohne festen Plan und oft unnötig mancherlei festgestellt. Das ist aber wegen der hohen Kosten, die dem Kranken daraus erwachsen, nicht gleichgültig. Ich meine also: möglichst viel soll der Arzt selbst untersuchen und für das übrige soll er ernst erwägen, was nachgesehen werden muß.

Feinere chemische Methoden, das Auftreten bestimmter Stoffe im Blut oder Harn, Veränderung der Menge oder Mischung von Substanzen, die auf mangelhafte Verrichtung bestimmter Zellen oder ihren Ausfall hinweisen, werden in Zukunft mehr und mehr uns helfen, die Differentialdiagnose zu fördern. Nur muß man bei dem gegenwärtigen Zustande unserer Kenntnisse und bei der Vielfältigkeit der Einwirkungen, die eine Funktionsstörung hervorrufen, jetzt noch mit einer diagnostischen Verwendung sehr vorsichtig sein. Jetzt müssen wir noch mehr auf dem Acker pflügen und säen, als daß wir bereits Früchte zu ernten imstande sind, und oft erhalten wir jetzt mehr Steine als Brot, wenn wir uns darauf versteifen, diese Arbeiten vorzeitig diagnostisch zu verwenden.

Bei der Untersuchung der Organe kann man entweder von dem ausgehen, was der Kranke klagt oder von dem, was an Organsymptomen am meisten in die Augen fällt, weil sie auf das Organ hinweisen, das am stärksten betroffen zu sein scheint. Oder der Arzt untersucht alles in einer gewissen Reihenfolge, die er sich angewöhnte. Ich möchte, wie bei Besprechung der Aufnahme der Anamnese, sagen: für den Anfänger ist auch hier das letztere Verfahren sicher das beste; es wird so am wenigsten vergessen. Aber der Geübte wird sich jede Freiheit lassen und wird, wie oben schon gesagt wurde, Anamnese und sog. objektive Untersuchung überhaupt nicht ganz trennen, weil beide Verfahren sich fortlaufend befruchten und ergänzen, indem wechselseitig das eine dauernd zur Nachprüfung und Erweiterung des anderen führt.

Wir müssen aber, ehe wir an die Untersuchung der Organe herangehen, erst noch einmal haltmachen und eine Vorfrage erledigen. Organuntersuchung bedeutet die Annahme von Organkrankheiten. Daß es solche gibt, ja daß die große Mehrzahl aller sog. Krankheiten zu ihnen gehört, ist unzweifelhaft. Aber erschöpft sich denn alle Pathologie in Organerkrankungen? Nach der Auffassung RUDOLF VIRCHOWS gibt es nur Organ-, keine Allgemeinerkrankungen. Er hat die Anschauungen, die MORGAGNI in seinem großen Werke De sedibus et causis morborum schuf, bis zu der genannten scharfen Abweisung an alle Allgemeinkrankheiten erweitert und streng durchgeführt. Das Verständnis der Krankheiten und vor allem die Diagnostik verdankt diesem Standpunkt außerordentliche Fortschritte; wie ich meine, können wir alle, die wir in seiner Ausschließlichkeit aufwuchsen, uns gar nicht groß genug vorstellen, was gewonnen wurde. Aber kann sich diese Auffassung auch jetzt noch als die alleinige halten? Für viele Infektionskrankheiten, z. B. Masern, Scharlach, Fleckfieber, selbst den Typhus, gewiß nicht. Bei ihnen dringt ein fremdes Lebewesen von irgendwelcher Stelle des Körpers aus durch das Blut in alle Organe ein und erzeugt Krankheitserscheinungen von seiten bestimmter Stellen des Zentralnervensystems, namentlich von vegetativen Zentren aus. Hier kann man keinesfalls von Organkrankheiten sprechen. Denn die Organsymptome, die im Einzelfalle entstehen, sind nur zum Teile von der Krankheitseinheit als solcher hervorgerufen, sie hängen vielfach von den, ich möchte sagen, zufälligen Beziehungen zwischen Krankheitsursache und Persönlichkeit ab. Meines Erachtens gehören diese Infekte keineswegs zu den Organkrankheiten. Aber zu den Allgemeinkrankheiten? Allgemeinkrankheiten nannte die alte Klinik Krankheiten des ganzen Organismus, weil bei ihren Betrachtungen über die „Konstitution" das Allgemeine ganz im Mittelpunkt stand. Sie sah deswegen Krankheiten der Konstitution, das sind Allgemeinkrankheiten, als das Wesentliche an. Aber für unsere Auffassungen liegt die Frage nach „Allgemeinkrankheiten" überhaupt sehr schwierig, viel schwieriger, als auch ich bisher gedacht hatte. Was müßte man denn Allgemeinkrankheiten nennen? Doch wohl Krankheiten des Organismus als einheitliches Ganzes oder Veränderungen aller Zellen. Krankhafte Veränderungen aller Zellen wären theoretisch auch vom Standpunkt der

Physiologie aus denkbar. Wenn z. B. bei Hämophilie die Bildung von MORAWITZ' Thrombokinase in allen Zellen gestört ist, so wäre die Hämophilie eine Allgemeinerkrankung. Wir haben vielerlei Grund zur Annahme, daß zahlreiche Infekte alle Körperzellen im Zustande der Allergie zurücklassen. Ich glaube das deswegen sagen zu können, weil meines Wissens alle Gewebe des allergischen Organismus, die untersucht wurden, sich bestimmten Einwirkungen gegenüber anders verhielten als normale. Auch hier müßte man von einer Allgemeinveränderung sprechen. Aber ist das erwiesen?

Das wäre erworbenes Allgemeines, man müßte sagen, eine erworbene Allgemeinveränderung bzw. Allgemeinerkrankung. Nun kommt aber noch das Angeborene der Konstitution, also der Konstitution im Sinne von TANDLER. Gewiß können auch hier „Teilkonstitutionen", wenn ich so sagen darf, nach Art von v. PFAUNDLERS Teilbereitschaften für nicht weniges verantwortlich zu machen sein. Indessen bei anderen Konstitutionen liegt doch die Annahme einer allgemeinen Zellbeschaffenheit als Grundlage einer bestimmten Konstitution noch näher, und die modernen Auffassungen der Erbbiologie mit den so außerordentlichen Anschauungen von den Genen legen diese Annahme auch ganz nahe[1]. Und hier gibt sich meines Erachtens eine weitere höchst bedeutungsvolle Beziehung zur Krankheitsauffassung. Allgemeinkrankheiten wären, wie oben schon gesagt wurde, auch denkbar als krankhafte Veränderungen der Einheit des Organismus. Diese Einheit des lebenden Organismus ist für mich eine der sichersten Tatsachen, die es gibt. Wie soll man sie aber naturwissenschaftlich fassen? Für die körperlichen Verrichtungen der menschlichen und tierischen Person kann man sich drehen und wenden wie man will: ich komme über die Antinomie nicht hinweg, daß zwar eine völlig einheitliche Leitung nach einem einheitlichen Plane besteht — ist das doch sogar eine charakteristische Eigenschaft der lebenden Wesen —, daß aber morphologisch eine Stelle, ein Organ, ein Organteil, von dem diese Leistung ausgeht, in keiner Weise zu finden ist. Anatomisch stellt sich der Organismus vielmehr da als eine „Summe von Vitalreihen" (F. KRAUS). Auch das Nervensystem macht hier keine Ausnahme. Gewiß besorgt das Nervensystem einen großen Teil der zusammenfassenden und die Organe zu harmonischer, dem Körper dienender Tätigkeit verbindenden Verrichtungen; durch seine innige Beziehungen zu allen hormonalen Vorgängen ist es hierfür besonders geeignet. Aber nirgends finde ich auch nur die Andeutung für eine einheitliche Spitze. Die Richtung, nach der das Leben geht, ist die Aufgabe des Organismus. Die Leitung der Vorgänge, von der alles ausgeht, ist, wie mir scheint, etwas Seelisches, Unräumliches. Jedenfalls ist etwas Seelisches, Unräumliches die Einheit der Persönlichkeit. Und ist es viel anders mit den Genen? Gewiß sind sie etwas Körperliches. Aber wenn wir die Vertretung des ganzen Organismus, seiner Gestalt und seiner Verrichtungen mit all ihrer Planmäßigkeit in ihnen bedenken, so ergeben sich naheliegende Beziehungen zu den Erwägungen von der Einheit des Organismus. Vielen werden auch nur solche Gedanken als

---

[1] Vgl. SCHWARZ, Medizin. Anthropologie S. 350ff.

üble Rückfälle in eine noch üblere Naturphilosophie erscheinen. Mir kommen sie im Gegenteil neuzeitlich vor, wenigstens rechnet die moderne theoretische Physik mit ganz ähnlichen Gedankengängen. Außerdem hilft es meines Erachtens nichts: wollen wir die Natur verstehen, so müssen wir uns klar entschließen, eigenartige, wohl unräumliche, sagen wir jetzt ruhig, seelische Vorgänge in ihrer Verflechtung mit den körperlichen anzunehmen. Allgemeinkrankheiten würden sich dann auch ergeben in Störungen, die von der Persönlichkeit ausgehen, z. B. eine Abmagerung bzw. Stoffwechselstörung bei einer Schizophrenie wäre eine Allgemeinerkrankung in diesem Sinne, sofern bei der Schizophrenie nicht selbst erst eine lokalisierte Gehirnerkrankung sich herausstellen sollte.

Wir beachten zunächst das Aussehen des Kranken. Schon seine Farbe gibt charakteristische Eindrücke, z. B. über die Art des Vorlebens und der Beschäftigung, darüber, ob ein Mensch vorwiegend im Freien oder in der Stube war. Ikterus, Anämie und übermäßige Rötung in ihren verschiedenen Formen und Abstufungen, Zyanose weisen auf bestimmte Funktionsanomalien hin. Wie wichtig ist die genaue Beachtung aller Exantheme, wie wichtig die von Schweißen. Dunkles Kolorit, Pigmentierungen: alles das ist bedeutsam. Auf den Geruch der Kranken legen manche diagnostisch großen Wert. Ich gab mir viel Mühe, besonders bei den Infektionskrankheiten. Aber ich habe über das Gewöhnliche (Azeton, Gangrän, Retentionsurämie) hinaus nichts gelernt.

Auch die ganze Gestalt, die Bildung der einzelnen Körperteile ist bedeutsam. Am Kopf beachten wir die Form (Turmschädel, Hydrozephalus, Impressionen), an den Gliedern die Bildung und Stellung der einzelnen Teile: man sieht die Folgen alter Rachitis, alter Frakturen, alter Nervenerkrankungen (Poliomyelitis, Enzephalitis), Trommelschlegelfinger, Plattfüße. Man betrachtet genau die Form, Bildung und Funktion des Brustkorbs, vor allem seine Symmetrie in Form und Verrichtung. Ich erinnere an den flachen, den langen, den eingesunkenen, den stark gewölbten („faßförmigen") Thorax. Jede dieser Formen kann eine gewisse Bedeutung haben für die Annahme bestimmter Krankheitszustände. Namentlich wenn man gleichzeitig die Form der Wirbelsäule und ihre Beweglichkeit berücksichtigt (Kyphose, Skoliose, Kyphoskoliose, Gibbus, Starre). Gerade die Beweglichkeit ist sehr genau zu prüfen. Am Ende kommt man für die Beurteilung des Brustkorbs immer wieder auf die Vergleichung der Form und Funktion symmetrischer Stellen, namentlich in ihrer Entwicklung und Veränderung. Da hat auch die Vergleichung mit dem Bleidraht und Bandmaß einen Wert. Am Leib sind die Bruchpfosten genau zu beachten.

Sehr wichtig ist der Ausdruck des Kranken. Man sieht aus ihm, welchen Einfluß die Krankheit auf sein Bewußtseins- und Empfindungsleben ausübte. Ein schwerer Allgemeinzustand kann sich unverkennbar den Gesichtszügen aufprägen. Natürlich muß man für die Verwertung solcher Eindrücke genau den Einzelheiten nachgehen und muß auch sonst ein Urteil haben über die Persönlichkeit. Denn es gibt weiche und in ihrer Stimmung leicht gedrückte Menschen, die schon unter Einwirkungen schwer leidend aussehen, welche den kräftigeren

Menschen kaum beeinflussen, jedenfalls nicht so, daß das aus seinem Gesichtsausdruck zu lesen wäre, und es gibt heroische Menschen, die Kummer und Sorge zu verbergen wissen. Apathie, Schläfrigkeit, Benommenheit und auf der andern Seite Unruhe, schwere Erregtheit, Verwirrung sind von großer Bedeutung. Vor allem muß man feststellen, ob das Denken des Kranken klar erhalten ist.

Das genannte gilt gewissermaßen für die Statik des Kranken, für die Art, wie er dem Arzt zunächst entgegentritt. Wir müssen aber nun ferner beachten, wie er reagiert auf die Beschäftigung mit ihm, auf die Erhebung der Anamnese, die Befragung und die körperliche Untersuchung. Wie er erzählt, ob einfach, offen, wahrhaft, maniriert, tendenziös. Ob der Kranke ängstlich ist. Ob er Ereignisse zu verschleiern versucht. Ob er sich natürlich untersuchen läßt. Oder ob er selbst alles besser weiß, den Arzt zu führen versucht. Ob er eine übertriebene — oft nur zu falsche — Scham gegenüber dem Arzte an den Tag legt. Alles das wird das innere Wesen des Kranken oft klar enthüllen. Die Frage nach den geschlechtlichen Verhältnissen wird das besonders zeigen. Alles das ist in vielfacher Hinsicht wichtig für die Beurteilung der Krankheitssymptome.

Sofort wird der Ernährungszustand auffallen. Fettreichtum der Haut in seinen verschiedenen Graden, Formen und Anordnungen. Magerkeit in ihrer noch normalen und ihrer krankhaften Entwicklung. Vor allem das elende Aussehen, das, was man in der Medizin kachektisch nennt. Wir verwenden ja diesen Begriff in erster Linie zur Feststellung „bösartiger" Krankheitszustände, hauptsächlich der Karzinome, aber doch auch der Tuberkulose oder anderer chronischer Infekte, wenn allerdings auch die elenden Kranken mit Tuberkulose meist etwas anders, mehr blaß und weniger graugelb aussehen als die Menschen mit bösartigen Tumoren. Man könnte geneigt sein, als das Maßgebende für die Entwicklung der Kachexie den abnormen Eiweiß- oder überhaupt Stoffzerfall (F. v. MÜLLER, G. KLEMPERER, E. GRAFE) anzusehen. Indessen die pathologische Veränderung, die den stärksten Stoffzerfall herbeiführt, allerdings anderer Art als die karzinomatöse: die schwerste Schilddrüsenintoxikation kann zwar äußerste Abmagerung hervorrufen, führt aber in der Regel nicht zu eigentlich kachektischem Aussehen, ebensowenig wie in den meisten Fällen der fieberhafte Stoffzerfall, der — wenigstens in den schwersten Fällen — dem karzinomatösen ähnlich sein dürfte. Demgegenüber können Kranke mit schwerer Inanition bei einem alten Magengeschwür sehr wohl kachektisch aussehen. Ich meine nicht, daß man da Ulkus und Karzinom in schwersten Fällen allein durch das Aussehen mit Sicherheit unterscheiden kann, aber man muß bedenken, daß ein nicht geringer Teil alter Magengeschwüre karzinomatös wird. Müde, teilnahmslos, kummervoll, elend, mager, blaß, aber noch mehr schmutzig-grau sehen die Kachektischen aus. Es muß für die Entstehung des Zustandes noch etwas mitwirken, was wir noch nicht übersehen.

Ist eine Abmagerung mit Kachexie verbunden, so müssen wir immer nach einem zugrunde liegenden, meistens malignen Zustand suchen, der den Stoffwechsel in die Höhe treibt. Aber auch da ist die Abmagerung in der Regel durch eine relativ, noch häufiger absolut zu geringe Nahrungsaufnahme bzw. Nahrungs-verwertung erzeugt. Das letztere findet sich fast ausschließlich bei unbehandeltem Diabetes hohen Grades bzw. in den sehr seltenen Fällen von schwerster chronischer Enteritis bzw. Tuberkulose oder Amyloid des Darmes. Bei schwerer Hyperthyreose kommt die Größe der Nahrungsaufnahme der Höhe des Stoffverbrauchs häufig nicht nach, oft ist auch hier mangelhaftes Eßvermögen schuld oder mit schuld. Jedenfalls spielt Appetitarmut die beherrschende Rolle bei den meisten höheren Graden von Magerkeit auch dann, wenn die Zersetzungen gesteigert sind. Denn außer in manchen Fällen von Thyreoidismus sowie sehr selten Infekten und Karzinom ist die Steigerung der Zersetzungen kaum je so hoch, daß sie nicht durch das Eßvermögen eines gesunden Menschen erreicht und ausgeglichen werden könnte. Indessen gibt es da doch Unterschiede, indem bei manchen Karzinomatösen und manchen Fiebernden das Eiweißminimum höher liegt als normal und als zum Beispiel auch in den schwersten Fällen von Morbus Basedowii. Da walten also besondere Verhältnisse des Stoffwechsels.

Für die diagnostische Beurteilung der Abmagerung kommt es in erster Linie darauf an, ob sie sich in der letzten Zeit, also schnell entwickelte[1]. Dann wird man nach einer Erkrankung des Magen-Darmkanals, einer Neubildung, einer chronischen Infektion suchen, ferner nach inkretorischen Störungen (Nebennieren, Hypophyse, Schilddrüse). Die Verhältnisse des Energiewechsels sind bei den inkretorischen Erkrankungen, außer Thyreoidismus, meines Erachtens noch nicht klargestellt. Quantitativ ist wohl auch hier mangelhafte Nahrungsaufnahme das Wichtigste. Das Aussehen des Kranken mit den verschiedenen Formen der Abmagerung ist nicht gleich. Aber soweit nicht ganz besondere Verhältnisse vorliegen, sei man sehr vorsichtig mit der Diagnose der Ursache von Abmagerung aus ihrer klinischen Form.

Bei Abmagerungen, die sich langsam entwickeln, ziehe man Anomalien des konstitutionellen Ernährungszustandes und Psychisches in Betracht. Aber auch hier können Störungen des Magen-Darmkanals und außer der seelischen auch irgendwelche körperliche Ursachen für die Verminderung des Appetits vorliegen. Meist sind es dann Organerkrankungen, nicht selten solche, die mit einem Infekt, oft auch mit Fieber einhergehen.

Einige besondere Formen der Kachexie und Verminderung des Kräftezustandes möchte ich noch besprechen. Es gibt Kranke, bei denen eine außerordentliche Mattigkeit bei jeder Bewegung ganz im Vordergrund steht. Die meisten dieser Kranken verändern ihre Farbe; sie werden dunkler, braun, sowohl durch eine allgemeine dunklere Färbung ihrer äußeren Haut, als auch durch das Auftreten dunklerer Flecken, namentlich an bestimmten Stellen, auch der Schleimhäute, z. B. der Innenseite der Wangen und der Zunge. Der Blutdruck sinkt, ebenso der Blutzucker. Magen-Darm-Störungen fehlen fast nie, sie stehen sogar häufig im Mittelpunkt der Beschwerden und führen die Kranken zum Arzt. Die Abscheidung des Magensaftes sinkt. Der Appetit hört auf. Schwerste Abmagerung

---

[1] Darstellung bei THANNHAUSER, Lehrbuch des Stoffwechsels **1929**, S. 38.

tritt hinzu. Jede körperliche Leistungsfähigkeit schwindet. Die Kranken mit ausgesprochenen Erscheinungen der Addisonschen Krankheit sterben immer: eine Zerstörung der Nebennieren, am häufigsten durch Tuberkulose liegt zugrunde. Ich kenne nur vereinzelte rudimentäre Fälle, die sich im Verlaufe der Lungentuberkulose entwickelten und wieder verloren. Zuweilen gibt es bei schneller Entartung der Nebennieren eine Art akuten Verfalls mit merkwürdiger Erregtheit und ganz schlechtem Puls.

Sehr selten bildet sich in akutem, häufiger chronischem Verlauf eine schwere Kachexie durch Zerstörung der gesamten Hypophyse. Die Kranken magern ab und werden kachektisch, alle Organe atrophieren. Die sexuellen Verrichtungen hören auf. Das weist auf die bekannte Erfahrung hin, daß die inkretorischen Drüsen so häufig nebeneinander und miteinander verändert werden: mit Erscheinungen der einen entwickeln sich auch solche von anderen. Die thyreoideale Kachexie, die in Form des Myxödems klinisch bekannt ist, verbindet sich nicht allzu selten mit Symptomen von seiten der andern Drüsen, z. B. der Hypophyse. Man findet dann einmal die Erscheinungen des geistigen Verfalls, der Veränderung des Gesichtsausdrucks, der Körperform, der Haut mit ihrer Trockenheit, ihrer Gedunsenheit und der Störung des Haarwuchses sowie der Nägel und der Knochen. Der Stoffwechsel und die Körperwärme sinken. Die Herzfunktion ist gestört. Die Beteiligung anderer Drüsen kann sehr weit gehen und zu einer verbreiteten Entartung aller inkretorischen Drüsen führen. Dann entwickelt sich das Krankheitsbild der „pluriglandulären Insuffizienz“, das auch von Anfang an als multiple primäre Blutdrüsensklerose auftreten kann. Die Kranken werden auch hier wieder im langsamen Verlauf der Krankheit kachektisch. Symptome von seiten der einzelnen Drüsen mischen sich in verschiedener Reihenfolge und Stärke. Im einzelnen wurden mancherlei klinische Modifikationen beschrieben, z. B. die thyreosexuelle Insuffizienz BORCHARDTs gehört hierher. Ich selbst habe kein rechtes eignes Urteil, weil ich die multiple Blutdrüsensklerose als Krankheit aus eigner Anschauung nicht kenne. Entweder habe ich sie versäumt oder sie ist hier selten.

In den von alters her bekannten Fällen von Diabetes mellitus kommen die Kranken zum Arzte wegen Schwäche, Abmagerung, Heißhunger, Durst. Es sind das die, welche NAUNYN als genuinen Diabetes bezeichnete. Man wird sie durch die einfache Harnuntersuchung auf Zucker leicht erkennen können, denn bei diesen Kranken ist immer Zucker da. Aber sie stellen unter der großen Menge Diabetiker, die dem Arzt begegnen, die kleinere Zahl dar. Krankhaften Hunger findet man bei Diabetikern im ganzen verhältnismäßig selten, Durst häufiger. Über Müdigkeit wird oft geklagt. Eine besonders große Rolle spielen in den Beschwerden Organ- und Nervenstörungen, die zum Teil eine Folge des Diabetes darstellen, z. B. arteriosklerotische Einwirkungen an Herz und Gliedern, Gangränherde, Zahndefekte, Katarakte und Veränderungen des Augenhintergrundes, Pruritus an After und Geschlechtsorganen, Neuralgien; öfters Lungengangrän; Lungentuberkulose ist entgegen herrschenden Anschauungen nicht sehr häufig. Das Krankheitsbild ist höchst vielseitig, und wie häufig wird der Diabetes bei einem Menschen, der sich nicht ganz wohl fühlt, bei einer gewissenhaften Untersuchung des Arztes „zufällig" gefunden! Der „Diabetes der Schwangeren" ist noch nicht ganz klar. Zum größten Teil liegen wohl gewöhnliche Diabetesfälle vor, deren Trägerinnen schwanger wurden. Einzelne Fälle aber dürften hineingehören in die alimentäre Glykosurie, denn es scheint, als ob diese bei Schwangeren leicht zustande kommt. Die Ausscheidung von Milchzucker ist etwas für sich.

Die Untersuchung erstreckt sich zunächst auf den Nachweis von Zucker im Harn. Man kommt meistens mit den Reduktionsproben aus, muß aber die Methode der Polarisation oder die der Vergärung zur Hand haben, weil manchmal reduzierende Stoffe mit dem Harn ausgeschieden werden, die nicht Glykose sind. Findet man Glykose in irgendeiner beliebigen Harnprobe, so ist erst nachzuweisen, daß nicht eine alimentäre Glykosurie vorliegt, d. h. daß der Mensch nicht größere Mengen von Zucker in Form von Süßigkeiten, süßem Wein oder Maltose mit Alkohol (Bier) vor der Untersuchung des Harns aufgenommen hat. Diese Form der Zuckerausscheidung, die sich in den frühen Stadien des Diabetes bzw. bei Mitgliedern von Diabetikerfamilien als einzige Erscheinung finden kann, aber an sich mit Diabetes nichts zu tun zu haben braucht, kommt im Leben häufig vor. Es gibt ganz gesunde Menschen, die am Morgen nach der abendlichen Aufnahme von Münchener Bier Zucker haben. Nach einem Frühtrunk von Bier zeigen es sogar die meisten Menschen.

Enthält die einzelne Harnprobe keinen Zucker, so rate ich, die 24stündige Menge ganz und in ihren einzelnen Portionen zu untersuchen, noch besser zum Frühstück Tee mit Milch ohne Zucker sowie 120 g Brot zu geben und den Harn der nächsten 3 Stunden zu untersuchen; der gewöhnliche Diabetiker hat dann Zucker. Ich rate davon ab, diagnostisch früh nüchtern vom Munde aus 100 g oder gar noch mehr Traubenzucker zu geben. Das ist meines Erachtens keine Methode, weil auch gesunde Menschen unberechenbar danach Zucker ausscheiden. So manche der im Schrifttum niedergelegten Angaben über die Verträglichkeit solcher Zuckergaben halte ich für unrichtig.

Ferner wird früh nüchtern der Blutzucker bestimmt und nachgesehen, ob er 100—110 mg% überschreitet; zur Sicherheit kann das wiederholt geschehen. Man kann auch eine Belastung mit 2mal 20 g Traubenzucker (1 Stunde nacheinander vom Munde aus gegeben) vornehmen. Bei Diabetikern steigt der Blutzucker schneller, höher, und die Steigerung hält länger an; ein zweiter Gipfel nach der zweiten Darreichung tritt bei Diabetikern auf und fällt bei Gesunden weg. Wie ich glaube, soll man mit Verwertung dieser Methode zur Diagnose noch vorsichtig sein.

Denkt der Arzt an Diabetes mellitus und untersucht er nach den genannten Grundsätzen, so wird er in der großen Mehrzahl der Fälle die Diagnose einwurfsfrei stellen können, nur muß immer damit gerechnet werden, daß es manche Formen nichtdiabetischer Glykosurie gibt, z. B. nach Schädeltraumen, und daß manche Menschen den Arzt nach der einen oder andern Richtung zu täuschen versuchen. Man sei also vorsichtig und umsichtig.

Einige Bemerkungen sind dazu notwendig. Es gibt Diabetiker, bei denen der Blutzucker hoch ist und kein Zucker in den Harn übertritt. Das sind Diabetiker in späten Zeiten der Krankheit und meistens solche, bei denen hypertonische Arteriosklerose mit Sklerose der Nierengefäße hinzukam. Oder es sind Menschen, von denen man nicht weiß, ob sie früher einen Diabetes hatten.

Und es gibt Menschen mit nicht großen, meist ziemlich fest umschriebenen und von der Kohlehydratzufuhr unabhängigen Zuckermengen im Harn bei normalem Blutzucker. Diese Fälle sind recht selten, aber man sieht doch vereinzelte im Jahre. Sie werden sehr verschieden beurteilt. Im allgemeinen gelten sie als harmlos (Diabetes innocuus)[1]. Das ist das Gewöhnliche. Aber es gibt sehr unangenehme Ausnahmen. Deswegen sei man recht vorsichtig im Urteil. Diese Fälle werden vielfach zusammengeworfen mit dem sog. „renalen Diabetes", d. s. Diabetesfälle mit ähnlichen Eigenschaften, die sich auf Grund einer Nierenerkrankung entwickeln sollen[1]. Aber ich wüßte nicht, wann diese nachweisbar wäre; bei Nephritis findet sich eben kein Zucker. Die ganze Frage des „Nierendiabetes" halte ich noch für völlig ungeklärt. Wie gesagt, ich rate zur Vorsicht, denn der gewöhnliche Diabetes kann lange Zeit genau so aussehen wie der Diabetes innocuus. Der Diabetes mellitus ist eben keine einheitliche Erkrankung. Es ist auch schon verschiedentlich der Versuch gemacht worden, verschiedene klinische Formen des Diabetes zu unterscheiden, z. B. neurogen, pankreatogen, arteriosklerotisch. Das ist vielleicht in einzelnen Fällen möglich — meist gelingt es nicht.

Mit der Feststellung des Diabetes mellitus ist aber für die Beurteilung des Krankheitszustandes noch nicht genug getan. Denn einmal ist der Diabetes, wie gesagt, auf keinen Fall eine einheitliche Krankheit. Ich möchte ihn sogar in sehr vielen Fällen als ein Symptom ansehen. Ferner müssen wir in jedem Fall von Diabetes seine Form und seinen Grad wissen. Das wird am besten mit der Behandlung besprochen. Endlich ist in jedem einzelnen Falle nachzusehen, ob Azidose im Sinne NAUNYNS vorhanden ist. Am besten bestimmt man die Alkalireserve des Blutes oder die Gesamtheit der Ketonkörper. Ärztlich untersuchen wir den Harn auf Azeton und die beiden Azetessigsäuren mit Hilfe der Natriumnitroprussid- und der Eisenchloridprobe. Die Untersuchung auf β-Oxybuttersäure muß in der Praxis wegfallen, da wir kein Verfahren haben, sie ohne Laboratorium direkt zu bestimmen. Azetessigsäure und β-Oxybuttersäure sind in einem Gleichgewichtszustand vorhanden. Deswegen genügt für eine oberflächliche Betrachtung die Bestimmung der Azetessigsäure allein. Durch Farbenschätzung der GERHARDTschen Probe und damit der Ketoform der Azetessigsäure gewinnt man ein bis zu einem gewissen Grade ausreichendes Urteil über wechselnde Mengen der Azetonkörper. Die klinische Bedeutung dieser Stoffe wird auch bei der Behandlung mit besprochen. Der Arzt muß schließlich noch sehr genau nachsehen, ob die Zeichen für die ersten Anfänge der diabetischen Intoxikation, die Vorboten des Koma, vorhanden sind. Man prüfe sorgfältig die Art der Atmung, den Kräfte- und den Bewußtseinszustand der Kranken. Wir fragen nach Kopfschmerzen. Sprechen

____

[1] Lit. Path. Phys. S. 219.

die Symptome dafür, so sind Blutzucker und Grad der Azidose genau zu prüfen, denn jetzt hat sofort eine aktive Therapie mit Insulin einzusetzen. Auf der anderen Seite ist bei psychischen Anomalien von Diabetikern immer auch an den hypoglykämischen Zustand zu denken[1]. Seine leichteren Formen (Unruhe, Heißhunger, Zittern, Schwächegefühl) sind ja nun allmählich bekannt, die schwereren aber (seelische Verwirrtheit, Erregung, Koma) kennen Viele noch nicht genügend. Und namentlich unterschätzt man gern, wie leicht, schnell und schwer sie eintreten können bei dem Wechsel der Insulinpräparate, dem Schwanken der Nahrungsaufnahme mancher Menschen und — dem Leichtsinn, mit dem Insulin oft gegeben wird.

Das Übermaß des Ernährungszustandes, soweit es den Arzt interessiert, betrifft das Fettpolster. Denn die Menschen mit abnormer Entwicklung der Muskulatur sind Seltenheiten, mehr Unika, und haben durch ihre Muskelbeschaffenheit als solche kaum Krankheitserscheinungen. Bei Beurteilung des Fettpolsters ist wichtig die Auffassung, von welcher Grenze an man das Krankhafte beginnen lassen will. Wie mir scheint, soll man nicht Gewichtsmaße zugrunde legen, sondern Eindrücke und vor allem die Leistungsfähigkeit sowie die Beschwerden des Menschen; besonders therapeutisch würde ich es wesentlich auf das letztere abstellen. Wenn man Fettleibige diagnostisch beurteilen will, so kommt aus therapeutischen Gesichtspunkten alles darauf an, welche Vorstellungen[2] man sich im Einzelfalle über die Entstehung der Fettbildung macht. Denn da treffen wir auf die Frage nach der Möglichkeit eines Angriffspunktes. Immer muß man gerade hier das Komplexe der Ursachen hervorheben. Quantitatives und Qualitatives tritt in verschiedenen Fällen sehr verschieden stark hervor. Das hängt mit den ätiologischen und pathogenetischen Beziehungen zusammen. Die Möglichkeit, diese aus der Form und der Anordnung des Fettpolsters herauszulesen, halte ich für weniger sicher möglich als Andere. Unter allen Umständen ist der größte Wert auf den Zustand des Kreislaufs, des Herzens und der Gefäße zu legen. Denn sie geben meist den Ausschlag für die Beurteilung des ganzen Krankheitszustands und auch für die Form der Behandlung.

Indessen, ich gebe natürlich ohne weiteres zu, daß einzelne Formen der Fettleibigkeit sich schon dem Aussehen nach durch bestimmte äußere Umstände als kenntlich erweisen. So ist es z. B. mit der Dystrophia adiposogenitalis: Entwicklung in der mittleren oder späteren Kindheit bzw. nach der Pubertät, bei Knaben, wie es scheint, häufiger als bei Mädchen, Anhäufung des Fettpolsters an Bauch, Oberschenkeln, Oberarmen. Erhaltung der kindlichen Formen. Unterentwicklung und zurückbleibende Verrichtung der Geschlechtswerkzeuge. Dazu nicht selten Erscheinungen von seiten der Hypophyse oder der vegetativen Zentren am Tuber cinereum sowie direkte Veränderungen der Hypophyse (Tumor): Kopfschmerzen, Sehstörungen, Einschränkung des Gesichtsfelds (bitemporale Hemianopsie), Störungen des Augenhintergrunds, Polyurien. Auch Beeinträchtigungen der Psyche. Alles das läßt diesen Zustand meist gut erkennen.

---

[1] Vgl. Reinwein, Dtsch. med. Wschr. **1931**, Nr. 14.
[2] Vgl. Thannhauser Lehrbuch S. 38. — Krehl, Pathol. Phys. S. 147.

Allgemeine und örtliche Folgen von Infekten und Vergiftungen. Das Fieber.

Die Eigentemperatur würde ich in jedem nicht ganz klaren Falle bestimmen, besser anfangs bei jedem Kranken. Ob in Achselhöhle, After oder Mund ist ganz gleich. Es muß nur richtig gemessen werden, d. h. man soll es selbst tun, wenn Zweifel auftreten; dann am besten im After mit Festhalten des Thermometers nach richtiger Einführung. Und man soll sich nicht begnügen mit einmaliger Feststellung der Temperatur. Bei Verdacht auf Fieber muß mehrmals am Tage gemessen werden, jedenfalls morgens, um die Abendstunden und einmal nachts. Das Erstere nicht nur eine Reihe von Tagen nacheinander, sondern während der ganzen Krankheit.

Die Eigentemperatur liegt, in der Achselhöhle bestimmt, bei Menschen, die das Bett hüten, zwischen 36° und 37°, früh etwa 36,2° bis 36,5°, abends 36,5° bis 36,9°. Das gilt für mittlere Außentemperaturen. Sind diese an heißen Sommertagen und besonders bei feuchter Luft hoch (25° bis 32°), so kommen auch bei Bettruhe höhere Eigentemperaturen vor. Bei Menschen, die reichlich genährt sind und ihrer Tätigkeit nachgehen, sieht man nicht selten Temperaturen bis 37,5° axillar. Und nicht wenige Menschen, auch ganz gesunde — vielleicht kann man sie als vegetativ erregbar bezeichnen —, zeigen wesentlich höhere Eigenwärme nach längeren Spaziergängen. Ich bin nicht der Meinung, daß man aus solchen „Bewegungstemperaturen" unter allen Umständen auf das Bestehen eines Krankheitszustandes schließen kann, am allerwenigsten bei höheren Außentemperaturen, feuchter Luft und bei fetten Menschen. Aber das ist wohl richtig, daß konstitutionell zarte Menschen und besonders solche nach akuten und mit chronischen Infekten, die sonst fieberfrei sind, nach Muskelbewegungen leichter Temperatursteigerungen bekommen als andre Menschen. Z. B. in der Rekonvaleszens der Tuberkulose oder bei Endokartitis kann das Bedeutung haben. Wie bekannt, ist die Festigkeit der Wärmeregulation bei verschiedenen Arten Menschen überhaupt recht ungleich.

Eine höchst wichtige Angelegenheit ist die Frage, wie und was man untersuchen muß, wenn Fieber besteht und dessen Ursprung aufgedeckt werden soll, d. h. wenn man nicht ohne weiteres den Zustand in einen der bekannten Infekte einzureihen imstande ist. Da kommt in Betracht genaueste Untersuchung der Rachentonsillen, der Zähne, der Nase, der Ohren und der Kieferhöhlen. Ich stimme mit Pässler völlig darin überein, daß besonders in Tonsillen und an den Zahnwurzeln, auch wenn scheinbar nichts zu sehen ist, viel häufiger als man gewöhnlich denkt, der Herd liegt, von dem Infekte ausgehen[1].

Dann kommen weiter in Betracht als Ausgangsherde unklaren Fiebers das Endokard und die Lungen. Über die Beurteilung des Herzens als Infektionsquelle werden wir bei seinen Störungen sprechen. Sehr schwierig können Temperatursteigerungen zu beurteilen sein, die sich bei der Ausbildung eines Primäraffekts entwickeln, weil man dabei an den Lungen klinisch und radiologisch oft nichts findet. Klar ist alles an den Lungen, wenn man physikalisch-diagnostisch und radiologisch einen ausgesprochen fortschreitenden tuberkulösen Prozeß findet. Meistens aber ist das Urteil viel schwieriger, denn meistens ist physikalisch auf den Lungen nichts oder nichts frisches festzustellen. Röntgenologisch sind oft sog. alte Herde zu beobachten. Zeigen sich weiche (frische) Herde dabei — allerdings ist man mit dieser Unterscheidung jetzt viel vorsichtiger als früher —, so braucht man nicht zu schwanken. Aber recht oft findet man sie in solchen Fällen nicht. Ist trotzdem der physikalische Befund klar, d. h. hören wir an Stellen mit radiologischer Veränderung umschriebene katarrhalische Zeichen, so habe ich keine Zweifel. Zu viele Bedenken hat man meines Erachtens jetzt häufig, wenn physikalisch-diagnostisch nichts da ist und das Röntgenbild nur Herde zeigt, die die gegenwärtige Sitte für alt hält. Das geht meines Erachtens in der Sicherheit der Ausschließung ihrer Bedeutung nicht selten zu weit. Denn wir wissen, daß lebende Tuberkelbazillen in den alten Herden sitzen. Wer will entscheiden, ob ihre Gifte nicht doch in den Kreislauf gelangen oder sie durch Dissemination von Bazillen kleine frische Herde erzeugen? Wer will also in solchem Falle das Bestehen fortschreitender Prozesse ablehnen? Ich muß da an die oft verblüffende und meines Erachtens nicht selten ganz falsche Sicherheit denken, mit der manche Ärzte die Entwicklung einer Infektion aus einer bestehenden Wunde ablehnen. Die Beobachtung der Senkungsgeschwindigkeit des Bluts ist hier sehr wichtig; sie ist bei einem Infekt, der Bedeutung hat, in der Regel gesteigert. Man muß nur immer in Rechnung stellen, daß die Beschleunigung der Senkung oft in der Rekonvaleszenz lange anhält. Sehr bedeutungsvoll ist hier auch sorgsame wiederholte Temperaturmessung.

Nächstdem wären als Quelle für Fieber noch in Betracht zu ziehen die Schilddrüse, die Blase, die Nierenbecken, die Prostata mit den Samenbläschen, die weiblichen Geschlechtsorgane sowie vor allem Gallenblase und Gallenwege, Hautfurunkel, auch wenn sie schon vor längerer Zeit da waren, endlich paranephritische und perinephritische Eiterungen. An allen diesen Stellen können Infektionsherde sitzen, die keine oder nur ganz unklare klinische bzw. örtliche Erscheinungen machen und deswegen dem Kranken unbekannt und ebenso von dem Arzt schwer aufzufinden sind. Es ist dann weiter noch der ganze Körper daraufhin nachzusehen, ob sich irgendwo ein Infektherd findet, und besonders ist auch auf Überreste eines solchen zu achten, z. B. diejenigen einer alten Osteomyelitis oder eine Paranephritis oder irgendwo eine verborgene

---

[1] PÄSSLER, Verh. dtsch. Ges. inn. Med. **1930**.

Phlegmone. Daß Karzinome, besonders solche des Magens und des Darmes, nicht selten — etwa in ein Drittel der Fälle — Fieber hervorrufen können, wäre auch zu beachten. Granulomatöse Drüsen können die Quelle von Fieber sein und wegen ihrer Verborgenheit (Mediastinum, Bauchhöhle) der Erkennung große Schwierigkeiten bereiten.

Im Anschluß an die Betrachtung über Herkunft des Fiebers ist zu erörtern, ob Gift- oder Infektionseinwirkungen, die als solche in Anamnese oder Befund zunächst nicht zutage treten, einen Einfluß auf Allgemeinbefinden oder Organstörungen haben. Das ganze Allgemeinbefinden, mit und ohne Fieber, und namentlich Eßlust, Nahrungsaufnahme, damit der Ernährungszustand und vor allem das Nervensystem können sehr wohl auf diese Weise leiden. Das ist meines Erachtens ein wichtiger Gesichtspunkt, den wir immer im Auge haben müssen. Die Kranken sehen dabei oft zunächst wie „neurasthenisch" aus. Dann ist nicht selten die besondere Form der Einwirkung noch mit einer besonderen Spezialsymptomatik verbunden. In dieser Darstellung kann ich weder einen Überblick über alles geben, das in Betracht kommt, noch will ich es tun. Hier können nur Beispiele gebracht werden, die das grundsätzlich Wichtige und den Stand der Frage beleuchten. Vor allem muß darauf aufmerksam gemacht werden, daß fast in allen diesen Fällen die Quellen solcher chronisch-chemischen Schädigungen schwer oder sehr schwer zu finden sind; ihre Auffindung bedarf in der Regel eines besonderen Spürsinnes. Auch hier ist „Darandenken" alles. Das ist deswegen von besonderer Bedeutung, weil hier nicht, wie bei der, ich möchte sagen, normalen Diagnostik, ein direkt charakteristischer Symptomenbefund auf die Quellen hinweist. Die chronische Quecksilber- und die chronische Bleivergiftung sind hier in erster Linie zu nennen. Bei beiden kann sich eine schwere Kachexie ausbilden. Die Kranken mit chronischer Quecksilbervergiftung zeigen, wie schon KUSSMAUL hervorhob, zunächst vorwiegend psychisch-nervöse Erscheinungen, und es ist richtig, daß man bei unerwartet und scheinbar unbegründet sich einstellender „Neurasthenie" das Quecksilber als Veranlassung immer in Erwägung ziehen muß. Daneben können örtliche Symptome aller Art da sein. Bei den chronischen Bleivergiftungen spielen diese für die Symptomatik in den merkwürdigsten Kombinationen eine noch größere Rolle. Täuschungen ist Tür und Tor geöffnet, weil die Einzelsymptome häufig ganz uncharakteristisch sind. Allerdings gibt es bei der Blei- und auch bei der Quecksilbervergiftung nicht selten doch manche Symptome und Symptomkombinationen, die immer wiederkehren. Man muß sie kennen, z. B. die Lähmungen, die Erkrankungen der Gelenke, der Gefäße, der Nieren, die Kopfschmerzen, die Blutveränderungen bei der Vergiftung mit Blei. Die Veränderungen des Munds und des Darms bei der mit Quecksilber. Die Quelle der Vergiftung ist in der Regel zunächst ganz verborgen. Auch hier können nur eine sehr genaue Kenntnis der Symptome, eine Erinnerung an die Möglichkeit der Intoxikation und ein phantasievoller Spürsinn zu ihrer Klärung helfen.

Bis zu einem gewissen Grade gilt das für alle chronischen Vergiftungen. Ihre Bedeutung wächst mit wachsender „Kultur" mit der Fülle der Gegenstände, die der Mensch um sich hat, oder an denen er arbeiten muß, sowie mit der immer größeren Variation der Stoffe, die zu ihrer Bereitung dienen. Die Gewerbekrankheiten gewinnen mehr und mehr an Bedeutung. Der Arzt kommt in eine schwierige Lage, weil er meist gar nicht weiß und wissen kann, aus welchen Stoffen allerlei Gebrauchsgegenstände bestehen und welche Möglichkeiten einer Giftabgabe vorhanden sind. Deswegen entwickeln sich jetzt schon mancherlei Übertreibungen in der Annahme von Vergiftungen.

Mit der Verwertung des Nachweises von Quecksilber oder Blei aus dem Harn für die Annahme, daß irgendwelche Krankheitserscheinungen auf die Vergiftung mit diesen Stoffen zu beziehen sind, muß man meines Erachtens sehr vorsichtig sein, weil man weiß, daß Menschen, die mit diesen Metallen zu tun haben, sie im Harn ausscheiden können, ohne Vergiftungserscheinungen zu bieten. Da müssen für Urteile erst noch größere Erfahrungen gewonnen werden.

In ähnlicher Weise wie Vergiftungen können nach den Darlegungen von PÄSSLER, sowie ihrer Übernahme und Erweiterung durch amerikanische Forscher[1] auch chronische, gewissermaßen verborgene und heimliche Infekte Organstörungen hervorrufen. Nicht nur Fieber und die Allgemeinerscheinungen des chronischen Infekts, wovon wir vorhin sprachen, sondern auch örtliche Störungen allerlei Art. Unter ihnen chronische Muskel- und Gelenkstörungen, Endokarditis, Nephritis, Magen- und Darmdyspepsien, Ulcus. Als Sitz dieser Infektherde sind die Tonsillen, das adenoide Gewebe des Nasenrachenraumes, Mundschleimhaut und Zähne, Hautveränderungen, Furunkel, Harnröhre, Blase und Prostata, vor allem aber auch die Gallenwege in den Vordergrund zu stellen, also die gleichen Organe, die wir schon nannten. Über Umfang und Bedeutung dieser ätiologischen Beziehungen gehen die Anschauungen weit auseinander. Auch ich halte besonders unter den von amerikanischer Seite gegebenen Mitteilungen und ihren therapeutischen Konsequenzen nicht wenige für unerwiesen und für übertrieben. Aber die maßvollen Erörterungen haben andererseits doch auch viel Bedeutsames zutage gefördert, und jedenfalls soll der beurteilende Arzt aufmerksam sein. Er muß immer daran denken, bei schwer deutbaren Krankheitserscheinungen zu suchen, ob ein infektiös oder toxisch wirksamer Herd zu finden ist.

---

[1] Verh. dtsch. Ges. inn. Med. **1930**. — PÄSSLER, Münch. med. Wschr. **1931**, Nr 39, 40, 45, 46. — JAENISCH, Dtsch. med. Wschr. **1931**, Nr 48. — SCHOTTMÜLLER, Münch. med. Wschr. **1929**, Nr 36.

Die Infektionskrankheiten.

Die meisten Menschen, die einen Infekt erwarben, haben Fieber mit eigenartigen, unangenehmen Empfindungen, die ganz besonders während des Ansteigens der Temperatur sich geltend machen: Frösteln, abwechselnd mit Hitzegefühl sowie Erscheinungen eines allgemeinen schlechten Befindens. Einmal seelischer Natur. In der Nacht träumen sie unangenehm und ängstigend; sie wachen leicht auf aus dem Schlafe und schlafen schlecht ein. Bei Tage sind sie teils müde, teils erregt, oft krankhaft eindrucksfähig, in anderen Fällen apathisch. Sie haben Kopfschmerzen, können sich nicht recht konzentrieren, die Gedanken nicht sammeln, sich nicht beschäftigen; oft sind sie gedrückter Stimmung. Der Appetit ist schlecht. Diese Erscheinungen sind bei verschiedenen Infekten wegen der durch sie gegebenen eigenartigen Formwirkungen sowie bei verschiedenen Arten Menschen sehr verschieden ausgeprägt. Sie können ganz fehlen, das ist aber selten. In welcher Form und Stärke die Erscheinungen sich darstellen, das ist auf der einen Seite gegeben durch Art und Wucht des Infekts, auf der anderen aber in hohem Maße auch durch die Beschaffenheit der Persönlichkeit und ihre Form zu reagieren. E. F. MÜLLER hat Beobachtungen über die Entstehung der Prodromalsymptome angestellt[1] und interessante Gedanken darüber geäußert. Nach seiner Auffassung ändert sich auf dem Wege zentralvegetativer Innervationsstörungen die Blutverteilung: bei Überfüllung des Splanchnikusgebiets, besonders der Leber, werden Hirn, Haut und Muskeln blutarm. Darauf wird das Wesentliche der ersten Erscheinungen des Infekts zurückgeführt. Steigt das Fieber schnell und stark, so bekommen die Kranken einen Schüttelfrost: sie sehen livid und verfallen aus, klappern mit den Zähnen, schütteln mit den Gliedern. Ein schwerer Frost ist immer ein Zeichen dafür, daß größere Mengen pyrogener Stoffe (Mikrobien) plötzlich in den Kreislauf eintreten. Wiederholte Fröste findet man deswegen am häufigsten bei allen Formen der Thrombophlebitis, besonders auch bei der der Pfortader sowie bei schwerer Cholangitis, Otitismedia, Sinusthrombose, Endokarditis. Weiter ist dann den Infekten gemeinsam eine Reihe körperlicher Erscheinungen. Wer die Milz zu tasten versteht, fühlt fast immer einen weichen Milztumor. Die Zunge ist belegt, der Appetit schlecht oder aufgehoben. Der Puls in den meisten Fällen beschleunigt; die Beziehung zwischen Stärke der Pulsbeschleunigung und Höhe der Temperatur ist diagnostisch wichtig: auf der einen Seite Scharlach mit der

---

[1] Dtsch. Arch. klin. Med. **166**, 1.

hohen Pulszahl, auf der andern Typhus der Männer und Meningitis mit der
verhältnismäßig langsamen Herzschlagfolge. Veränderungen in Zahl und Art
der weißen Blutzellen sind fast immer da. Ebenso enthält der meist spärliche
und immer stark gefärbte Harn häufig kleine Mengen von Eiweiß mit vereinzelten
Blutkörperchen und einigen Zylindern. Die Vermehrung und Veränderung der
Harnfarbe möchte ich für recht charakteristisch halten. Wegen der Wasserverluste durch die Haut ist der Harn fast immer konzentriert.

Alles das ist sehr verschieden stark und in verschiedener Form ausgeprägt,
ungleich nach der Art des Infekts und ungleich nach der Art der Persönlichkeit.
Außer manchen menschlichen Dingen, z. B. Wohl und Wehe des äußeren
Schicksals, gibt es kaum ein anderes exogenes Ereignis, bei dem sich die Natur
des Menschen so zeigt, wie bei Krankheit und besonders im Infekt, es sei denn,
daß er durch seine Art und Schwere die seelische Persönlichkeit vernichtet.
Die genannten Symptome sind mehr oder weniger allen Infekten gemeinsam.
Der einzelne zeichnet sich, wenn man von dem rein Menschlichen absieht, das,
wie gesagt, jeder Infektionskrankheit jedes einzelnen Menschen ihr besonderes Gepräge geben kann, aus durch die Form und die Entwicklung der genannten Erscheinungen zeitlich, sowie nach der Stärke, und vor allem durch den Ausdruck örtlicher Veränderungen, die sich ihnen zugesellen. Abgesehen von diesen allgemeinen
Einflüssen werden besondere diagnostische Schwierigkeiten noch dadurch geschaffen, daß es schwere und leichte, bis zur Indifferenz verwischte Fälle gibt,
daß der Infekt Menschen treffen kann, die durch spezifische Immunität verändert sind, weil sie die gleiche Krankheit schon früher durchmachten, oder
solche, die eine gesteigerte unspezifische Resistenz aufweisen. Ferner Menschen,
die gleichzeitig eine andere Krankheit haben, durch deren gleichzeitiges Bestehen
die Symptome des neuen Infekts verändert oder verwischt werden. Endlich, daß
der Arzt zu sehr verschiedenen Zeiten der Erkrankung zum Kranken kommt: in
einem je früheren Stadium er den Kranken sieht, desto schwieriger ist die Diagnose.

Ein erfahrener Arzt, der einen solchen Kranken sieht, wird sich natürlich
bestimmte Gedanken machen und danach die Anamnese erheben. Man muß
aber darauf achten, daß diese möglichst frei von vorgefaßter Meinung und vielseitig gehalten ist und dem endgültigen Urteil nicht den Weg verbaut. Vor
allem sind die Umstände genau zu untersuchen, unter denen ein Infekt eintrat,
und sind die Möglichkeiten für jede Art von Infektion zu berücksichtigen.
MATTHES hat sehr recht: das Nächstliegende ist diagnostisch immer in erster Linie
zu stellen; das Gewöhnliche und Häufige ist das Wahrscheinliche. Das hat für die
Berücksichtigung der Art des Infekts größte Bedeutung, besonders für die Annahme ausländischer Infekte, z. B. Cholera, Pest, Fleckfieber. Aber man bedenke
einerseits, daß z. B. bei Pocken das Gift verschickt werden kann, mit anderen
Worten, daß es bei dem modernen Verkehr oft ungeahnte und viel mehr Möglichkeiten der Infektverbreitung gibt als früher. Und andererseits, daß die Wege,
auf denen infektiöse Gifte in den Körper eindringen, enorm verschlungen und
geheimnisvoll sind — oft viel verwickelter, als wir uns vorzustellen pflegen.

Tritt darüber meines Erachtens jetzt doch der Begriff der Disposition zurück! Jedenfalls viel mehr, als wir früher annahmen.

Man wird zunächst den Kranken genau untersuchen, seelisch und körperlich. Das erstere ist so wichtig, weil man aus dem psychischen Verhalten des Kranken sieht, wie die Krankheit ihn gewissermaßen quantitativ und qualitativ ergriff — wobei allerdings immer der Einfluß der Persönlichkeit eingerechnet werden muß, und das ist sehr schwierig. Nun folgt die genaueste körperliche Untersuchung, vor allem die Bestimmung der Körpertemperatur, unter allen Umständen in mehreren fortlaufenden Beobachtungen. Gewiß sind nicht alle Wünsche und Träume des unvergeßlichen C. A. WUNDERLICH von dem für die Art des Infekts charakteristischen Temperaturverlauf gereift. Es gibt tatsächlich viel mehr Variationen, als der große Kliniker zunächst sah, besonders wenn man die nur rudimentär entwickelten Fälle in Betracht zieht. Aber von sehr großer Bedeutung ist doch die Form der Temperatursteigerung und ihr Verlauf. Auch deswegen wird gerade der Erfahrene recht zurückhaltend sein mit einem schnell abgegebenen Urteil, ehe öfters gemessen wurde.

Es kommt nun die genaueste Organuntersuchung: Rachen, Drüsen, Milz, Blut (Zahl und vor allem Art der weißen Zellen; akute Leukämie), Atmung (Zahl und Symmetrie der Atembewegungen, Lungen), wenn irgend möglich mit Radiologie (wegen der Frage zentraler Pneumonie und Miliartuberkulose), Herz (Schlagzahl, Endokarditis, Perikarditis), Zahl und Art der Pulse, Leib (Leber, Milz, Gallen- und Harnwege, Harn, Prostata, Genitalien). Überall Muskeln und Faszien genau nachsehen wegen der Möglichkeit von Phlegmonen; auch den behaarten Kopf wegen des Bestehens von Exanthemen (Pocken, Erysipel). Natürlich auch das Nervensystem (Poliomyelitis, Enzephalitis, Meningitis). Und ganz genau die Haut. An der Haut nicht nur die spezifischen Exantheme (Syphilis, Pocken, Masern, Scharlach, Fleckfieber, Typhusroseolen) und irgendwelche Herde von Herpesbläschen (Pneumonie, epidemische Meningitis), sondern auch die ungewöhnlichen und atypischen Sachen, wie Blutungen, Embolien, kleine Pusteln. Die Haut ist uns für die Diagnose von Infekten also wichtig, einmal gewissermaßen als Ausdrucksorgan und ferner als Eintrittspforte für Infekte.

Was man bakteriologisch untersuchen kann, muß untersucht werden, aber die Methoden sind langwierig und zum Teil noch unvollkommen. Bei längerem Fieber immer Agglutination auf die Erreger der Typhus-Coli-Dysenteriegruppe, denn eine Infektion mit ihnen schließt kein Erfahrener aus. Ferner formgerechte Blutkulturen. Man lege sie am Krankenbett und immer im Beginn des steigenden Fiebers an. Nicht nur Agarplatten, sondern auch Bouillonkölbchen. Auch auf anaerobes Wachstum ist zu untersuchen. Wenn die Kulturen nicht von Anfang an bei Körpertemperatur gehalten werden, wachsen manche Mikroorganismen nicht. Die Kulturen müssen für jede Krankheit zur richtigen Zeit der Krankheit angelegt werden, und ebenso ist es mit der Agglutination, z. B. bei Typhus ist in den ersten Tagen die Blutkultur, von der dritten Woche an die Agglutination wichtig. Unter allen Umständen sind alle mit der Bakteriologie zusammenhängenden Untersuchungen, bis sie ein positives Ergebnis zeigen, so häufig als möglich zu wiederholen. Alle „Regeln" für die diagnostische Verwertung dieser Methoden gelten unter der Bedingung, daß die Beobachtungen öfters angestellt werden.

Nach der allseitigen und eingehenden Untersuchung hat man ein Gesamtbild dessen, was da sein kann und was diagnostisch möglich ist. Hier muß man vor allem das geistige Blickfeld für alle Möglichkeiten offen lassen, nicht für die unmöglichen, aber jedenfalls doch auch für die unwahrscheinlichen. Das für die Erkennung schwierigste sind die sich gleichsam überstürzenden schwersten akuten Infekte, die zum Tode führen, ehe die charakteristischen Erscheinungen der Krankheit da sind, wie z. B. die Purpura variolosa oder wie eine Meningokokkeninfektion, die mit schwerster Purpura ohne alle meningitischen Erscheinungen in Stunden zum Tode verläuft. So ist auch höchst bedeutsam die Beachtung der Erkrankungen des Zentralnervensystems in der Zeit, in der erst nur der Infekt ausgeprägt ist und alle Lokalerscheinungen fehlen (Meningitis tuberculosa und epidemica, Poliomyelitis, Enzephalitis), vor allem ist das wichtig für die Meningitis epidemica und die Poliomyelitis. Denn gerade bei diesen beiden Krankheiten gibt es nicht allzu selten Fälle, bei denen der Allgemeininfekt sich allein geltend macht und die charakteristischen örtlichen Symptome zunächst fehlen oder ganz zurücktreten. Das ist noch weniger schlimm bei dem Meningokokkeninfekt, weil man hier die Mikrobien im Blute öfters nachweisen kann und meningeale Symptome doch sehr bald auftreten. Bei Poliomyelitis aber hat man keine Möglichkeiten außer zwischen der Lumbalpunktion. Eine eingehende Kenntnis der feinen Symptomatik aller Infekte ist unumgänglich notwendig. Selbst wenn man sie, ebenso wie ein freies Blickfeld, hat, wird eine sichere Diagnose im Anfang häufig nicht möglich sein. Man muß seine eigenen und unsere menschlichen Grenzen kennen. Gerade hier bei den klinischen Variationen der Infektionskrankheiten zeigt sich, wie unerschöpflich die Natur in ihren Erscheinungen ist. Das hängt in unserem Falle zusammen mit den Schwankungen in Giftigkeit und Zahl der Erreger, der Form ihres Eindringens, der Art ihrer Verbreitung sowie der Form und Stärke der Reaktion des infizierten Menschen.

Wir müssen uns nur hüten, Wesentliches zu versäumen, und das Versäumen kommt meistens daher, daß wir leicht flüchtig sind, nicht an alles denken und nicht eingehend genug untersuchen, vor allem — das kann man nicht genug wiederholen — die Anamnese (oft braucht man für sie gerade bei Infekten die Angehörigen) nicht gut erheben, die Umstände des Erkrankens nicht genau genug beachten und nicht sorgfältig die Erscheinungen ansehen, die der Kranke der einfachen Beobachtung bietet. Diese ist uns durch die komplizierten Untersuchungsmethoden nur zu sehr verlorengegangen. Ich bin der letzte, der hier die Bedeutung einer Intuition ablehnen will. Aber mich dünkt, sie löst sich wesentlich in das Genannte auf. Denn wenn man gute Diagnosten fragt, was sie schließlich geführt hat, so sind es meistens bestimmt zu nennende Zeichen, die ein anderer übersah.

Ich werde nun noch versuchen, für eine Reihe der in unserem Lande verbreiteten Infekte das für die Diagnose grundsätzlich Wichtige hervorzuheben. Eine ausgezeichnete ausführliche Darstellung gibt unser verstorbener Freund MATTHES in der sechsten Auflage seiner berühmten Differentialdiagnose innerer Krankheiten. Bei den Infektionskrankheiten ist es aus therapeutischen und hygienischen Gründen wichtig, die Diagnose so schnell wie möglich zu stellen; deswegen ist auch bei ihnen trotz aller bakteriologischen Fortschritte größter Wert auf die rein klinische Diagnose zu legen. Wir fragen also: Welche Mittel haben wir, um, wenn die Allgemeinerscheinungen eines Infekts bestehen, dessen besondere Form sobald wie möglich zu erfahren?

Das zur Erkrankung führende Eindringen von Strepto-, Staphylo-, Pneumokokken, Bacterium coli und manchen anderen Erregern ruft das hervor, was wir mit dem Namen der Sepsis zusammenfassen. Die Erscheinungen des Allgemeininfekts stehen klinisch im Vordergrund. Wir haben geradezu unendliche Abstufungen an Stärke, Form und Zeitdauer der Erkrankung. In den schwersten Fällen gehen Kranke in wenigen Tagen zugrunde, die leichteren, aber auch schwere, können sich Wochen und Monate hinziehen, um dann schließlich noch zur Heilung zu führen oder mit dem Tode zu enden. Die Abgrenzung der als Sepsis bezeichneten Zustände von örtlichen Infekten mit Bakteriämie, auf deren regelmäßige Vereinigung uns E. VON BEHRING schon 1900 aufmerksam machte, ist bis zu einem gewissen Grade eine rein willkürliche.

Immer sucht man zunächst nach einer Eintrittspforte für Mikroorganismen der genannten Gruppe, da gilt alles das, was S. 39 und 40 dargelegt ist. Dann sehen wir, ob wir den Sepsisherd im Sinne SCHOTTMÜLLERS finden, d. h. einen Vegetationsort der Mikrobien, von dem aus sie dauernd oder periodisch in das Blut eingeschwemmt werden. Er ist bedeutungsvoll, weil seine Entfernung die beste Form der Behandlung darstellt und weil die Unmöglichkeit, ihn auszuschalten, die Prognose immer außerordentlich trübt. Am wichtigsten und schlimmsten in letzterer Hinsicht ist das Endokard, denn wenn es den Vegetationsort der Bakterien bildet, nachdem sie sich an ihm festsetzten, so ist er unserer direkten Beeinflussung unzugänglich.

Besteht eine Endokarditis mit Fieber, sei es als frische Erkrankung, sei es rezidivierend bei einem alten Klappenfehler, so versuchen wir zuerst zu erkennen, ob sie zur rheumatischen (einfachen) Form gehört oder ob sie ulzeröser Natur ist. Im letzteren Falle, bei dem gewöhnlich die Aortenklappen beteiligt sind, ist zumeist ein Streptococcus haemolyticus oder anhaemolyticus der Erreger; Staphylo- und Pneumokokken liegen viel seltener zugrunde, an die prognostisch sehr ernste Gonokokkensepsis ist immer zu denken. Man versuche unter allen Umständen durch Blutkulturen die Art des Infekts zu klären. Findet man den Streptococcus viridans (E. lenta im engeren Sinne), so gehen die Kranken fast immer, nach meiner Erfahrung immer zugrunde, auch in Fällen der Dauer bis zu 2 Jahren, während es in den andern Fällen, auch bei Streptokokkeninfektion, doch vereinzelte H ilungen gibt. Embolien an den verschiedensten

Körperstellen — diagnostisch wichtig sind die Hautembolien —, Nephritis der verschiedensten Form, Leukozytose oder Leukopenie geben diesen Endokarditisformen ihr Gepräge. Myokarditis ist gewöhnlich dabei. Leicht werden als zur rezidivierenden Endokarditis gehörig die Fälle unterschätzt oder versäumt, in denen ein Kranker von früher her einen dem Arzt bekannten Klappenfehler hat, bei welchem sich mehr oder weniger hohe Temperaturen entwickeln, ohne daß man irgend etwas anderes findet als Fieber, Milzschwellung und eben das schon lange bekannte Vitium cordis.

Fehlt die Endokarditis, so rufen Streptokokkeninfekte am wenigsten Lokalerscheinungen, Staphylokokkeninfekte, die nicht selten von Hautfurunkeln ausgehen, häufiger metastatische Eiterungen und Gelenkerkrankungen hervor. Bei Streptokokkeninfekten werden leicht ausgedehnte, tiefsitzende Phlegmonen übersehen, die sich an verborgeneren Stellen, z. B. unter dem Schulterblatt oder in der Achselhöhle, entwickeln. Bei Pneumokokkensepsis mit oder ohne kruppöse Pneumonie, stärkste Leukozytose und oft Meningitis. Regelmäßige echte Schüttelfröste erleben wir am häufigsten bei der metastasierenden Thrombophlebitis (Pfortader, Uterusvenen, Sinus, andere Venen) sowie bei Cholangitis; hier kommen alle möglichen, auch anaeroben, Mikroorganismen in Betracht. Jeder echte Schüttelfrost ist das Zeichen für eine Bakterieneinschleppung ins Blut. Richtig angelegte Blutkulturen müssen hier die Art des Infekts klären[1].

Die Art der Bakterien zeigt innerhalb von Grenzen den Ausgangsort an, aber dieser ist vor allem durch klinische Beobachtung zu klären. Unter Ausgangsort ist hier nicht die Eintrittsstelle der Mikroorganismen in den Körper zu verstehen (diese muß natürlich zur Klärung des gesamten Krankheitsgeschehens auch aufgefunden werden, aber gar nicht selten bietet sie während des Bestehens der eigentlichen Krankheitserscheinungen keine abnormen Verhältnisse mehr), sondern der Herd, an dem die pathogenen Mikroorganismen leben und sich vermehren und von dem aus sie in das Blut eingeführt werden. Der Sitz dieses „Sepsisherds" (SCHOTTMÜLLER) weist nun, wie SCHOTTMÜLLER sehr richtig hervorhebt, seinerseits auf die wirksame Mikrobenart hin: Staphylokokken und manche Streptokokken bei Furunkeln und ihren Folgen, sowie bei Thrombophlebitis und bei Osteomyelitis; Coli bei Nieren- und Gallenwegen. Anaerobier oder Gasbrandbazillen finden sich bei manchen Formen der puerperalen Sepsis, ja sie weisen auf sie hin. Bei der otogenen Sepsis, die am häufigsten über die Sinus geht und oft, durchaus nicht immer, mit Frösten einhergeht, sieht man nicht selten eigenartige Erreger im Blut und die gleichen dann im Ohreiter. Die Form der Verbreitung ist auch nicht selten charakteristisch für die Art der erregenden Mikroben z. B. schreiten Streptokokken häufig in den Lymphbahnen weiter.

Erkrankt jemand allmählich mit allgemeinen Infektionserscheinungen ohne ausschlaggebenden örtlichen Befund, so ist in unseren Gegenden in erster Linie

---

[1] Vgl. die vorzügliche Darstellung von SCHOTTMÜLLER und BINGOLD im Handbuch der inneren Medizin, 2. Aufl. herausgegeben von G. F. Bergmann u. R. Staehelin **I II**, 776. Berlin: Julius Springer 1925.

eine Infektion mit den Erregern der Typhusgruppe heranzuziehen. Wir können den Paratyphus A auslassen, weil sein Erreger bei uns nicht da ist. Kommt man in seinen Verbreitungsbezirk, so muß gesagt werden, daß die abdominelle Form dieses Infekts von dem des alten Typhus klinisch, d. h. ohne Bakteriennachweis, kaum oder nur sehr schwer zu unterscheiden ist.

Für die Erkennung des Abdominaltyphus wichtig ist das Auftreten der Kopfschmerzen im Anfang, ihr Nachlassen später, ebenso später die Entwicklung des eigentümlichen seelischen Zustandes der Apathie, das Sinken der Leukozytenzahl und die relative Lymphozytose. Die Milz ist, außer bei schwerstem Meteorismus, immer fühlbar. Anfänglich Verstopfung, die nur etwa in einem Drittel der Fälle von Durchfall abgelöst wird; häufig stärkere Gasfüllung des Darms. Bronchitis, Auftreten der Roseolen vom Ende der ersten Woche an, von da an in Schüben. Auffindung von Typhusbazillen im Blut während der ersten Tage und im Beginn von Rezidiven, andauernder Befund in den schwersten Fällen. Auftreten der Agglutination erst Ende der 2. oder Anfang der 3. Woche, zuweilen viel später, sehr selten nie. Bazillenbefund in Harn und Stuhl meist erst spät und nur in einem kleinen Teile der Fälle möglich. Fieber fehlt vielleicht in den allerleichtesten Fällen, die selten und im wesentlichen bei Epidemiezeiten klinisch zu erkennen sind, sonst nie. Aber eine für Typhus charakteristische Fieberkurve gibt es nicht (MICHAUD).

Immer ins Auge zu fassen sind die Kranken mit Typhus, die ihrem Berufe nachgehen und bei denen deswegen die Diagnose leicht versäumt wird. Ferner diejenigen, die erst im Rezidiv oder mit einer Blutung oder gar einer Perforation zum Arzt kommen. Ferner ist für die Verwertung der Agglutination in jedem Falle eingehend zu prüfen, ob die Kranken eine Schutzimpfung gegen Typhus durchgemacht hatten. In diesem Falle kann der Agglutinationstiter für Typhus ansteigen auch bei andersartigen Infektionen, als denen mit dem Erreger des Abdominaltyphus.

Die abdominale Form des Infekts mit Bacillus paratyphi B kann klinisch leichten oder mittelschweren Typhen gleichen. Aber oft kann man diese Form doch auch schon mit den gewöhnlichen klinischen Mitteln trennen (akuter Beginn, Frost, Herpes, Leukozytose, polymorphes Exanthem, leichterer Allgemeinzustand, niedrigeres Fieber). Züchtung der Bazillen aus dem Blut läßt die Diagnose sicherstellen. Mit der Verwertung der Agglutination muß man etwas vorsichtig sein. Denn die Gruppenagglutination spielt hier eine Rolle; so steht z. B. zuweilen die Agglutination für den Bac. enteridis Gärtner voran, und auch bei Paratyphus B ist zuweilen der Titer für den Eberthschen Bazillus am höchsten, so daß aus der Agglutination eine sichere Diagnose nur nach Absättigung gestellt werden kann.

Wenn ein schwerer Infekt etwa 8 Tage besteht, das Fieber eine hohe Kontinua zeigt und die Allgemeinerscheinungen des Infekts das Krankheitsbild im wesentlichen beherrschen, so ist auch bei uns noch mancherlei anderes zu berücksichtigen. In erster Linie die „septischen Erkrankungen". Wenn wir alles in Betracht ziehen, was oben gesagt ist, so wird man, ich will nicht sagen, immer sofort, aber in einigen Tagen die Unterscheidung erreichen. Sehr große Schwierigkeiten kann die Vereinigung von Typhus und einem septischen Infekt bereiten, namentlich in den späteren Zeiten eines lang sich hinziehenden Typhus, wenn dessen eigentliche Symptome verwischt und von den Erscheinungen einer Streptokokkeninfektion gewissermaßen verdrängt sind. Aber Umsicht sowie genaueste Kenntnis und Benutzung der Untersuchungsmethoden wird zum Ziele führen.

Die Miliartuberkulose hat ihre alten diagnostischen Schrecken verloren durch das Röntgenverfahren; ich halte diese Methode in der Tat für unerläßlich zum mindesten für eine frühe Diagnose. Die alten berühmten Symptome: Dyspnoe, Livor, Zyanose, Lungenblähung gelten alle nur für die späteren Zeiten der Krankheit. Der Anfang und die ersten Zeiten der Krankheit sind oft unbestimmter, ich möchte sagen verwaschener als bei Typhus und Sepsis. Die Möglichkeit des Ausgangspunkts einer Miliartuberkulose ist wichtig, auf sie soll man sein Augenmerk richten. Vor allem aber müssen wir zur richtigen Zeit daran denken, gute Röntgenbilder zu bekommen.

Ist ein schwerer infektiöser Allgemeinzustand da und treten pneumonische Symptome hervor, so ist, wenn die äußeren Umstände dazu passen, jetzt an die Papageienkrankheit zu denken. Bei schweren Darmerscheinungen ist der intestinale Milzbrand immerhin ins Auge zu fassen.

Schließlich gibt es Kranke mit tuberkulöser Peritonitis, die ziemlich schnell, jedenfalls nach unserer Ausdrucksform akut erkranken und durch Fieber, Milztumor und Meteorismus — der Nachweis eines geringen Aszites kann sehr schwierig sein — mehr oder weniger einem Typhus gleichen.

Ferner kann man vielleicht noch die tropische Malaria anfügen. Sie kann in ihren Fieberverhältnissen die größte Ähnlichkeit mit Typhus haben. Der Milztumor ist härter und größer; hier sind natürlich die Herkünfte der Kranken in hohem Maße zu berücksichtigen. Mit der Verwertung der Härte des Milztumors muß man vorsichtig sein, weil harter Milztumor z. B. auch bei Typhusrezidiven vorkommt oder Überrest eines früheren Infekts sein kann.

Die gewöhnlichen Malariaformen, die auch bei uns vorkommen, die häufige Tertiana und die seltenere Quartana, sind in der Regel schon durch die Anamnese, den Befund des großen harten Milztumors und die Monozytose des Blutes erkennbar. Die kunstgerechte Untersuchung des Blutes auf Plasmodien mit der Methode des dicken Tropfens wird hier immer die schon vorher höchst wahrscheinliche Diagnose sichern. Verwechslungen mit intermittierenden Frösten bei Thrombophlebitis, Streptokokkensepsis und Colisepsis infolge von Cholezystitis lassen sich durch Aufmerksamkeit vermeiden. Mittelhohes, oft intermittierendes und über Perioden hin steigendes und fallendes Fieber findet sich bei der Bang-Infektion. Die Allgemeinerscheinungen sind meist gering; sie gleichen in hohem Maße dem des Maltafiebers, wie der Bangsche Bazillus ja dem Bacillus mellitensis nahe verwandt ist. Der Abfall der Temperatur ist fast alle Tage mit Schweiß verbunden. Die Kranken leiden, wie gesagt, wenig und gehen nicht selten trotz des Fiebers ihrer Arbeit nach; sie magern kaum ab. Milztumor besteht. Diagnose durch Agglutination leicht zu stellen. Der Nachweis der Erreger im Blut ist schwieriger.

Schwerster Allgemeinzustand mit Fieber und nach schnellem Beginn erfordert noch folgende Rücksichten: zunächst nach einem starken Schüttelfrost mit schwerstem Allgemeinzustand und heftigsten Kreuzschmerzen die echten Pocken. Wir sehen sie ja bei uns sehr selten, aber sie kommen doch auch bei uns vor, weil es schlecht geimpfte Menschen, wenn auch in geringer Anzahl, gibt, und weil durch den Verkehr mit anderen Ländern, in denen die Impfung nicht durchgeführt wird, Gelegenheit zur Infektion eintreten kann, besonders z. B. in Grenzorten oder Hafenstädten.

In den allerschwersten Fällen tritt während der ersten Tage unter dem Auftreten ausgedehnter Blutungen auf der Haut der Tod ein (Purpura variolosa). In anderen klären die Frühexantheme im Schenkeldreieck die Lage. Zeigt sich am 3., höchstens 4. Tage nach Senkung der Temperatur der eigentliche Pockenausschlag, so kommen weitere Erwägungen in Betracht; davon ist nachher die Rede. Dieser Ausschlag besteht aus harten, sich fest anfühlenden Knötchen, die viel härter sind als die Papeln bei Masern. Sie sitzen immer zuerst im Gesicht und auf dem behaarten Kopf.

Schwere zentrale Pneunomien können im Anfang diagnostische Schwierigkeiten machen. Wir achten auf die Atmung, vor allem auf ihre Symmetrie. Auswurf muß eifrig gesucht werden und ist bei Energie des Arztes immer zu gewinnen. Leukozytose, Herpes sind höchst wichtig. Eine Röntgenaufnahme klärt fast immer alles auf; nur ist sie z. B. wegen Transportgefahr häufig nicht möglich, falls nicht transportable Apparate zur Verfügung stehen.

Bei plötzlichem schweren Erkranken mit heftigen Kreuz- und Gliederschmerzen ist auch die Weilsche Krankheit in Betracht zu ziehen. Die Diagnose wird erst sicher möglich, wenn am 2. oder 3. Tage der Ikterus auftritt, wenn Leber und Milzschwellung sowie Nephritis sich entwickeln. Die Züchtung der Spirochaeta icterogenes gelingt mit Hilfe des Meerschweinchens aus Harn und Blut des Kranken. Das ist wichtig zur Klärung zweifelhafter Fälle.

Auch das Fleckfieber steht zur Diskussion, wenn es überhaput in den Bereich der Möglichkeit gezogen werden muß. Es beginnt nicht ganz plötzlich, aber schnell. Die Kranken sehen äußerst schwer krank und durch ihre Gesichtsrötung und ihre Konjunktivitis charakteristisch aus. Wichtig sind die Läuse, die Weil-Felix-Reaktion und die starken Delirien, die schnell auftreten. Das Exanthem, das etwa am fünften Tage aufschießt, ist durch Form, Sitz, Petechialbildung und durch sein, im Gegensatz zu den Typhusroseolen, nur einmaliges Auftreten in allen ausgebildeten Fällen höchst charakteristisch für den, der es kennt. Die Fleckfieberroseolen sind zarter, blasser, weniger infiltrativ als die Typhusroseolen. Sie bevorzugen nicht den Stamm, sondern sind an Kopf, Hals, den Armen und den Fußrücken besonders reichlich. Die so häufige petechiale Umwandlung erfolgt schnell.

Besteht ein mehr oder weniger schnell auftretender Brechdurchfall mit zahlreichen, an Masse reichlichen, in den schweren Fällen „reiswasserartigen" Durchfällen, anfangs mit Fieber, in den schwersten Fällen mit Wasserverarmung, ganz schlechtem Kreislauf, größter Hinfälligkeit und Untertemperaturen, so wurde bei uns hier, sofern echte Cholera auszuschließen ist, immer die als Bazillus Breslau bezeichnete Form des Paratyphus B-Erregers gefunden. Diesen selbst sahen wir als Erreger des Brechdurchfalls hier nicht mehr, seitdem der Breslau-Bazillus von ihm abgegrenzt wurde. Die Diagnose ist klinisch zu vermuten und durch Züchtung des Erregers aus dem Blut zu sichern. Auch im Stuhl findet man den Bazillus Breslau häufig. Die Agglutination entwickelt sich in manchen Fällen nach einigen Tagen, in anderen fehlt sie.

Die Diagnose der Ruhr ist eine klinische und zu begründen auf die charakteristische Art der Stühle (die einzelne Entleerung ist an Menge klein, enthält Schleim und Blut), auf Schmerz und Tenesmus bei der Entleerung sowie auf andere klinische Symptome. Die bei uns vorkommenden Ruhrfälle sind durch die bekannten Ruhrbazillen hervorgerufen; von der Amöbenruhr können wir hier absehen, weil wir sie in Deutschland nur eingeschleppt und nur äußerst selten finden. Wegen der viel ernsteren Prognose der Kruse-Shiga-Ruhr gegenüber den anderen bazillären Formen ist es wichtig, die Unterscheidung durchzuführen. Die ganz schweren Fälle, namentlich diejenigen mit starken Giftwirkungen, gehören fast immer der Kruse-Shiga-Form an. Gewiß sahen wir im Kriege auch nicht wenige schwere, sogar tödliche Y- und Strongfälle, aber das sind dann meist solche, bei denen die Darmstörungen als solche den Schaden anrichten. Der bakteriologische Nachweis gilt vielfach als recht selten möglich. Ich kann das nicht bestätigen. Es kommt darauf an, die Kultur am Krankenbett mit Darminhalt zu machen, der mit Hilfe der Öse aus dem Darm entnommen ist. Und so frühzeitig als möglich im Beginn der Erkrankung. Dann findet man meist etwas. Die Agglutination ist als diagnostische Methode hier nicht hoch anzuschlagen. Wichtig sind noch Krankheitsfälle, die auf einer Infektion mit Flexner-, Y- oder Strongbazillen beruhen, mit Fieber und Milztumor einhergehen, bei denen aber Darmsymptome ganz zurücktreten und die Krankheitssymptome sowie der Verlauf viel mehr dem eines leichten Abdominaltyphus oder Paratyphus gleichen.

Die akuten Exantheme werden diagnostisch auf mehrere Betrachtungsweisen verteilt werden müssen; das wird sich im einzelnen zeigen. Ich möchte hier das zusammen besprechen, was erfordert, daß man seine Aufmerksamkeit auf die Haut richtet und wie man das tut. Plötzlich auftretendes hohes Fieber kann von einer Erysipelinfektion abhängen. Meist sind dann örtliche Erscheinungen auf den ersten Blick zu sehen. Aber öfters muß man das Erysipel doch suchen, besonders am behaarten Kopf oder in der Nasenöffnung. Die Allgemeinerscheinungen sind beim beginnenden Erysipel trotz hohen Fiebers meist nicht sehr schwere, das unterscheidet immerhin von den S. 51 besprochenen Zuständen.

Sehr wichtig ist es, den Milzbrandkarbunkel und die Rotzgeschwüre zu beachten. Man muß beides kennen und muß an beides denken, das ist meines Erachtens die Hauptsache. Wer den Karbunkel des Milzbrands kennt, wer die Möglichkeit seiner Entstehung berücksichtigt, wird die Bazillen suchen und die Diagnose bald stellen können. Wer vorsichtig ist, wird also jedenfalls auf Bazillen achten.

Auf die Masern — bei den sporadischen Fällen Erwachsener muß man besonders aufpassen, weil man bei ihnen die Masern nicht gewöhnt ist — kommt man ja gewöhnlich von katarrhalischen Zuständen aus. Genaue Anamnese, Katarrh der oberen Luftwege, Temperaturverlauf, Kopliksche Flecken, Enanthem, Exanthem, letzteres in Form und Sitz charakteristisch ermöglichen die Diagnose. Wie ich glaube, ist in reinen Fällen auch die Unterscheidung von Röteln möglich (Drüsen hinter dem Ohr). Aber es gibt jedenfalls rudimentäre Fälle beider Krankheiten, die nicht sicher auseinander zu halten sind. Die „vierte“ Krankheit habe ich auch als solche gesehen. Aber die sichere Unterscheidung von rudimentären Fällen der andern Exantheme ist mir nie möglich gewesen.

Der frisch aufschießende Masernausschlag als solcher kann verwechselt werden mit dem eigentlichen Exanthem der Variola oder Variolois. Aber die Pockenknötchen sind viel fester und stehen, wenn sie den Kopf ergreifen, immer in den Haaren.

Zuweilen sehen wir Syphilide, die den Masern ähnlich sind. Und dann die Fälle von Arzneiausschlägen und auch einzelne allergische Exantheme. In beiden Beziehungen gibt es Kranke, bei denen die Unterscheidung von den Masern nicht durch die Art des Exanthems, sondern nur durch die allgemeinen Umstände geführt werden kann.

Ist eine infektiöse Krankheit mit mehr oder weniger zahlreichen Pusteln da, wobei aber zu berücksichtigen ist, daß die Zahl der Pusteln zuweilen nur einige wenige beträgt und das Fieber fehlen kann, so steht zur Erörterung Variolois oder Varizella. Im Gegensatz zu den großen Wiener Forschern pflegen wir ja beide Krankheiten zu trennen. Aber sicher können beide einander äußerst ähnlich sein. Der für die Variola feste Grundsatz, daß alle Einzeleruptionen sich im gleichen Entwicklungszustand befinden, versagt für die Variolois; bei ihr können vielmehr, ebenso wie bei Varizella, Effloreszenzen der verschiedensten Entwicklungsstadien gleichzeitig vorhanden sein. Meist sind die Varizellen auch in schweren Fällen doch eine leichtere Erkrankung als die Variolois; in der Regel treffen jene auch mehr Kinder und junge Leute. Fast immer ermöglichen auch die äußeren Umstände die Unterscheidung. Aber es gibt manche Fälle, in denen die Differentialdiagnose sehr schwer, und ganz vereinzelte, in denen sie unmöglich ist. Ganz besonders vorsichtig sei man mit dem Ausschluß von Pocken, wenn nur zwei oder drei breite Pusteln an irgendwelcher Körperstelle vorhanden sind.

Die Diagnose des Scharlachs ist in den gewöhnlichen Fällen ganz einfach. Meistens wird man bei einem Kinde oder Erwachsenen, die plötzlich erkranken, von der Angina aus darauf geführt. Das Exanthem als solches ist schon in einer großen Reihe von Fällen sehr deutlich und nach den gewöhnlichen Begriffen auch charakteristisch, braucht es aber nicht zu sein: es findet sich mindestens äußerst ähnlich bei anderen schweren Allgemeininfekten, sonst würde man nicht bis heute unklar darüber sein, ob die Scarlatina puerperalis zum eigentlichen Scharlach gehört oder zur Sepsis. Oder sollten sich beide einigen im Streptokokkeninfekt? Auch allergische und besonders Arzneiausschläge können ganz die Form des Skarlatinaexanthems haben. Berücksichtigt man aber die Gesamtheit der Umstände (Anamnese, Fehlen der Krankheit in der früheren Zeit, Zeit des Auftretens des Ausschlags, Angina, Eosinophilie, Fieber, Pulsbeschleunigung, Abblassen des Exanthems an der Stelle einer intrakutanen Einspritzung von Streptokokkentoxin), so wird sich die Diagnose doch meistens stellen lassen. Herkunft und Infektionsgelegenheit bleiben in den vereinzelten Fällen fast immer unklar.

Anginen, soweit sie nicht durch chemisch reizende Substanzen erzeugt werden, sind immer Zeichen eines Infekts, und in vielen Fällen ist die Form der Angina charakteristisch für die Art des Infekts. Z. B. die syphilitische Angina und die Ulzerationen an Tonsillen und Gaumenbögen in den späteren Zeiten des Abdominaltyphus sind für den, der sie kennt, fast unmittelbar charakteristisch. Ebenso die Tuberkulose des Gaumens. Ich bin aber doch auch hier für große Vorsicht, Zurückhaltung und Bescheidenheit in einem scharf präzisierten Urteil. Vor allem sollten alle ätiologisch helfenden Hilfsmittel immer herangezogen werden.

Auch bei der Diphtherieinfektion gibt es Formen der Angina, die dem Arzte diagnostisch unmittelbar sicher sind. Das ist ärztlich von größter Bedeutung wegen der Schnelligkeit und wegen der Sicherheit der Feststellung. Denn wenn auch der bakteriologische Befund der Diphtheriebazillen für uns sehr wertvoll ist, so dauert seine Gewinnung doch mindestens 24 Stunden, und es wird vorausgesetzt, daß die gefundenen Diphtheriebazillen auch virulent sind. Das dürfte oft, aber nicht immer, der Fall sein. Ich kenne sichere nichtdiphtherische Anginen der lakunären Form, bei denen Diphtheriebazillen gefunden wurden. Die diphtherische Erkrankung ist meines Erachtens dann immer mit größter Wahrscheinlichkeit festzustellen, wenn die mit der Bildung weißer oder grauweißer Beläge einhergehende Entzündung sich von den Tonsillen in ausgedehntem Maße auf Gaumenbögen und hintere Rachenwand fortsetzt. Das kommt sonst noch vor bei Skarlatina mit schwerer Streptokokkeninfektion sowie in einzelnen Fällen Plaut-Vincentscher Angina. Für Skarlatina entscheiden Krankheitsbeginn, Höhe des Fiebers mit starker Pulsbeschleunigung, Enanthem und Exanthem. Ohne das und vor dem Ausbruch des Ausschlags kann eine Unterscheidung unmöglich sein. Mischinfektionen können die weiße Farbe der Beläge grau färben. Das sind die Fälle, die als septische Form der Diphtherie oder des Scharlachs bezeichnet werden. Solche Anginen kommen aber auch noch bei anderen schwersten Infekten vor, z. B. bei akuter Myeloblasten- oder Lymphozytenleukämie. Ich möchte hier die Blutveränderung, ebenso wie die Anginen, bei denen auf der Höhe der

Krankheit sich ein lymphozytäres, monozytäres und agranulozytotisches Verhalten des Blutes entwickelt, in Übereinstimmung mit ARNETH als schwerste Infekte mit eigenartiger Reaktion des Organismus, nicht als besondere Krankheiten auffassen. Wir müssen immer bedenken, daß jede Angina nur die örtliche Lokalisation oder der örtliche Ausdruck eines Allgemeininfekts ist.

Hält sich die Nekrose auf den Tonsillen innerhalb ihrer Grenzen, so kommt bei weißer Beschaffenheit der Beläge mit schneller Bildung von Geschwüren zunächst die Plaut-Vincentsche Angina in Betracht; man kann durch den Nachweis der fusiformen Bazillen und Spirochäten diese Diagnose stellen. Die einfache nekrotische Angina ist von Diphtherie und Scharlachangina nicht immer sicher abzugrenzen. Die Diphtherie macht gewöhnlich niedrigeres Fieber und stärkere Beteiligung der Kieferdrüsen. Milztumor und Albuminurie kommen bei beiden vor. In bezug auf Skarlatina gilt das Gesagte. Die bakteriologische Untersuchung ist, wie gesagt, wichtig.

Die Angina follicularis oder lacunaris ist meines Erachtens etwas für sich. Sie soll bei Diphtherie vorkommen, ich kenne das aber nicht. Auch die Angina parenchymatosa und die peritonsilläre Phlegmone (der Tonsillarabszeß) ist meist etwas für sich. Aber diese Form kenne ich auch bei Diphtherie. Die katarrhalische und einfach tonsilläre Angina findet sich bei allen möglichen bekannten und unbekannten Infekten, z. B. auch bei Typhus; man muß also im Einzelfalle suchen und überlegen, ob sie genuin oder der Ausdruck eines besonderen Infekts ist.

Ganz ähnlich ist es mit den verschiedenen Formen der Stomatitis. Soweit sie nicht durch schlechte Zähne, eine örtliche Ätz- oder durch eine Schwermetallwirkung (Quecksilber, Blei) hervorgerufen sind, dürften ihre verschiedenen Formen: die Stomatitis ulcerosa und die aphthosa verschiedenartigen Ursprungs sein. Eine Form der letzteren steht in Beziehung zur Maul- und Klauenseuche. Für die schweren Formen der Stomatitis ist, namentlich wenn die Gingivitis im Vordergrunde steht, der Skorbut, bei ulzerösen Prozessen der Infekt der akuten Leukämie in Betracht zu ziehen. Daß man Tuberkulose und Syphilis für den Mund immer berücksichtigen muß, sei erwähnt. Die Tuberkulose des Mundes kenne ich nur im Gefolge schwerer Lungentuberkulose. Der Soor, der sich meines Erachtens nur bei vernachlässigten Kranken einnistet, ist durch sein Aussehen und die Auffindung der Pilze leicht festzustellen.

Stehen bei einem mehr oder weniger schnell beginnenden Infekt die oberen Luftwege, die Bronchien und die Lungen im Vordergrund, so möchte ich zunächst ein Wort sagen über die akute Laryngitis. Sie ist als einfache Entzündung laryngoskopisch gut feststellbar. Daß sie bei Kindern die Symptome der Stenose erzeugen kann, ist bekannt. Immer aber — und das möchte ich dringend empfehlen — muß an den echten Krupp, d. h. die diphtherische Laryngitis gedacht werden, wenn man auch zugeben wird, daß, bei uns wenigstens, die Diphtherie des Kehlkopfes in der Regel erst sekundär zu der des Rachens hinzutritt. Aber es gibt auch den primären Krupp! Daran denken und laryngoskopieren.

Abgesehen von den einfachen und den auf Pneumokokkeninfekt beruhenden

Bronchitiden und Bronchopneumonien — es gibt die letzteren jetzt auch beim Erwachsenen — ziehen wir in Betracht Masern, Keuchhusten und „Influenza". Die Masern sind unter genauer Berücksichtigung der Anamnese, der gesamten Krankheitserscheinungen und namentlich des Exanthems erkennbar; zu vermuten sind sie auch schon vor dem Ausbruch des Exanthems, wenn man auf sie achtet und die Munderscheinungen berücksichtigt.

Die Erkennung des Keuchhustens ist, bei Kindern namentlich ganz leicht, wenn schon die Anfälle da sind. Vorher wird man häufig durch Vermutungen weiterkommen, besonders wenn der Keuchhusten herrscht. Bei Erwachsenen ist die Diagnose meines Erachtens äußerst schwer und häufig unsicher. Es kommt darauf an, daß man bei einem sonst unmotivierten Reizhusten, der in Anfällen auftritt und zuweilen so heftig, daß dabei Rippen zerbrechen, an den Keuchhusten denkt, namentlich wenn der Befund an Kehlkopf, Bronchien und Lungen sehr gering ist und die Kranken in hohem Maße unter den Hustenanfällen leiden. Diese Anfälle der Erwachsenen entbehren des Kehlkopfstridors, der die Anfälle der Kinder charakterisiert.

Die Hauptrolle spielt in dieser Gruppe der Infektionskrankheiten die Grippe, Meist ziemlich schnell bekommen die Kranken ein rasch ansteigendes, unregelmäßig verlaufendes Fieber. Es entwickeln sich bald starke Entzündungserscheinungen an den Luftwegen: Rachen, Kehlkopf, Bronchien; an den Gaumenbögen finden wir die recht charakteristische bandförmige Rötung (F. Franke). Oft sinkt die Zahl der weißen Blutzellen. Der Puls ist nicht selten verlangsamt. Rachenkatarrh und Konjunktivitis sind oft vorhanden. Sehr häufig bilden sich nach einigen Tagen Bronchopneumonien aus, oder sogar lobäre Entzündungen. Das Sputum ist eitrig, oft blutig, manchmal rostfarben. Es enthält die verschiedensten Mikroben: Pfeiffersche Stäbchen, Pneumokokken, Streptokokken. Mischinfektionen scheinen die Regel zu sein. Diese am Atmungsapparat sich abspielenden Erscheinungen sind nun — und das ist für die echte Grippe charakteristisch — fast immer verbunden mit einem schweren Krankheitsgefühl und oft, namentlich bei älteren Leuten, mit einem ernsten Allgemeinzustand, sowie mit Kopf- und Gliederschmerzen von oft sehr erheblicher Stärke. Das führt die Diagnose. Sie ist ganz leicht in Epidemiezeiten und nicht nur schwer, sondern oft unmöglich bei vereinzelten Fällen. Sie ist deswegen nie sicher, weil wir kein einwurfsfreies ätiologisches Urteil abzugeben vermögen. Denn wir wissen zwar, daß das Pfeiffersche Stäbchen im Auswurf häufig gefunden wird, wie gesagt, neben Pneumo- und Streptokokken. Aber im allgemeinen halten wir das jetzt für Mischinfektionen und glauben den Erreger noch nicht zu kennen. Es ist leider vielfach die schlechte Sitte eingerissen, jeden infektiösen Katarrh der Luftwege als Influenza zu bezeichnen; deswegen muß man auch sehr vorsichtig sein, wenn die Kranken in der Anamnese von „Influenza" oder „Grippe" reden. Auf diese Weise hört jede Diagnostik auf. In einer ganzen Reihe von Einzelfällen kann man die echte Grippe von anderen Infekten nicht unterscheiden. Auf die Frage der chronischen Influenza (F. Franke) gehe ich hier nicht ein. Sie ist deswegen so schwierig zu entscheiden, weil die Krankheit als solche äußerst vielgestaltig ist und namentlich sehr häufig mit Störungen seitens der zerebrospinalen und vegetativen Innervationen einhergeht in einer Form, wie sie auch seelischen Ursprungs sein können. Solche Innervationsstörungen, namentlich im vegetativen System, können sich schon im akuten Stadium entwickeln oder bald nachher, und sie können viele Monate dauern.

Bei akuten Infektionskrankheiten, die schnell mit Fieber und im Krankheitsbilde stark hervortretenden Erscheinungen seitens des Zentralnervensystems beginnen, sind stets auch die verschiedenen Formen der Enkephalitis und Meningitis in Betracht zu ziehen. Meist — allerdings nicht in allen Fällen — finden wir dann bald örtliche Symptome seitens des Gehirns oder Rückenmark; in jedem Falle müssen wir eifrig nach ihnen suchen. Bei den verschiedenen Arten der Meningitis treten Symptome seitens der Hirnhäute in der Regel — auch nicht immer — bald hervor. Kopfschmerzen, Erbrechen, Steifigkeit des Nackens, relative Pulsverlangsamung. Abgesehen von seltnen Fällen seröser Meningitis kommt meist epidemische oder metastatische eitrige Meningitis einerseits, die tuberkulöse Form andrerseits in Frage. Mit Hilfe der bald auszuführenden Lumbalpunktion sowie der bekannten Symptomkombinationen, namentlich auch mit Hilfe der Anamnese wird die richtige Diagnose meist bald möglich sein.

Für die Erkennung der akuten Enkephalitis scheinen mir neben den allgemeinen Zerebralsymptomen örtliche Erscheinungen seitens einzelner Hirnnerven, vor allem seitens der Augen und des Gesichts, aber auch Reizerscheinungen irgendwelcher spinalinnervierter Muskeln bedeutsam, sowie die doch recht charakteristische dauernde Neigung zum Einschlafen. Auf weiteres kann ich hier nicht eingehen.

Das Blut.

Längst nicht ausreichend pflegt der Arzt die Untersuchung des Blutes vorzunehmen. Ich meine hier nicht nur, ja nicht einmal in erster Linie, das Suchen nach Bakterien oder nach mikrobiotischen Reaktionskörpern, sondern die einfache histologische Untersuchung des Blutes. Hier hat auch niemand einen Entschuldigungsgrund, daß er das nicht ausführen könnte, denn über ein gutes Mikroskop muß jeder Arzt verfügen, die Technik der Untersuchung lernt er auf der Universität, und die Fertigkeit in der Untersuchung kann sich jeder nur durch Übung aneignen; hierfür haben wir aber immer Gelegenheit und Zeit.

Bestimmung des Hämoglobins, z. B. nach Sahlis Methode, die Zählung der Erythrozyten und Leukozyten mit der Zeissschen oder Bürkerschen Kammer und auch die der Plättchen nach B. Hofmanns Methode lassen sich jetzt von jedem Arzt mit einer sehr hohen und für unsere diagnostischen Aufgaben mehr als ausreichenden Genauigkeit ausführen, wenn der Untersucher genügend große Übung hat. Auch die mikroskopische Untersuchung des frischen und des gefärbten Blutpräparats ist jetzt so gut durchgebildet, daß jeder Arzt sie jederzeit ausführen kann und also sich mit der Anfertigung der Präparate in Übung halten sowie die Deutung der Bilder genau lernen sollte.

Ich brauche nicht erst darauf hinzuweisen, daß die Erkennung und Beurteilung der Zustände, die man „Erkrankungen des Blutes" heißt, mit einer ausreichenden und umsichtigen Anwendung der genannten Methoden steht und fällt (s. später). Wer sie nicht übt und beherrscht, soll von diesen Zuständen die Finger weglassen. Wie könnte aber ein Arzt sich mit diesen Dingen nicht beschäftigen wollen, die ihm doch jeden Tag und in den verschiedenartigsten und merkwürdigsten Formen unterlaufen!

Er braucht diese Untersuchungsmethoden aber auch für die Erkennung und Beurteilung: man darf sagen, fast aller Krankheitszustände. Er braucht sie für ihre Behandlung gegenüber der so oft falschen subjektiven Schätzung. Einmal ist jedenfalls der Einfluß der Krankheit auf den Hämoglobingehalt des Blutes bedeutungsvoll. Vielfach auch der auf die Erythrozyten, ich brauche da nur an Malaria und Bleivergiftung zu erinnern. Hier gewinnen wir doch durch eine Untersuchung der Erythrozyten wichtige, ja ausschlaggebende Anhaltspunkte!

Das bedeutsamste ist entschieden das Verhalten der weißen Zellen, sowohl der der myeloiden Reihe als der Lymphozyten. Auch Monozyten und Plättchen sind zu berücksichtigen, obwohl die ersteren für pathologische Verhältnisse — abgesehen vielleicht von der Diagnose der Malaria — noch stark zurücktreten und die letzteren sich vorerst vorwiegend bei einigen „Bluterkrankungen" geltend machen.

Die Beschaffenheit aller dieser Zellen zeigt die Reaktion des Knochenmarks auf die Schädlichkeit, die den Organismus traf. Das Knochenmark bildet mit dem retikulo-endothelialen Gewebe zusammen das Organ, das die Zellen erzeugt, welche morphologische und chemische, exogene und endogene Schädigungen abwehren, indem fremde Körper zerstört oder fortgetragen, chemische Stoffe in ihrer Wirkung paralysiert werden. Der letztere Vorgang zeigt sich am eindrucksvollsten in der Bildung der Antitoxine und Gegenkörper, sofern man bestimmte Wirkungen, die wir wahrnehmen, auf bestimmte Substanzen zurückzuführen geneigt ist. Wir sehen eben an den weißen Zellen der myeloiden Reihe, an ihrer Form, ihrer Kerngestaltung, ihren Granulationen und der Beschaffenheit ihres Protoplasmas die Art der Reaktion des Markgewebes gegen die einwirkenden Schädlichkeiten, die immer im Knochenmark abgelagert werden. Das Prinzip der Betrachtung[1] unterscheidet einmal die Mengen und dann die Mischungsverhältnisse der vom Markgewebe abstammenden und der anderen Zellen. Bedeutungsvoll ist zunächst die Gesamtzahl der weißen Zellen. Sie ist, wie gesagt, durch die gewöhnliche Methodik der Zählung bei einiger Übung mit großer Sicherheit feststellbar. Wir kennen die Vermehrung der weißen Zellen bei beginnenden und fortschreitenden örtlichen Entzündungen, ihr starkes Anwachsen bei der Bildung von Eiter sowie bei manchen Infekten, die zu einer Reizung des Knochenmarks führen, z. B. bei Pneumokokkeninfektionen, und auf der anderen Seite die Bedeutung der Leukopenie bei Gangrän, vielleicht richtiger gesagt: bei der schwersten Form der Schädigung. Für die Beurteilung z. B. der Appendizitis und der Cholecystitis erscheint das doch bedeutungsvoll. Wichtig ist hier auch die Beziehung der Leukozytenzahl zur Art der Infektion, z. B. die Leukozytose bei Pneumonie, die Leukopenie bei Typhus, aber häufig nicht bei Paratyphus B — ich kann hier natürlich nur einzelne Beispiele geben. Wir alle wissen, welche ernste Bedeutung eine Leukopenie bei kruppöser Pneumonie hat, und wie andererseits Leukozytose bei Typhus immer eine Komplikation annehmen läßt, sofern die Diagnose Typhus überhaupt sicher gestellt ist und nicht ein Paratyphus B oder etwas ganz anderes vorliegt. Auch die Art der weißen Zellen, die sich als Ausdruck bestimmter Reaktionen des Knochenmarks im Blut finden, ist charakteristisch beeinflußt durch die Form und Stärke des Infekts; das hat große diagnostische Wichtigkeit. Ich nenne hier als Beispiele: die enorme Vermehrung der Eosinophilen bei einzelnen Fällen von Lymphogranulom, die bei Trichinose und Darmparasiten, bei manchen allergischen Zuständen, sowie zuweilen bei Geschwülsten, ihr Vorhandensein bei Scharlach, ihr fast regelmäßiges Fehlen bei

---

[1] ARNETH, Die qualitative Blutlehre 1—4 (1920—1926) — Die spezifischen Blutkrankheiten 1 u. 2 (1928 u. 1930). — V. SCHILLING, Das Blutbild und seine klinische Verwertung. 8. Aufl. 1929. — NAEGELI, Blutkrankheiten. 5. Aufl. 1931.

Typhus. Im Gegensatz dazu das fast völlige Verschwinden der Zellen der Markreihe bei schwersten Infekten, wohl namentlich mit Streptokokken („Agranulozytose"). Immer ist das von allerernstester Bedeutung und zeigt, daß größte Gefahr besteht.

Auf der anderen Seite die Lymphozytose bei Typhus und manchen Formen von Tuberkulose, ferner allgemein bei der Besserung von Infekten. Endlich das neuerdings beschriebene Auftreten größerer absoluter oder relativer Mengen einkerniger Zellen als „monozytäre" oder „lymphozytäre" oder „leukämoide" Reaktion.

Es entsteht das ja hauptsächlich als Reaktion auf Infekte, die sich örtlich als Anginen äußern. Mir scheinen diese Vorkommnisse[1] diagnostisch und pathologisch von größtem Interesse zu sein. Das Krankheitsbild kann zuweilen dem der akuten Leukämie völlig gleichen. In den nicht wenigen Fällen, die ich kenne, waren die weißen Zellen typische oder atypische Lymphozyten oder auch mononukleäre Zellen. Gerade dieser Befund bestärkte mich in der Vorstellung, daß das, was wir mononukleäre Zellen nennen, meist Zustandsbilder einkerniger Zellen bedeutet und nicht Zellen bestimmter Herkunft charakterisiert.

Die Unterscheidung von der mit Rachenveränderungen verbundenen akuten Leukämie kann zuweilen recht schwierig werden. Meines Erachtens wird sie meist gelingen auf Grund des gesamten Eindrucks, den der Kranke macht. Mir wird aber zweifelhaft, ob überhaupt eine grundsätzliche Verschiedenheit besteht. Mir scheint doch mehr und mehr wenigstens die akute Form der Leukämie eine eigenartige Reaktionsform des Organismus auf einen bestimmten (infektiösen) Reiz zu sein. Nimmt man das an, so stellen sich die Krankheitszustände, die wir akute Leukämien nennen, auch theoretisch, ebenso wie es nosologisch schon längst der Fall ist, unter die Allgemeininfekte. Mir scheint diese Auffassung richtig und aussichtsvoll zu sein. Für das Verständnis der chronischen Leukämien gibt diese Annahme Ausblicke wegen der Bang-Ellermannschen Untersuchungen[2], insofern diese beiden Forscher bei Hühnern Leukämien fanden, die infektiös und übertragbar waren.

Durch neuere Beobachtungen (ARNETH, V. SCHILLING) wurde die gegenseitige Verschiebung der verschiedenen Arten der myeloiden Leukozyten unter dem Einfluß von Schädigungen, besonders solchen infektiöser Natur, gefunden. Einwirkungen, letzten Endes wahrscheinlich chemischer Art, führen zu einer Neubildung jugendlicher Zellen im Mark als Reaktionserscheinung, und diese jungen Zellen treten vorzeitig aus dem Mark ins Blut über. Man sieht dann zuweilen Markzellen und Zellen, deren Kern noch ungefähr dem der Markzellen gleicht, mitunter ohne Granulationen. Vor allem aber neutrophile mit Kernen, die noch nicht geteilt sind (sog. stabkernige). Diese „stabkernigen" Zellen sind jüngere Gebilde als die polymorphkernigen. Insofern ist ihr Auftreten gewiß eine Regenerationserscheinung. Endlich kommt das Auftreten mindestens

---

[1] Zusammenfassend BROGSITTER, Virch. Arch. **276**, 768; Fol. haemat. **31**, 149.
[2] ELLERMANN, Die übertragbare Hühnerleukose. Berlin 1918.

sehr ähnlicher Kernformen aber auch als degeneratives Stigma vor, und auch nicht nur als Regenerationszeichen auf Grund einer Schädigung, sondern wohl so, daß aus Gründen der Zellschädigung die normale Umwandlung nicht weiter erfolgt.

Aus dem Verhältnis der einzelnen Zellarten zueinander, namentlich wenn man grobgranulierte und Lymphozyten noch hinzunimmt, lassen sich in der Tat viele wichtige diagnostische und auch mancherlei prognostische Aussagen machen[1]. Aber auch hier hat sich ein unberechtigter Fanatismus der Sache bemächtigt: nur auf Grund dieser Methode, das Urteil abzugeben und die Gesamtbetrachtung zurückzustellen. Auch bei Verwendung dieser Verfahren für die Aufgabe der Erkennung und Beurteilung von Krankheitszuständen ist Klugheit und Vorsicht am Platze. Ich rate, sie immer im Rahmen des Ganzen in die Rechnung einzustellen.

Von großer Wichtigkeit ist es aber — das hat NAEGELI vor allem hervorgehoben —, nicht nur die Kerne, sondern auch das Protoplasma der Leukozyten zu berücksichtigen. In ihm findet man bei schweren infektiösen und toxischen Einwirkungen bedeutsame Veränderungen[2] degenerativer Natur. Das weist direkt auf Giftwirkungen hin und ist, wenn man es sicher findet, für die Beurteilung von größter Bedeutung. Die Herstellung von Präparaten, die zuverlässige Schlüsse erlauben, bietet, wenn vorsichtig verfahren wird, keine Hindernisse, die nicht jeder leicht überwinden kann. Nach unsern Erfahrungen ist das Verfahren für die Beurteilung der Leukozyten sehr wichtig.

Die Blutflüssigkeit war zuzeiten der Humoralpathologie ein Lieblingskind der Diagnostik. Jetzt ist ihre Untersuchung nach langer Vernachlässigung wieder auferstanden. Am Gesamtblut ist die Senkungsgeschwindigkeit der Erythrozyten bedeutungsvoll. Es ist eigenartig, welchen diagnostischen und prognostischen Einfluß diese alte und fast primitiv zu nennende Methode[3] für die Beurteilung, nicht für die eigentliche Diagnose in Anlehnung an die alten Anschauungen der Pariser Klinik mit Recht wieder erlangte. Auf Grund der HÖBERschen Vorstellungen nimmt man jetzt an, daß die Schnelligkeit der Senkung der Erythrozyten in Zusammenhang steht mit dem kolloiden Zustande der Eiweißkörper bzw. der Spaltprodukte von Körperzellstoffen, die im Plasma auftreten. Nicht direkt oder in erster Linie bei bestimmt umschriebenen Krankheitszuständen steigt die Senkungsgeschwindigkeit der Erythrozyten im extravaskulären Blute, sondern dann, wenn im Körper Zellvorgänge stattfinden, die wohl dadurch zu charakterisieren sind, daß krankhaft gestalteter Zerfall von Körperzellen eintritt, denn dann gehen Stoffe in das Plasma über, die die Verhältnisse der elektrischen Ladung bei den Plasmastoffen beeinflussen und so das veränderte Fallen der Erythrozyten zur Folge haben. Man wird z. B. aus einer schnelleren Senkung der Erythrozyten nie das Bestehen einer Tuberkulose als solcher erschließen. Aber wenn eine Tuberkulose vorhanden ist, bedeutet eine schnellere

---

[1] ARNETH, l. c. — V. SCHILLING, l. c. — ERNST, Dtsch. Arch. klin. Med. 149, 1.
[2] GLOOR, Die klinische Bedeutung der qualitativen Veränderungen der Leukozyten. 1929.
[3] Vgl. WESTERGREN, Erg. inn. Med. 26, 577.

Senkung die Zerstörung von Körpergewebe, und das gibt eine Anschauung von der Form der Tuberkulose. So lehrt also die gewöhnliche Erfahrung ohne jede Hinsicht auf theoretische Vorstellungen, daß unter bestimmten Bedingungen die Senkungsgeschwindigkeit der Erythrozyten erhöht ist. Diese Tatsache läßt sich in die diagnostischen und prognostischen Erwägungen um so leichter einstellen, als die Methode zur Feststellung der Senkungsgeschwindigkeit leicht zu handhaben ist. Immerhin muß natürlich auch diese Methode im Verein mit allen andern Erscheinungen betrachtet werden, die der Kranke bietet. Am bedeutsamsten ist sie meines Erachtens bei Infekten. Aber schwere akute Infekte zeigen sie nicht selten noch weit in die Rekonvaleszenz hinein. Bei der durch Tumoren bedingten Kachexie fehlt die Reaktion öfters.

Das Blutserum zu betrachten, empfiehlt sich für die Beurteilung mancher Krankheiten, besonders von solchen der Leber und der Anämien. Wird Bilirubin in das Blut abgeschieden, so wird es immer dunkler. Man kann dann durch die Diazotierung kolorimetrisch nach Hijmans van den Bergh oder spektrophotometrisch die Menge des Bilirubins bestimmen. Bei allen hämolytischen Anämien wird das Serum dunkler, sein Bilirubingehalt höher. Das unterscheidet z. B. die Biermersche Anämie von allen sekundären und auch von aplastischen Formen. Hijmans van den Bergh hatte schon darauf aufmerksam gemacht, daß Bilirubin, welches in die Gallengänge eingetreten war, sofort kuppelt, anderes Bilirubin erst nach Alkoholbehandlung. Lepehne hat das bestätigt. Innerhalb gewisser Grenzen kann man diesen Unterschied diagnostisch verwenden.

Wichtig ist der Nachweis von Hämoglobin im Blutserum, bei manchen Infekten, besonders „Schwarzwasserfieber", bei Vergiftungen, nach Transfusionen mit unpassendem Blut, sowie in den meisten Fällen von paroxystischer Hämoglobinurie.

Mit dem Hämoglobin beschäftigt sich der Arzt gern. Natürlich nicht direkt mit den so bedeutsamen respiratorischen Funktionen, deren genauere Feststellung vielleicht später einmal große Bedeutung haben wird. Aber die Menge des Hämoglobins, und damit nach den gegenwärtigen Auffassungen der Grad einer Anämie, ist mit dem Verfahren von Sahli leicht und durchaus mit ausreichender Genauigkeit festzustellen. Es gibt für sehr genaue Untersuchungen noch bessere Bestimmungsmethoden des Hämoglobins, z. B. erzielen die Hämoglobinometer von Autenrieth, Bürker und Plesch genauere Resultate. Am besten ist natürlich die Verwendung des Spektrophotometers. Aber für die Praxis reicht ein gut geaichter Sahlischer Apparat völlig aus.

Man erfährt mit Hilfe der Kolorimetrie die Hämoglobinmenge in der Volumeinheit des Blutes. Das ist nicht nur bedeutsam für die Beurteilung von sog. Blutkrankheiten, sondern auch für die des Allgemeinbefindens und des Verlaufs aller möglichen Zustände, z. B. Nierenkrankheiten sowie besonders von Infekten: Typhus, Sepsis, manche Formen der Endokarditis. Bekannt und wichtig ist die Feststellung des „Färbeindex": des Verhältnisses von Hämoglobin und

Erythrozytenzahl, nur kommt hier alles auf höchste Sorgfalt der Methodik an. Wird diese aber angewandt, d. h. ist der Untersucher sicher der Ergebnisse seiner Blutkörperchenzählung und seiner Hämoglobinbestimmung, hat er die Korrektur seiner Apparate in die Rechnung eingestellt, so vermag er aus dem Index zu schließen auf den Hämoglobingehalt des einzelnen Erythrozyten. Bei Chlorose und allen einfachen (sog. sekundären Anämien), ebenso wie bei den Blutungsanämien und den aplastischen Formen, ist er herabgesetzt, dagegen bei den hämolytischen Anämien und denen mit starker und oft eigenartiger regenerativer Tätigkeit, z. B. der Biermerschen Anämie, ist der Index hoch. Das gilt natürlich nicht dogmatisch, man muß immer die besonderen Verhältnisse des Einzelfalles berücksichtigen sowie die augenblicklichen Umstände, unter denen das Blut untersucht wird, namentlich auch die Verlaufszeit, in der sich die Krankheit befindet.

In allen Fällen von Anämie oder Anämieverdacht, aber ich möchte noch weitergehen: in allen nicht klaren Krankheitsfällen soll man auch die Erythrozyten genau histologisch untersuchen: Degenerations-, aber vor allem auch Regenerationsformen teils normaler (Erythroblasten), teils pathologischer Natur (Megaloblasten und Megalozyten), die polychromatophilen Erythrozyten, die im wesentlichen regenerativ sind, ganz besonders aber die roten Blutkörperchen mit der Substancia granulofilamentosa zeigen dem kundigen Beobachter an, was in dem so wichtigen und doch so verborgen liegenden Organe des Knochenmarks vor sich geht, namentlich, wenn man mit den Veränderungen der Erythrozyten gleichzeitig berücksichtigt diejenigen der weißen Zellen. Aus den hier an verschiedenen Stellen genannten Elementen ist z. B. die Diagnose der perniziösen, der Biermerschen, der hämolytischen, der aplastischen Anämie mit voller Sicherheit abzuleiten.

Die Zählung der Blutplättchen ist bedeutungsvoll für manche Anämieformen und für manche „hämorrhagische Diathesen". Blutungen auf Schleimhäuten (Magen, Darm), in inneren Organen (Nieren, Augenhintergrund) und auf der äußeren Haut kommen bei den verschiedensten Krankheiten vor, vor allem bei septischen Infektionen, besonders Endokarditis, Blutveränderungen (Leukämien, schwersten Anämien), Avitaminosen (Skorbut), Purpura, Werlhofscher Krankheit. Diese hat Beziehungen zum folgenden: manchmal geht die Blutungsneigung einher mit starker Herabsetzung der Plättchenzahlen, freilich ohne daß ein Parallelismus oder eine feste Beziehung zwischen dem Auftreten von Blutungen und der Verminderung der Plättchen besteht; ich sehe die letztere vielmehr als ein den Krankheitszustand begleitendes Symptom an. Sowohl bei manchen Formen schnell verlaufender Anämie mit Blutungen haben wir neben Leukopenie starke Plättchenverminderung (FRANKS Aleukie), als auch bei chronisch rezidivierenden Blutungen (chronische Thrombopenie). Der erstere Zustand gehört zu der ätiologisch und pathogenetisch noch ganz dunklen Gruppe der aplastischen Anämien, bei denen, offenbar durch eine äußerst schwere Einwirkung auf das Knochenmark die gesamte Bildung seiner zellulären und chemischen Stoffe aufhört. Aplastisch kann schließlich jede Anämie werden, wenn die Regeneration des Knochenmarks nachläßt. Der Begriff der aplastischen Anämie ist also keinesfalls eine Krankheitseinheit: aber die Franksche Aleukie dürfte etwas Besonderes für sich sein. Die Diagnose der Krankheitsbilder wird natürlich bei allen diesen Zuständen aus der Gesamtheit der Erscheinungen gestellt. Bei ihnen liegen zunächst klinische Krankheitsbilder vor, die man jetzt in erster Linie nach der klinischen Erfahrung beurteilen muß. An ihrer feineren Abgrenzung und ihrer hämatologischen Differenzierung wird eifrig gearbeitet. Aber wir stecken noch ganz in den Anfängen, und MORAWITZ hat völlig Recht mit der Ansicht, daß wir für die Beurteilung der Veränderungen des Blutes überhaupt mehr andere und allgemeinere Gesichtspunkte heranziehen müssen als rein hämatologische. Die Werlhofsche Krankheit (Thrombopenie) kommt in einer akuten und einer chronischen Form, schwer und leicht vor. Ihre nosologische Stellung, namentlich ihre Abgrenzung gegen Infekte ist noch durchzuführen. Die leichten Fälle von Hautblutungen mit Rheumatoid (Purpura rheumatica Schoenlein) sind etwas für sich.

Die bekannteste aller Krankheiten mit Blutungen ist schließlich die Hämophilie, wenn sie auch selten vorkommt. Zu ihrer Diagnose gehören unbedingt klare familiär-hereditäre Verhältnisse. Wenn die Kranken nicht eine ausgedehnte Flächen- oder Gelenkblutung bieten, so kann die Erkennung schwer werden, weil man am Blut selbst nichts mit den gewöhnlichen klinischen Methoden Feststellbares findet. Man muß Blut aus der Vene nehmen und die Gerinnungszeit bestimmen im Vergleich zu der des normalen Bluts. Sonst tritt für die Diagnose vor allem die Anamnese in ihr Recht.

Weisen Krankheitserscheinungen (blasses Aussehen, Müdigkeit, Störungen an der Zunge, Magenbeschwerden, Spinalsymptome, bei Leukämie manchmal auch der Befund eines großen Milztumors durch den Kranken selbst) auf die Möglichkeit einer „Bluterkrankung" hin, so ist also das Blut nach allen Seiten hin zu untersuchen: Bestimmung des Hämoglobins, Zählung der Erythrozyten und Leukozyten, Anfertigung frischer und gefärbter Blutpräparate zur Feststellung der Art der roten und weißen Zellen, Untersuchung der Farbe des Serums und seines Bilirubingehaltes, das alles ist in jedem einzelnen Falle notwendig. Aber ich rate dringend, die Untersuchung des Bluts auch vorzunehmen, ohne daß andere Krankheitssymptome auf sie hinweisen. Denn nicht selten bringt das Ergebnis der Blutuntersuchung Klarheit in die Auffassung einer sonst dunkeln Symptomreihe.

Nach der Größe des Färbungsindex stellen wir fest, ob der Kranke eine hypo- oder hyperchrome Anämie hat. Im ersteren Falle kommt bei jungen Mädchen zunächst die jetzt recht seltene Chlorose in Betracht. Man wird aus dem Aussehen der Kranken (Blässe bei gutem Fettpolster, und gewisser Gedunsenheit; wie NAEGELI hervorhebt, häufig kräftigem Knochenbau), stärkerer Herabsetzung des Hämoglobins als der Erythrozytenzahl, nur geringer Veränderung der roten Körperchen selbst (Poikilozyten, Mikrozyten), großer Müdigkeit, oft Ödemen, zuweilen Thrombosen die Diagnose stellen können.

Kommt bei hypochromer Anämie Chlorose nicht in Betracht, so ist immer zu suchen nach einer ungünstigen Einwirkung auf das Blut. Ich kann nicht alle das Blut schädigenden Momente hier hervorheben: auf bösartige Geschwülste und chronische Infekte (Tuberkulose, Streptococcus viridans) ist in erster Linie zu achten. Aber außerdem auf alle möglichen Organkrankheiten. Die Karzinomanämien gehören fast immer hierher. In all diesen Fällen besteht meist Leukozytose.

Sicher hyperchrome Anämien bedeuten etwas ganz anderes; nur muß — das möchte ich nochmals wiederholen — wegen der bedeutsamen Folgen der Index zuverlässig festgestellt sein und man muß die Umstände genau beachten: bei einer Biermerschen Anämie kann zeitweise das Hämoglobin niedrig sein z. B. nach Blutungen. Jetzt zeigen sich Poikilo- sowie Mikrozyten und auf der anderen Seite Erythroblasten von normalem Ausmaße sowie polychromatophile und vitalgranulierte rote Blutkörperchen. Sind gleichzeitig echte Megaloblasten und Megalozyten vorhanden, so charakterisiert das zusammen mit Leukopenie und relativer Lymphozytose, mit Milztumor, Bilirubinämie, mit Achylia gastrica und häufig mit Ikterus das Bild der Biermerschen Krankheit. Spinalstörungen sehen wir namentlich bei atypischen Biermerschen Anämien so häufig, daß man sie geradezu diagnostisch verwenden kann. Bei Botriozephalusanämie ist der gleiche Blutbefund manchmal mit Eosinophilie da; hier ist eine genaue Stuhluntersuchung von größter Bedeutung. Anämie bei hämolytischer Konstitution kann ein ähnliches Blutbild machen; in diesem Fall wird die Herabsetzung der osmotischen Resistenz der Erythrozyten diagnostisch entscheiden und es fehlen Megaloblasten und Megalozyten. Diese finden sich — darin ist NAEGELI völlig recht zu geben — nur bei Biermerscher Anämie und bei Botriozephalusanämie sowie bei den äußerst seltenen Fällen von perniziöser Anämie im Gefolge der Gravidität und der Syphilis. Bei Karzinom sollen hyperchrome Anämien vorkommen; ich sah sie ebensowenig wie NAEGELI.

Die sog. „aplastischen Anämien" stellen, wie gesagt, nichts Einheitliches dar. Sie kommen „genuin" vor (s. oben), aber schließlich kann jede Anämie in die aplastische Form übergehen. Das Blut zeigt gleichsam ein Einschlafen all seiner zellulären Bestandteile sowie der Hämoglobinbildung. Aus welchen Gründen die Funktion des Knochenmarkes sozusagen aufhört, wissen wir nicht. Wahrscheinlich werden Giftwirkungen im Mittelpunkt stehen.

Bei Tumoren des Knochenmarks, meist sind es Metastasen von Karzinom, entstehen höchst eigenartige Anämien mit dem buntesten Gemisch von Zellformen offenbar durch Reizung des Knochenmarks; namentlich sieht man viele Erythroblasten.

Die Kranken mit den verschiedenen Formen der Leukämie sehen nur manchmal blaß aus. Fast immer fühlen sie sich müde. Nicht selten kommen die Kranken mit der lymphoiden Form wegen Drüsenschwellungen oder Kranke mit myeloischer Leukämie wegen eines Milztumors, den sie durch Beschwerden merken. Fieber findet sich öfters, primäre Blutungen sind selten. Bei der lymphoiden

Leukämie spielen Hautveränderungen eine wichtige Rolle. Die Blutuntersuchung gibt den Ausschlag für die Annahme der myeloiden oder lymphoiden, der leukämischen oder aleukämischen Form beider Leukämiearten. Man stellt sorgfältig die Zahl der weißen Zellen fest. Aber wichtiger noch ist die sichere Erkennung ihrer Art und die Differenzierung der einzelnen Formen. Auf diesem Wege sind die myeloide und die lymphoide Form der Leukämie zu erkennen. Nur zuweilen macht das Unterscheiden der Myeloblasten von Lymphozyten gewisse, seltner das der Myeloblasten von Lymphoblasten unüberwindliche Schwierigkeiten. Recht häufig, ja ganz gewöhnlich findet man krankhaft veränderte weiße Zellen. Auf die Zahl der jungen Zellen ist wegen der Prognose bei jeder Leukämie großer Wert zu legen. Daß aleukämische (pseudoleukämische) Fälle ganz ohne qualitative Veränderungen des Bluts einhergehen, kommt vor, ist aber äußerst selten. Ganz gewöhnlich findet sich bei ihrer lymphoiden Form eine Lymphozytose mit abnormen Bildern krankhaft veränderter Lymphozyten, bei der myeloiden sehen wir jugendliche Markzellen und auch wieder abnorme Zellen. Auf das Vorhandensein krankhaft veränderter weißer Zellen ist bei allen Leukämien größter Wert zu legen.

Das Krankheitsbild dieser „Blutkrankheiten" kann sich dem Arzt in äußerst verschiedener Form zeigen, namentlich wenn die Kranken im Anfang zu ihm kommen. Zum Beispiel merken die Menschen mit lymphoider Leukämie nur vereinzelte geschwollene Drüsen, so daß diagnostisch auch Tuberkulose oder das Granulom in Betracht kommen. Berücksichtigt man noch das Myelom und Chlorom, so können die Erwägungen sehr verwickelt und schwierig werden, doch überschreitet das Eingehen darauf den Plan dieses Buches.

Nicht allzu selten treffen wir gewissermaßen als Gegenpol einer Anämie Vermehrung der Erythrocyten. Die Kranken sehen dann kirschrot aus — oft ist das unmittelbar charakteristisch. Bestehen Störungen der Atmung, so ist tiefe Zyanose vorhanden. Erythrozyten und Leukozyten sind vermehrt, ebenso ist der Hämoglobingehalt bei diesen Erythrämien höher. Sie kommen sekundär, man möchte sagen, reparatorisch vor bei chronischen Störungen, namentlich Insuffizienzen von Kreislauf und Atmung. Aber auch als primäre, genuine Störung — man kann auch sagen Krankheit (Vaquez), meist dann mit Milztumoren und oft mit Erhöhung des arteriellen Drucks. Die Diagnose ist leicht zu stellen, wenn man an die Krankheit denkt und untersucht.

Der Befund nicht ins Blut gehöriger oder pathologischer Zellen im Blut kehrt immer dann wieder, wenn Veränderungen des Knochenmarks vorhanden sind. Also abgesehen von den akuten und chronischen Leukämien, bei den verschiedenen Reaktionen des Knochenmarks auf Infekte, bei der Karzinose des Knochenmarks und bei den Chloromen. Das Myelom, von dem es ja auch lymphoide Formen gibt — man muß im Knochenmark immer mit einem Auftauchen von Lymphomherden rechnen — ist charakterisiert durch Knochenerscheinungen und oft durch das Auftreten des Bence-Jonesschen Eiweißkörpers im Harn. Die Blutverhältnisse dabei sind nicht genügend bekannt.

Der Kreislauf.

Unter den Erscheinungen des Kreislaufs steht ganz voran der Puls. Er war dem erfahrenen Arzt von jeher ein Kriterium, nicht nur für den Zustand des Kreislaufs und besonders des Herzens, sondern auch für den des Allgemeinzustandes. Das einfache Befühlen des Pulses ist am wichtigsten, aber zugleich am allerschwersten zu erlernen. Jedwede Kurve aufzunehmen ist viel leichter, als den Zustand des Kreislaufs nach der Palpation des Pulses zu beurteilen. Wir müssen uns üben unser Leben lang, und lernen es doch nie genug. Ich kann hier natürlich nicht eine Pulslehre geben. Zahl der Herzkontraktionen in der Ruhe und nach Belastungen, sowie im Vergleich zur Temperatur und das Oberflächliche des Rhythmus (gewöhnliche Extrasystolen mit kompensatorischer Pause und Irregularitas perpetua) sind leicht zu beurteilen. Die eindringendere Analyse erfordert die Pulsschreibung (am besten nach FRANK) am Krankenbett und dazu noch das Elektrogramm. Ich rate, das letztere für jeden Kranken zu verwenden, bei dem eine Störung des Kreislaufs besteht, richtiger gesagt, eine Störung der Kreislaufsorgane, besonders des Herzens. Man sieht mit seiner Hilfe Anomalien der feineren Koordination der Herzteile, die man sonst nicht wahrnehmen kann; aus Gründen der Vorsicht sehe ich vor der Hand noch davon ab, Urteile über Herzleistung auf Grund der Elektrogramms zu fällen. Manche verwickelte Störungen seitens der Erregungsleitung sind nur mit Hilfe elektrographischer Kurven zu erkennen. Gewiß wird nicht jeder Arzt die Pulsschreibung oder die Elektrographie ausüben — es ist nicht jeder ein MACKENZIE. Aber jeder muß sehen, wo er Gelegenheit findet, daß ein Kenner bei den Kranken, für die es notwendig ist, die Untersuchung vornimmt, und solche Gelegenheiten müssen geschaffen werden. Ich möchte doch auch, mindestens für den Kreislaufarzt, stärkerer Benutzung guter Sphygmographen das Wort reden. Mit Interesse, Sorgfalt und Übung kann der Einzelne sehr viel feststellen.

Das, was der Arzt durch Befühlung des Pulses oder besser mit dem Sphygmographen jedenfalls finden kann, sind zunächst die ventrikuläre Extrasystolie, die Überleitungsstörungen mit dem Vorhof-Kammerblock, sowie die Irregularitas perpetua. Die ventrikulären Extrasystolen sind, soweit sie einzeln auftreten, an der kompensatorischen Pause dem rhythmusverstehenden Arzte mit Hilfe von Auskultation oder Palpation ohne weiteres kenntlich. Häufen sie sich, so können sie ohne Pulsschreibung von der Irregularitas perpetua nicht unterschieden werden, das sind aber sehr seltene Fälle. Die absolute Irregularität überwiegt durch ihre Häufigkeit so außerordentlich, daß man kaum einen Fehler machen wird, wenn man bei völlig unregelmäßigem Pulse, sei es, daß er sich dauernd, sei es, daß er sich in Anfällen findet, Vorhofflimmern annimmt. Den partiellen Block kann man durch bloßes Tasten erkennen, wenn WENCKEBACH-sche Perioden bestehen, weil dann in regelmäßiger Folge ein Puls ausfällt. Und der „völlige Block" ist meist erkennbar an etwa 40 Kammerpulsen, die meist ziemlich regelmäßig auftreten. Zuweilen sieht man unabhängig vom Kammerrhythmus Vorhofserhebungen an den Venen oder hört den leisen Ton des Vorhofs. In allen andern Fällen von Rhythmusstörung ist eine sichere Diagnose nicht möglich ohne elektrische oder graphische Registrierung.

Die elektrographische Methode wird niemand mehr entbehren wollen oder können, der sie versteht. Es ist aber für ihre Verwendung am Krankenbett nicht nur gute Methodik, sondern ebenso klare Kritik notwendig. Denn manche Untersucher bzw. solche, die sich nur mit der Elektrographie und nicht mit dem Kranken beschäftigen, geben auf Grund hypothetischer Annahmen sowie auf Grund kleiner Veränderungen der Kurve Urteile ab über das Verhalten einzelner Herzteile oder über die Herzkraft, die uns noch nicht begründet erscheinen. Arzt und Verfertiger des Elektrogramms müssen also für seine Verwertung zur Beurteilung des Krankheitszustandes immer in nächster Verbindung sein. Höchst wichtig für therapeutische Erwägungen ist es, am Elektrogramm die Überleitungszeit festzustellen.

Den Blutdruck beurteilt man am besten nach Bestimmung mit einem Sphygmomanometer. Gute Übung gestattet auch für dieses Urteil mit Hilfe der Befühlung weiterzukommen; man bedenke, daß die alten Ärzte die Spannung des Pulses — das entspricht dem Blutdruck — immer mit Hilfe der Palpation schätzten und sehr richtige Urteile abgaben. Unsere Fähigkeit der Pulsfühlung hat zweifellos durch den Gebrauch der Instrumente gelitten. Wir müssen sie auf jede Weise pflegen. Indessen unter allen Umständen ist die Bestimmung des Blutdrucks mittels des Manometers viel sicherer; sie ist auch innerhalb der für unsere Aufgaben ausreichenden Grenzen quantitativ. Und wenn der Puls klein und leer ist, unterschätzt man leicht die Spannung, während man sie am großen und vollen Puls leicht als zu hoch ansieht. Den Blutdruck kann aber jeder bestimmen, weil es einfache, zuverlässige und billige Apparate gibt. Wir benutzen eines der Modelle, die nach dem Prinzip von RIVA ROCCI mit breiter Manschette konstruiert sind.

Man untersucht auskultatorisch oder palpatorisch den Maximal- und Minimaldruck und lernt dabei die Amplitude kennen. Ist der Druck erhöht, so soll man seine Schwankungen verfolgen und nachsehen, ob er fixiert ist in einer bestimmten Höhe oder ob er schwankt, z. B. bei Liegen, Ruhe und vorsichtigem Essen zurückgeht. Das erstere ist in den schweren Fällen von Arteriosklerose und Granularatrophie der Fall, während der Druck bei den leichteren Zuständen dieser Krankheiten, bei nervösen und konstitutionellen Verursachungen viel mehr schwankt und namentlich heruntergeht, wenn die Kranken zur Ruhe kommen. Blutdruckkurven nach dem Vorschlage von FAHRENKAMP anzulegen ist sehr zweckmäßig. Wer auf die Schwankungen des Blutdrucks zu achten gewöhnt ist, wird vorsichtig in der Beurteilung von Mitteln, die den Blutdruck herabsetzen sollen.

Ich könnte und möchte wohl noch mancherlei über die Bedeutung der Blutdruckmessung sagen. Aber für die Grundlagen muß ich doch verweisen auf das in der pathologischen Physiologie ausführlich Gesagte. Ganz gewiß gibt es eine ganze Reihe familiär-konstitutioneller und nervös-funktioneller Hypertonien. Aber die große Mehrzahl der Kranken gehört doch in das Gebiet der Arteriolen- und Nierenerkrankungen. Das glaube ich sagen zu müssen, weil meines Erachtens die Ärzte jetzt zuviel über die Harmlosigkeit der „Blutdruckkrankheit" belehrt werden. Gewiß gibt es vereinzelte Kranke, deren oft recht hohe Steigerung des Blutdrucks rein funktionell entstand, und nachdem die unbekannte oder bekannte dann meist seelisch-nervöse Veranlassung beseitigt ist, wieder völlig verschwinden kann. Aber das ist recht selten. Und wenn man auch bei Kranken mit hohem Blutdruck im Anfange außer der Reaktion des Herzens auf die Supertension nichts zu finden braucht, so ist doch auch das nicht das gewöhnliche. Vielmehr machen sich fast immer, sofern nicht eine Nierenkrankheit vorliegt, sehr bald Störungen oder Erscheinungen von seiten der Arterien auch im Befunde geltend.

In dem Pulsfühlen ist ja etwas enthalten, was meines Erachtens in den anderen Methoden nicht aufgeht — allerdings kann ich das volum-bolometrische Verfahren nicht beurteilen. Ich habe immer den Eindruck, daß der gute Arzt mit dem Fühlen des Pulses eine Art von energetischem Urteil gewinnt, wie mir scheint in der Vereinigung des Urteils über Größe, Füllung und Spannung des Pulses. Es ist das sehr schwer, das am schwersten zu erlernende. Der Arzt spricht dann von gutem und schlechtem Pulse und gibt damit ein ebenso schwierig zu gewinnendes wie bedeutungsvolles Urteil ab. Das geht meines Erachtens nicht in den einzelnen für sich bestimmten, physiologisch zu analysierenden Qualitäten des Pulses auf.

Wichtig ist es auch, Größe des Pulses und Füllung der Arterie festzustellen, beides hat namentlich Bedeutung im Verhältnis zur Schlagfrequenz des Herzens. Es gibt einen kleinen, leeren, weichen und beschleunigten Puls, der bei den verschiedensten Zuständen, ich denke hier an akute Infekte wie die Pneumonie und an Störungen, die sich um das Peritoneum abspielen, immer die größten Sorgen erweckt.

Die Form des Pulses ist mit dem Sphygmographen natürlich besser zu beurteilen als durch Palpation. Indessen ein ausgesprochen träger Puls bei Aortenstenose oder ein hüpfender bei Insuffizienz ist schon durch Befühlen gut festzustellen.

Wir pflegen den Puls ja in der Regel an der Arteria radialis zu befühlen, weil wir an dieser Stelle am meisten Übung haben. Öfters aber sind wir aus äußeren Gründen gezwungen, andere Stellen zu benützen. Dann müssen wir deren örtliche Verhältnisse in Rücksicht ziehen.

Für die Beurteilung des Kreislaufs sind dann weiter zu untersuchen Lage und Haltung sowie die Farbe des Kranken (Rötung, Zyanose, Blässe), die Atmung (Häufigkeit, Tiefe und Form der respiratorischen Bewegungen), Lungen (Bronchitis, Stauungslunge, möglichst auch radiologisch untersucht, Infarkte), die Atmungsempfindungen der Kranken bei der Atmung in Ruhe und Bewegung, wobei die Größe der Bewegung immer anzumerken ist. Das Sputum berücksichtigen wir genau. Sein Gehalt an Epithelien mit Hämoglobinderivaten (Herzfehlerzellen) zeigt die Stauung in der Lunge, direkter Blutgehalt den Infarkt. Füllung und Bewegung der Venen am Halse für die Beurteilung der Stauung, der Funktion des rechten Herzens, der Valvula tricuspidalis sowie der im Kreislauf befindlichen Blutmenge! Bei Übung kann man auch an den Bewegungen der Venen mancherlei sehen, z. B. bei nicht zu stark beschleunigter und ganz unregelmäßiger Herzaktion den positiven und negativen (präsystolischen) Venenpuls; ersterer zeigt, sofern nicht Vorhofflimmern besteht, die Insuffizienz der Trikuspidalklappen an, während der letztere bei jeder Insuffizienz des rechten Herzens zustande kommen kann. Kurven sind natürlich auch hier viel besser und sicherer. Aber wenn man gute Elektrogramme hat, sind Venenkurven in der Praxis kaum notwendig, wenn sie auch noch manches Neue und Andere zeigen, besonders über das rechte Herz.

Größe, Härte und Form der Leber, Zustand des Peritoneums, Beschwerden seitens des Magens und Darms, ferner Menge, spezifisches Gewicht sowie krankhafte Bestandteile des Harns sind höchst bedeutsam für die Beurteilung von Stromvolumen und Stauung. Auf den Nachweis von Anasarka ist natürlich größter Wert zu legen, wenn wir Stauungen in der Haut suchen: an der inneren Seite der Oberschenkel und den tiefsten Teilen des Rückens finden wir bei Bettlage des Kranken das Stauungsödem oft früher als an Unterschenkeln und Füßen, ganz abgesehen davon, daß an den letzteren beiden Stellen Varizen und Unsinnigkeiten der Schuhmode leicht zu Täuschungen führen.

Eine Merkwürdigkeit liegt noch darin, daß aus Gründen, die wir noch immer nicht durchschauen, die Stauung vorwiegend oder allein in dem einen oder anderen Gebiete sich geltend macht. Klar ist die Ursache der Lungenstauung bei Mitralfehlern, hauptsächlich Mitralstenose, und bei nicht völlig kompensierten Hypertrophien des linken Herzens infolge von Hochdruck. Störungen der Atmung bei Bewegungen, vor allem aber auch schon in der Ruhe, Zyanose, Bronchitis können dann, wie gesagt, in allen Abstufungen zu finden sein. Mitunter ist der radiologische Nachweis der Stauungslunge diagnostisch wichtig.

Wird das rechte Herz zuerst in seiner Leistungsfähigkeit gestört, so treten Erscheinungen seitens der Organe aus dem Gebiete der unteren Hohlvene hervor. Das sind verständliche Dinge. Aber es gibt noch sonst zahlreiche Eigenarten in der Ausbildung der Symptomatik der ersten Insuffizienzerscheinungen, die sich teils aus den Eigentümlichkeiten und Gewohnheiten des kranken Menschen erklären, teils schwer verständlich sind. v. ROMBERG bespricht sie ausgezeichnet in der 5. Auflage seiner Herzkrankheiten, S. 190, und WENCKEBACH in „Herz- und Kreislaufsinsuffizienz“, Leipzig 1931.

Von großer Bedeutung sind Anfälle von Atemnot, die bei Herzkranken zuweilen unabhängig von jeder besonderen Anforderung an die Herzkraft, am häufigsten nachts auftreten; indessen in nicht wenigen Fällen geht doch etwas voraus, was die Herzkraft mehr als gewöhnlich in Anspruch nahm, z. B. irgendwelche Form von Überanstrengung oder ein diätetischer Exzeß, ein bronchitischer Infekt, oder auch eine schwere psychische Erregung. Schweißgebadet, zyanotisch und verfallen wachen die Kranken auf und ringen nach Luft. Der Puls ist bei diesen Anfällen von „Asthma cardiale" immer schlecht, wenn er auch, falls Kranke mit Hypertension getroffen werden, übernormal gespannt sein kann. Im Grunde liegt eine mindestens relative Insuffizienz des Herzens, namentlich eine solche des linken Ventrikels vor, in erster Linie bei Kranken mit hypertonischer Arteriolosklerose und chronischer Nephritis. Zuweilen sind diese Anfälle das erste Krankheitszeichen. Bei solchen Kranken haben wir dann als Grundlage Sklerose der Kranzarterien und dadurch bedingte Herzschwäche; deswegen verbinden sich diese Anfälle von kardialem Asthma zuweilen auch mit anginösen Erscheinungen. Der Zustand kommt ferner, wenn auch viel seltener, bei endokardialer Aorteninsuffizienz, Mitralstenose und Myokarditis vor.

Die Anfälle von Asthma cardiale führen recht häufig zu Lungenödem, vielleicht ist es richtiger zu sagen: sie gehen mit ihm einher. Seine ersten Anfänge sind oft dabei zu beobachten: man hört dann feuchte Rasselgeräusche und hat einen blutig serösen Auswurf. Bis zum schwersten allgemeinen Ödem der Lungen sehen wir alle Übergänge.

Anfälle von Atemnot können, wie H. STRAUB und v. ROMBERG hervorhoben, bei Kranken mit Herz- und Gefäßstörungen auch durch arteriosklerotische Störungen in der Gegend des Atemzentrums hervorgerufen werden. Symptomatisch können diese Anfälle denen von Asthma cardiale in hohem Grade gleichen, nur ist der Puls gut und es fehlen die Veränderungen der Blutgase, die die eigentlichen Herzanfälle charakterisieren.

Die Störungen des Blutumlaufs in der Peripherie, soweit sie den Arzt beschäftigen und von ihm erkannt zu werden vermögen, können allgemeine oder örtliche sein. Im ersteren Falle entstehen sie durch Gefäßlähmungen, namentlich solche im Splanchnikusgebiet. Es gibt da sowohl zentral bedingte Vasomotorenlähmungen, als auch peripher bedingte Störungen an den kleinsten Arterien und Venen sowie den Kapillaren. Das sehen wir hauptsächlich als Folge von Infekten und Vergiftungen: die Kranken sind dann verfallen und sehen mehr blaß als zyanotisch aus. Sie atmen schlecht und haben einen kleinen, weichen und beschleunigten Puls. Hier stehen die Beobachtungen am Menschen in völliger Übereinstimmung mit den Beobachtungen von LUDWIG und THIRY am Tier.

Es kommen umgekehrt auch spastische Zustände der kleinen Arterien und wohl auch der Venen vor, z. B. bei Bleivergiftung und infolge von nervösen Erregungen (PALS Gefäßkrisen). Hier wäre bei stärkerer Verengerung der Gefäße der Druck hoch, eine große Blutmenge zirkulierte bei einem hohen Widerstand. Das Herz wäre zu erheblichen Leistungen gezwungen. Davon ist mir aber nichts bekannt, ob bei Arteriosklerose vasomotorische Erregungen im Unterleib die kreisende Blutmenge so zu steigern vermögen, daß das hypothetisch geschilderte Krankheitsbild zustande kommt; mit scheint der Beweis dafür noch zu fehlen. Die ursprüngliche Vorstellung Eppingers über die Entstehung des Asthma cardiale würde hierfür passen.

Eine Schädigung des allgemeinen Kreislaufs durch primäre Kapillar-Parenchymbeziehungen ist mir nicht bekannt.

Von viel größerer Bedeutung wegen ihrer ungleich größeren Häufigkeit sind als „periphere Erscheinung" örtliche Kreislaufstörungen. Es ist für den Arzt höchst wichtig, überall bis in die kleinen Verzweigungen hinein die Arterien zu befühlen und die symmetrischen Gefäße beider Seiten genau zu vergleichen. Gewiß gibt es einzelne mehr oder weniger bekannte angeborene Anomalien des Gefäßverlaufs, z. B. an der Arteria radialis. In der Regel aber sind die symmetrischen Pulse gleich. Auf diesem Wege der Untersuchung finden wir die Grundlagen für die Dyskinesia arteriosklerotica, und vor allem — was viel zu wenig bekannt ist — für manche Fälle von Extremitätengangrän, wie sie von Bedeutung sind nicht nur im Gefolge der Arteriosklerose und des Diabetes, sondern vor allem bei infektiöser Arteriitis. Heftigste Schmerzen leiten hier den Vorgang ein. Diagnostisch werden sie anfangs sehr häufig übersehen und mit Neuritis (Ischias!) verwechselt. Embolien der Arterien bei festgestellter oder auch noch nicht bekannter Endokarditis oder aus Herzthromben erzeugen ebenfalls furchtbare Schmerzen und Gangrän. Die Pulse in den Arterien der erkrankten Teile fehlen bei Dyskinesia arteriosklerotica durchaus nicht immer; funktionelle Veränderungen, also Gefäßspasmen, die sich namentlich bei Bewegungen einstellen, sind häufig und wichtig. Daß übermäßiges Rauchen oft zugrunde liegt, wie Wilhelm Erb annahm, ist sicher richtig. Thrombosen kleinerer oder größerer Venen in Haut und Muskeln werden der sorgfältigen Untersuchung, die von den Klagen der Kranken über Schmerzen geleitet wird, nicht entgehen. An inneren Gefäßgebieten, z. B. Beckenvenen, können aber Thrombosen in ausgedehntem Maße vorhanden sein, ohne daß man irgend etwas merkt, und wir werden dann durch Embolien überrascht.

Die Bedeutung der arteriellen und venösen Thrombosen liegt ja am Ende in der Einschränkung bis Aufhebung des Stromvolumens für das betreffende Gebiet. Der Grad der Schädigung hängt in hohem Maße davon ab, wie die arterielle bzw. venöse Gefäßversorgung geordnet ist; deswegen können die Folgen nicht nur bei verschiedenen Organen, sondern auch bei gleichem Gefäßgebiet durch Kollateralen so verschieden gestaltet werden. Zu den genannten Folgen arterieller oder venöser Verengerung, sagen wir von Herabsetzung des Stromvolumens, kommt aber nun noch die Symptombildung seitens der Organparenchyme aus der Herabsetzung des Stromvolumens. An der Niere sinkt die Harnmenge, Nierenembolien führen zu Hämaturie und evtl. zu Schmerzen. Große Lungenembolien führen zu schwerster Atemnot oder zum Tode, kleinere bei Stauung zu hämorrhagischen Infarkten, und diese erzeugen blutigen Auswurf; sie können Pneumonie und Pleuritis hervor-

rufen. Milzembolien sind, namentlich wenn der Infarkt an die Oberfläche heran-
reicht, mit sehr heftigen Schmerzen verbunden. Auch die Thrombose der Penis-
arterien macht furchtbare Empfindungen. An zahlreichen Stellen des Nervensystems wird die besondere, ihnen zukommende Verrichtung durch Thrombosen oder Embolien eingeschränkt oder aufgehoben. Am Herzen entwickeln
sich bei Verschluß oder Verengerung von Kranzarterien je nach ihrer Größe
ganz verschiedene Erscheinungen: bei kleinen Gefäßen einfache Infarkte, die
schließlich bei größer Zahl oder besonderem Sitz die Herzkraft beeinträchtigen.
Störung des Blutumlaufs in den großen Kranzarterien, besonders Mündungs-
stenosen, erzeugen Anfälle von Angina pectoris; plötzlicher Verschluß eines
Hauptstammes mit folgender Myokardnekrose führt zu stärkster Herzschwäche
mit den qualvollsten, sich lang hinziehenden anginösen Beschwerden, häufig
mit Perikarditis, zuweilen mit Glykosurie.

Die Auskultation der peripheren Arterien spielt ärztlich eine geringe Rolle.
Wichtig ist eigentlich nur die Verfolgung systolischer Geräusche vom Herzen
in Karotis und Subklavia, weil das doch in hohem Maße zur Zurückführung
solcher Geräusche auf die Aortenwurzel beiträgt. Von großer Bedeutung ist
natürlich die Feststellung der Akzentuation oder des klingenden Charakters
des zweiten Aortentons. Er kommt zustande auf Grund des Verhältnisses von
Aortendruck und Beschaffenheit der Aortenwand (Nephritis, Aortitis, Arteriosklerosen, Syphilis). Die Betonung des zweiten Pulmonaltons zeigt uns die verstärkte Tätigkeit (und Hypertrophie) der rechten Kammer an.

Für die Untersuchung des Herzens selbst ist genaue Betrachtung der
Herzgegend und der Pulsationen, sorgfältige Perkussion des Herzens und Mediastinums nach allen Regeln der Kunst mit Bestimmung des Lungenrandes,
der absoluten Dämpfung und des Gesamtherzens (annähernd relative Dämpfung)
nötig.

Immer dann, wenn bei nachgiebigen weichen Rippen ein Herz sich schnell
vergrößert, entwickelt sich eine Vorwölbung der Herzgegend; besonders bei
Kindern sehen wir das. Die Stelle des Spitzenstoßes zu suchen, ist für die Lagen-
und Größenbestimmung des Herzens von Bedeutung. Der hebende Charakter
des Spitzenstoßes findet sich schon bei starker Kontraktion des linken Ventrikels.
Er ist aber kein sicheres Zeichen dafür, und den langsam hebenden Herzstoß
sieht PÄSSLER[1] geradezu als Zeichen ungenügender Tätigkeit der (hypertrophischen)
linken Kammer an.

Schirmdurchleuchtung des Herzens sowie Orthodiagramm oder Fernphoto-
graphie brauchen wir in allen nicht ganz klaren und einfachen Fällen für
eine sichere Größenbestimmung des Herzens wegen der Form der einzelnen Herzteile, der des Mediastinums und vor allem wegen der Aorta, denn diese ist nur
mit Hilfe der Perkussion kaum je ausreichend zu beurteilen. Die diffusen Erweiterungen oder Verlängerungen der Aorta bei Erkrankung ihrer Wand (Sklerose,
Syphilis, manchmal auch infektiöse Arteriitis), vor allem aber örtliche und

---

[1] Verh. dtsch. Ges. inn. Med. **1929.**

spindelförmige Erweiterungen des Gefäßes an der Wurzel, am Bogen oder am absteigenden Teile als Zeichen der Syphilis sind doch, von wenigen Fällen abgesehen, mit Sicherheit nur auf radiologischem Wege festzustellen. Und von welcher Bedeutung ist das für die Beurteilung und Behandlung von Herzstörungen! Es gibt ja da nicht wenige Fälle, bei denen man von vornherein einen syphilitischen Ursprung des Befundes annehmen darf und muß. Allerdings ist hier meines Erachtens größere Vorsicht im Urteil notwendig, als wir früher zuweilen dachten, indem die nichtspezifische Sklerose doch als recht polymorph anzusehen ist. Ähnlich ist es ja mit der nichtendokardialen Aorteninsuffizienz gegangen: sie ist zwar meist syphilitisch, aber gegenüber unseren früheren Auffassungen doch auch nicht allzu selten einfach sklerotischer Natur. Jedenfalls rate ich zu großer Vorsicht für alle nicht ganz sicher begründeten therapeutischen Konsequenzen.

Sorgfältige Auskultation des Herzens und gegebenenfalls der Arterien schließt die Untersuchung der Kreislauforgane ab. Auf die verschiedenen Arten der Herzgeräusche und ihre Verwertung für die Erkennung und Beurteilung von Krankheitszuständen gehe ich hier absichtlich nicht ein.

Was wir am Ende für die Funktion wissen wollen, sind Stromvolumen und Strömungsgeschwindigkeit des Blutes. Die Klinik hat jetzt gute Verfahrungsweisen für beides, und, wenn wir dazu noch im Blut die Menge von Sauerstoff und Kohlensäure bestimmen, so gewinnen wir doch einen weit tieferen Einblick in den Kreislauf als früher.

Der Arzt ist freilich viel schwieriger daran, und für ihn schreibe ich. Von einer direkten Bestimmung des Stromvolumens oder der Blutgase in der Praxis kann noch nicht entfernt die Rede sein. Wir müssen hier mit Hilfe von guter Untersuchung und weitsichtiger Beurteilung das, worauf es ankommt, zu schätzen suchen. Das ist die Leistung und die Leistungsfähigkeit des Herzens[1].

Von den Klappenfehlern ging der TRAUBEsche Begriff der Kompensation und Kompensationsstörung aus. Man verstand unter Kompensation die Ausgleichung der durch einen Ventildefekt geschaffenen Fehler des Kreislaufs. Später wurden diese Gedanken auch auf den Ausgleich extrakardialer Störungen übertragen. Nachdem man allmählich die Bedeutung der muskulären und der von den Gefäßen ausgehenden Störungen des Herzens und ihre große Komplikation kennenlernte und, da man erst sagen muß, für welche Aufgabe des Herzens man von einer Ausgleichung sprechen will, könnte man jene Begriffe jetzt fallen lassen. Meines Erachtens ist es vorzuziehen, statt dessen den genauen funktionellen Zustand des Kreislaufs im Einzelfall zu beschreiben. Der Begriff der Kompensation, soweit man darunter jetzt das Fehlen veränderter Blutverteilung in der Ruhe versteht, ist aber so fest eingebürgert, daß man ihn, namentlich zum Vergleich verschiedener Zustände bei dem gleichen Menschen, vorerst zweckmäßig weiter gebrauchen dürfte.

---

[1] Vgl. v. BERGMANN, Dtsch. med. Wschr. **1930,** Nr 14. — GOLDSCHEIDER, Med. Klin. **1930,** Nr 24/25.

Liegt oder sitzt ein Kranker ruhig vor dem Arzt, so wird dieser, wenn er Aussehen, Atmung, Puls, Lungen, Leber, Harn und Haut des Kranken berücksichtigt, bald sehen, ob Kreislauf und Stromvolumen für die Ruhe des Kranken ausreichen. Von größter Bedeutung ist die Beachtung der Blutverteilung. Die Überfüllung der Körpervenen, kenntlich durch Stauung und Pulsation der Jugulares, Schwellung der Leber, Abscheidung eines konzentrierten eiweißhaltigen Harns, Anasarka zeigt immer die Insuffizienz des rechten Herzens. Zyanose, Atemnot, Bronchitis, Husten mit Auswurf hämatoidinhaltiger Epithelien finden wir bei Stauung in der Lunge (Insuffizienz des linken Herzens, schwere dekompensierte Mitrafehler, namentlich Stenose). Die Verteilung des Blutes hängt ab von der Möglichkeit des Abflusses aus einem Bezirk und dem Nachschub in ihn. Somit sind innerhalb gewisser Grenzen aus der Form der Blutverteilung Art und Ort der Kreislaufstörung beurteilbar. In den meisten Fällen von Herzinsuffizienz, die einige Zeit (mindestens mehrere Tage) gedauert hat, und auch während der Ruhe, also immer vorhanden ist, finden wir diese Form der Kreislaufstörung mit veränderter Blutverteilung. Meist liegt eine Schwäche beider Herzkammern vor, deswegen sehen wir am häufigsten Körpervenen- und Lungenstauung vereinigt. Aber es gibt doch Kranke, bei denen die Blutüberfüllung der Lunge zum mindesten ganz im Vordergrund steht, z. B. bei manchen Menschen mit Mitralstenose oder solchen mit Insuffizienz des linken Ventrikels. Wir kennen auch Kranke, bei denen nur eine Stauung in den Körpervenen besteht, das ist aber seltener. In den meisten Fällen ist, wie gesagt, eine allgemeine Stauung vorhanden, dabei sieht man nicht selten Bilder, in denen die eine oder die andere Seite mehr hervortritt. Das ist aber immer zu bedenken, daß die unendliche Vielseitigkeit der Natur sich nicht an das Schema unserer Experimente hält. Man darf also jene das Verständnis erleichternde physiologische Betrachtung keinesfalls klinisch-dogmatisch nehmen. Immerhin dient sie vorsichtig verwendet unserer Einsicht.

Fehlt veränderte Blutverteilung in der Ruhe, so brauchen Herz und Kreislauf noch längst nicht normal zu sein, denn bei vielen Menschen äußern sich die Störungen erst, wenn Anforderungen an das Herz gestellt werden. Oft bemerkt man schon Kurzatmigkeit, wenn die Kranken einige Worte sprechen oder Bewegungen machen, z. B. sich ausziehen. Oder man läßt die Kranken eine Reihe ihnen bekannter Treppen steigen und betrachtet, wie sie sich dabei verhalten: wie sie aussehen, ob Erschöpfung, Kurzatmigkeit und Zyanose besteht. Die Art des Pulses, seine Häufigkeit und die Schnelligkeit, mit der er zur Norm des Kranken zurückkehrt, sind bedeutungsvoll. Wenn man solche Beobachtungen kombiniert mit sehr genauer Ausfragung des Kranken über das, was er selbst über Störungen seiner Leistungsfähigkeit beobachtet hat — ich halte das letztere für die Hauptsache —, so gewinnt man ein gewisses und vorerst meist ausreichendes Urteil über die Leistungsfähigkeit des Kreislaufs. Genaue messende Methoden für ihre Prüfung sind noch nicht da. Aber ich glaube, daß der sorgfältig beobachtende und forschende Arzt mit den gegenwärtig ausgebildeten Verfahrungsweisen ein für die Anforderungen der Praxis ausreichendes Urteil über die Leistungsfähigkeit des Herzens auch für die ersten Anfänge der Leistungsverminderung erhält.

Für die Symptomatik und Beurteilung der Herzkrankheiten spielt, wie Romberg schon vor Jahren hervorhob, der Zustand der Gefäße eine wichtige Rolle. Es gibt Herzstörungen, die sich mit Ansammlungen des Bluts im Splanchnikusgebiet verbinden; in den meisten Fällen von venöser Stauung ist das sicher der Fall. Dann entstehen Symptombilder, die gewisse Ähnlichkeit haben mit den oben erwähnten Gefäßlähmungen. Ich meine aber nicht, daß man sie grundsätzlich von den gewöhnlichen Bildern der Herzinsuffizienz abtrennen soll und kann. Bei den außerordentlich verwickelten Kreislaufregulationen[1], die jedes Geschehen im Organismus begleiten und ermöglichen, muß man an sich auf die größten Variationen gefaßt sein; die Blutmengen, die durch die einzelnen Gefäßgebiete hindurchströmen, müssen und werden außerordentlich schwanken je nach den besonderen Anforderungen, die an den Organismus gestellt werden. Man kann überhaupt nicht von einem einheitlichen Blutstrom reden, wenn man alle Organe im Auge hat. Wir dürfen, wenn wir an die „zirkulierende Blutmenge" denken, höchstens sagen, daß einmal mehr, einmal weniger Blut in der Zeiteinheit durch beide großen Hohlvenen dem Herzen zuströmt. Die dem Herzen zufließende Blutmenge ist natürlich bestimmt von dem Blutbedürfnis und der Blutemission der Gesamtheit der Organe. Daß zeitweise und unter besonderen Umständen in gewissen Gebieten (z. B. Arteriolen, Venen, Kapillaren des Splanchnikusgebiets oder in der Haut) das Blut sehr langsam strömt, wenn deren Gefäße erweitert sind, ist nach der berühmten Untersuchung von Ludwig und Thiry sicher. Dann erhält das Herz weniger Blut. Aber wie, noch dazu an Kranken, die Verteilungen wirklich sind, und wie das Blut an den Stellen, die man meines Erachtens nicht glücklich als Depots bezeichnete, wirklich strömt, das weiß man noch nicht genauer. Und ich kann nicht zugeben[2], daß wir jetzt schon berechtigt sind, allgemein von Dekompensationen mit erhöhter und herabgesetzter zirkulierender Blutmenge zu sprechen, obwohl das an sich von großer Bedeutung sein kann. Diese Betrachtung gehört indessen mehr in das Gebiet der pathologischen Physiologie.

Aus alledem versuchen wir uns ein möglichst klares Bild zu machen von der Leistung und der Leistungsfähigkeit des Kreislaufs und vor allem des Herzens. Indessen so wichtig und notwendig die funktionelle Beurteilung des Kreislaufs ist — man kann gar nicht scharf genug hervorheben, daß für eine Gesamtbeurteilung des Kranken zugefügt werden muß eine genaue Feststellung der Ursache der Herzstörungen und der ihnen zugrunde liegenden anatomischen Verhältnisse. Sich mit der allgemeinen Funktionsdiagnose Herzinsuffizienz zu begnügen, ist ein arger Schlendrian und ein großer Fehler. Hier muß man wirklich die alte pathologisch-anatomische Diagnose der Pariser und Wiener Schule hoch halten, denn das letzte Urteil über Störungen des Kreislaufs in prognostischer

---

[1] Vgl. Rein, Klin. Wschr. **1930**, Nr 32.
[2] Vgl. Goldscheider, Med. Klin. **1930**, Nr 14, 527.

und auch in therapeutischer Hinsicht ist nur möglich bei genauer Kenntnis aller Faktoren und bei gleichmäßiger Zusammenfassung von ihnen zur Darstellung des Krankheitsbildes. Die frühere rein morphologische Betrachtung war vom Standpunkte des Arztes aus ebenso einseitig, wie es eine gegenwärtig öfters geübte rein funktionelle ist.

Für die ganzen folgenden Erörterungen wird immer die Diagnose der Hypertrophie und Dilatation der Kammern eine große Bedeutung haben. Die Dilatation wird erschlossen aus der Vergrößerung des Herzens. Hypertrophie an sich macht keine mit ärztlichen Mitteln feststellbare Vergrößerung der Herzfigur. Man diagnostiziert sie gewohnheitsgemäß aus der Akzentuation der zweiten Töne an der Basis, und verwendet für den linken Ventrikel noch die Beschaffenheit des Spitzenstoßes. Das Wichtigste für die Annahme der Hypertrophie eines Herzteils ist meines Erachtens aber das Vorhandensein von Zuständen, die erfahrungsgemäß Hypertrophie hervorrufen — ein freilich gefährlicher, aber meist erlaubter Schluß.

Mit Hilfe der Größebestimmung des Herzens und seiner einzelnen Teile, sowie vor allem der Auskultation, stellen wir fest, ob ein Klappenfehler vorhanden und welcher Art er ist. Wegen der Frage der Therapie ermitteln wir in jedem Falle seine Ursache (Angina, Polyarthritis) und sehen vor allem nach, ob er sich als einfacher Ventildefekt darstellt, d. h. als Ergebnis eines Prozesses, der abgelaufen war, oder ob noch eine Endokarditis besteht (Fieber, Milztumor, Störungen der Herzaktion). Dann untersuchen wir deren Natur: Endocarditis simplex oder ulcerosa. Von den Formen der letzteren ist die meist auf Infektion mit Streptococcus viridans zurückzuführende Endocarditis lenta besonders zu berücksichtigen, denn sie verläuft immer tödlich. Sie wird wegen der zuweilen milden Erscheinungen der mit ihr verbundenen Sepsis leicht übersehen, aber man kann sie fast immer diagnostizieren, wenn man an sie denkt und Anämie, Nephritis, Milztumor, Gelenkerscheinungen, multiple Embolien und die im Blute häufig nachweisbaren Streptokokken untersucht. In den meisten Fällen von Endocarditis lenta ist eine Aorteninsuffizienz mit Mitralfehler vorhanden. Deswegen ist die Verwechslung mit syphilitischer Aorteninsuffizienz leicht möglich; es soll bei ihr die Wassermannsche Reaktion vorkommen, mir ist das aber nicht sicher, denn in den Fällen von Endokarditis, die ich mit dieser Reaktion sah, war eine frühere Infektion nicht abzulehnen. Bei den einfachen Endokarditisformen ist wegen der Frage der Therapie die Auffindung des Ausgangsherdes (Tonsillen, Zähne, Kieferhöhlen) bedeutungsvoll. Demgegenüber nützt in allen Formen der Endocarditis ulcerosa seine Auffindung der Behandlung leider nichts, denn ich habe noch nie gesehen, daß ein solcher Fall zur Heilung kommt.

In manchen Fällen von alten Klappenfehlern mit rekurrierender Endokarditis ist die Diagnose, wenn man diese Beziehungen nicht kennt, dadurch erschwert, daß durch den Infekt an dem Herzbefund, den man oft seit Jahren kennt, gar nichts geändert wird. Nur ein in seiner Form atypisches und schwankendes Fieber und Milztumor weisen auf das Bestehen des rekurrierenden Infekts hin, und im Blute findet man nicht selten Streptokokken. Es ist gewiß nichts Seltenes, daß eine Endocarditis ulcerosa sich an Herzklappen entwickelt, die schon früher geschädigt waren. Aber kein Geringerer als der so außerordentlich erfahrene SCHOTTMÜLLER hebt hervor, daß der Streptococcus viridans sich eher noch häufiger an vorher normalen Klappen ansiedelt[1].

Während in unserer Jugend auf die minutiöse Diagnose der Form der Herzerkrankung, vor allem, ob Myokarditis, Koronarsklerose oder ein Klappenfehler besteht, der größte, vielleicht nicht selten zu große Wert gelegt wurde, trat diese dann meines Erachtens unverdient in den Hintergrund. Ich möchte doch dringend raten, auch hier diagnostisch so weit und klar vorzugehen, als es die Sicherheit erlaubt. Nur bei den angeborenen Herzfehlern lehne ich das ab, denn bei ihnen ist wegen der meist gleichzeitig bestehenden und ganz unberechenbaren Entwicklungsanomalien, abgesehen von der Pulmonalstenose, den Septumdefekten und einigen besonderen Fällen, die Diagnose meist so unsicher, daß man keinen so großen Wert auf feinste Präzisierung legen kann. Bei den erworbenen Störungen der Ventile achten wir zunächst darauf, ob sie von den Arterien und von der Aorta ascendens und der Aortenwurzel ausgehen. Denn dann liegt, abgesehen von den sehr seltenen Fällen von Aortitis nach Infekten doch meist Syphilis oder das weite und unbestimmte Gebiet der Arteriosklerose zugrunde. Der Ventildefekt als solcher tritt in den Hintergrund demgegenüber, daß am Aortenostium und an der Aortenwurzel etwas vor sich geht. Hier hat man ohne eigentliche Stenose des Ostiums das rauhe systolische Geräusch bei Sklerose und Syphilis der Aorta ascendens, und selbst wenn ein diastolisches Geräusch am Sternalansatz der dritten linken Rippe da ist, das eine Insuffizienz der Semilunarklappen erweist, ist das klinisch Bedeutsame nicht in erster Linie der Klappenfehler, sondern die Tatsache, daß die Aorta verändert ist, und zwar bei bestehender Insuffizienz der Aortenklappen wesentlich häufiger syphilitisch als arteriosklerotisch.

Demgegenüber steht bei Mitralinsuffizienz mit oder ohne Stenose, bei Mitralstenose und bei endokardialer Aorteninsuffizienz ohne oder mit Mitralfehler der Ventilfehler im Vordergrund. Und es ist nicht gleichgültig, welche Art Klappenfehler vorhanden ist. Die Aorteninsuffizienz stellt auch bei gleicher Stärke andere Anforderungen an den Herzmuskel und die Gefäße, als die Mitralfehler, und sehr erheblich tritt diese Differenz hervor, wenn starke Ventildefekte vorliegen. Die ärztliche Erfahrung zeigt demgemäß, daß Herzinsuffizienz in beiden Fällen von verschiedener Bedeutung ist.

Immer notwendig ist es, sich ein Urteil zu verschaffen über die Größe des Klappenfehlers, weil davon — das ist sehr genau untersucht — in höchstem Maße die Anspannung der Ausgleichsvorrichtungen abhängt. Unter sonst gleichen Verhältnissen verliert ein Herz mit schwerem Klappenfehler leichter seine Leistungsfähigkeit, meist ist diese sogar von Anfang an nicht sehr gut. Ferner ist aber, wie bei jedem Kranken mit Klappenfehler, zu erforschen, wie das oben

---

[1] Med. Klin. **1928**, Nr 37.

schon beschrieben wurde, ob er das Ergebnis einer Endokarditis ist, die abgelaufen ist, oder ob sie noch besteht, vielleicht gar in dem gegenwärtigen Zustand besondere Fortschritte macht. Die Diagnose kann, ebenso wichtig wie sie ist, lange Zeit sehr schwer sein. Es kommt alles darauf an, ob man gezwungen ist, die Erscheinungen eines meist sanft erscheinenden Infekts auf das Herz zurückzuführen.

Schließlich achten wir auf die Leistungsfähigkeit des Herzmuskels bei den Kranken mit Klappenfehlern. Diese kann einmal abhängig von allgemeinen Verhältnissen des Körpers oder äußeren Anforderungen, sie kann funktioneller Natur sein. Ferner von den Einflüssen, die die Krankheitsursache auf seinen Bau und auf das Perikard (Verwachsungen) ausgeübt hat: mit anderen Worten, ob gleichzeitig eine Myokarditis oder eine Entartung der Muskelfasern, eine Arteriitis an ihr, eine Perikarditis besteht. Der Zustand des Erregungsleitungssystems ist sodann von größter Bedeutung: ob Tachykardie, Bradykardie, irgendwelche Form von Überleitungsstörung, z. B. Block, besteht. Ganz bekannt ist die Schädigung der Klappenfehlerherzen durch das Vorhandensein von Irregularitas perpetua, wenn diese auch, für sich allein bestehend, fast ohne Störung der Herzkraft einherzugehen vermag.

Von den reinen Erkrankungen des Herzmuskels beschäftigen uns die akute infektiöse und die chronische Myokarditis sowie die Syphilis des Herzens. Die akute infektiöse Myokarditis stellt sich entweder auf der Höhe akuter Infekte oder bald nach ihnen ein. In beiden Fällen hat sie nicht ganz die gleiche anatomische und auch nicht ganz die gleiche klinische Form. Bei allen Infektionskrankheiten kommt sie vor, aber bei einzelnen (Diphtherie, Scharlach, Typhus, Sepsis) doch besonders häufig. Die echte chronische Myokarditis ist ihre Folge oder sie entwickelt sich primär aus unbekannten Gründen. Die Syphilis findet sich so gut wie immer im Verein mit Aortensyphilis oder auch mit Syphilis kleinerer Gefäße, örtlich oder allgemein (Organstörungen, Dysbasie, Hypertonie). Die Aorta ist also immer ganz genau zu untersuchen (Röntgen!). Man forsche nach Aorteninsuffizienz, nach Erscheinungen von Angina pectoris und weiter danach, ob sonst irgendwelche Zeichen von Syphilis da sind (Haut, Knochen, Milztumor, Pupillenreflexe, Nervensystem). Anamnese und Nachweis der Wassermannschen Reaktion, evtl. die Lumbalpunktion sind natürlich von höchster Bedeutung. Mit einer Ablehnung eines syphilitischen Ursprungs aortaler oder kardialer Erscheinungen deswegen, weil die Wassermannsche Reaktion negativ ist, sei man sehr vorsichtig. Die ganze Menge funktioneller und toxischer Einflüsse (Alkohol, Nikotin, Überanstrengungen der verschiedensten Art, Konstitutionelles, allgemeine Schwäche durch vorausgehende Magenstörungen, vor allem aber Fettleibigkeit) ist bei Anomalien myopathischer Natur immer zu berücksichtigen. Aber nichts kommt doch an Bedeutung und Häufigkeit gleich der Arteriosklerose und Arteriolosklerose. Hier haben wir einmal die Fälle mit ausgebreiteter Erkrankung der kleinen Arterien, mit Hypertonie, Hypertrophie, Dilatation und so häufig Insuffizienz des Herzens, vor allem aber alle Folgen der Coronarsklerose, wovon sogleich gesprochen werden wird; auf Erscheinungen von seiten des

Zentralnervensystems, seelische und körperliche, ist immer zu achten. Daß bei ausgedehnter Sklerose zahlreicher peripherer Arterien jede Druckerhöhung fehlen kann, muß beachtet werden.

Die Niere ist ja, wie v. ROMBERG unermüdlich hervorhob, in diesen Fällen außerordentlich häufig beteiligt (oft Spuren von Eiweiß), wenn auch in der großen Mehrzahl der Fälle ohne klinische Erscheinungen im Sinne der Niereninsuffizienz zu machen. Und VOLHARD nimmt an: es gibt von dieser, ich möchte sagen, funktionslosen Beteiligung bis zur Ausbildung einer Granularatrophie mit Niereninsuffizienz (Isosthenurie, mangelhaftes Ausscheidungsvermögen) alle Übergänge. Ich möchte in Übereinstimmung mit FAHR daran denken, daß jedenfalls für eine größere Zahl von den Gefäßen ausgehender Granularatrophien, namentlich im jugendlichen Alter, der vor sich gehende Krankheitsprozeß etwas besonderes für sich ist[1]. Auf das alles ist sorgfältigst zu achten, besonders prüfe man immer die Funktion der Niere. Die Untersuchung des Augenhintergrundes ist stets notwendig. Aber sie ist, falls eine Retinitis Brightii da ist, nicht mehr zu brauchen für die Annahme einer Niereninsuffizienz. Denn sie ist eine Folge von Erkrankung der Arteriolen bzw. einer Ischämie. Allerdings ist Prof. VOLHARD der Meinung, daß sie nur bei Zirkulationsstörung im Gefolge von Nierenerkrankung vorkommt. Ich vermag diese Auffassung nicht zu teilen; meines Erachtens findet man sie auch bei Arteriolosklerose.

Kardiale Erscheinungen und Hypertonie finden sich aber auch bei den Granularatrophien mit Niereninsuffizienz, die sich auf familiärer Grundlage, in jugendlichem Alter, wie FAHR meines Erachtens mit Recht annimmt, auf Grund einer besonderen Arterienveränderung entwickeln, und ebenso bei den verschiedenen Stadien der Glomerulonephritis. Man muß hier von all diesen Zuständen sprechen, weil bei ihnen allen Erscheinungen von seiten des Herzens klinisch ganz im Vordergrund stehen können. Die Diagnose ist hier zu stellen: es bestehen nebeneinander Symptome von Herz- und Niereninsuffizienz. Der Stauungsharn ist dann, wie v. ROMBERG immer hervorhob, hell, dünn, isosthenurisch.

Weiter wären zu erwähnen alle die zahlreichen Symptomenkomplexe, die abhängen von einer Sklerose der Kranzarterien und mit oder häufig auch ohne allgemeine Hypertonie, sogar mit ganz niedrigem Druck einhergehen. Es sind auf der einen Seite die Erscheinungen der Angina pectoris, die sich bemerkbar machen, auf der anderen die der Verminderung der Herzkraft. Die ersteren finden sich, wie erwähnt, hauptsächlich bei Erkrankung der Hauptstämme und besonders ihrer Mündung bzw. der Aortenbasis, die anderen bei Verschluß kleinerer Äste, der zu Infarkt führt. Im Gefolge davon entsteht der Zustand, den man als Myocarditis arteriosclerotica bezeichnet; für die Entwicklung von Dilatation und Herzinsuffizienz spielt er eine große Rolle.

Nicht selten lassen sich am einzelnen Kranken die Ursachen aufdecken, die in diesem bestimmten Falle die Störung der Herzkraft herbeiführten. Infekte können das Herz funktionell schädigen, aber sie können auch bei Klappenfehlern

---

[1] Vgl. FRANKE, Dtsch. Arch. klin. Med. **172**, 281 (SCHLAYER).

eine rezidivierende Endokarditis sowie bei andern geschädigten Herzen eine Myokarditis hervorrufen. Sehr bedeutungsvoll sind der Schädigung vorausgehende körperliche Anstrengungen irgendwelcher Art, wie sie häufig durch zu schwere Arbeit bei widrigen Lebensverhältnissen notwendig gemacht werden. Auch Übermaß in anderen Leistungen, z. B. sexuellen oder diätetischen, kann bedeutungsvoll werden. Ebenso sind schwere seelische Erregungen wichtig. In andern Fällen wächst die ursprüngliche Schädigung, also der Prozeß an den Klappen oder der Widerstand in den Arterien, so daß schließlich das Herz die daraus erwachsenden Anforderungen nicht mehr zu erfüllen vermag.

Die Perikarditis ist für das Herz viel bedeutsamer als meist angenommen wird. Zunächst begleitet sie Endokarditits und Myokarditis ganz gewöhnlich und trägt gewiß bei zur Schädigung der Herzkraft, wie schon VIRCHOW hervorgehoben. Die am perikardialen Reiben erkenntliche, manche Infekte, z. B. kruppöse Pneumonie, begleitende trockene Perikarditis wird leicht übersehen; man muß sie suchen. Meist macht Perikarditis Schmerzen. Und ebenso ist es mit mittleren und größeren Exsudaten. Diese werden ja fast immer mit Dilatationen verwechselt. An der Abschwächung der Herztöne, der Form der Dämpfung, vor allem an der Form des Röntgenschattens und am Reiben, das man in der Nähe des Brustbeins links doch meist findet, kann man die Erkennung durchführen, wenn man an die Möglichkeit der Perikarditis überhaupt denkt; das erscheint mir als die Hauptsache. Ob tuberkulös, pneumokokkenerzeugt, rheumatisch, karzinomatös oder urämisch, wird man mit Hilfe der Untersuchung des Exsudats und bei Erwägung der allgemeinen Umstände der Erkrankung auch meist erfahren. Die „Pericarditis externa" ist immer zu beachten.

Sehr schwierig ist es mit der sogenannten Pericarditis adhaesiva, man muß sagen mit den Verwachsungen der Mediastinoperikarditis. Denn die bloße Verlötung der Herzbeutelblätter macht überhaupt keine klinischen Erscheinungen, während solche bestehen können, wenn gleichzeitig Verwachsungen im vorderen und hinteren Mediastinum vorhanden sind. Schwere Herzinsuffizienz kann da sein. In den klassischen Fällen sind systolische Einziehungen der Rippen links neben dem Brustbein, hauptsächlich in der Gegend der Herzspitze, zu finden; diese selbst tritt, worauf BRAUER Wert legt, zuweilen kräftig während der Diastole vor. Der altbekannte Pulsus paradoxus kann da sein. So ist zuweilen die Diagnose zu stellen; wegen des Nutzens operativer Eingriffe ist sie wichtig. Aber recht oft verkennt man den Zustand — das heben alle erfahrene Diagnosten hervor —, sei es, daß die genannten Erscheinungen fehlen, sei es, daß sie täuschen.

Untersuchung und Beurteilung des Kreislaufs haben einmal Bedeutung für die Feststellung von Zirkulationsstörungen, wenn diese im Mittelpunkt des Krankheitsbildes stehen, also bei Erkrankungen des Herzens und der Gefäße, aber sie sind, streng und sorgfältig durchgeführt, auch höchst wichtig bei allen möglichen anderen „Organkrankheiten" nach der herrschenden Auffassung. Das Wort Organkrankheiten muß hier mit Vorsicht gebraucht werden. Denn das, was wir so nennen, ist immer viel mehr als die „Erkrankung" eines Organs.

Sehr deutlich zeigt sich das z. B. an den Kranken mit bestimmten Formen renaler Störungen. Da gibt, wie gesagt, in nicht wenigen Fällen für die Erhaltung eines leidlichen Zustandes oder sogar des Lebens die Funktion des Kreislaufs den Ausschlag. Und wie viele andere Erkrankungen werden noch durch das Verhalten der Zirkulationsorgane auf das stärkste beeinflußt! Ich will nur einige Beispiele nennen: Emphysem, Bronchitis, Pleuritis. Hier entwickelt sich, wie bekannt, häufig eine Hypertrophie des rechten Ventrikels. Es gibt Krankheitsfälle, bei denen die Grundkrankheit ganz zurücktritt gegenüber der durch die Hypertrophie des rechten Herzens nicht mehr ausgeglichenen Kreislaufstörung; es ist ähnlich wie bei der Sklerose der Lungenarterien. Sobald das rechte Herz schwach wird, treten die alarmierenden Erscheinungen auf. Ferner alle Infektionskrankheiten! Z. B. der Verlauf der Pneumonia fibrinosa wird doch nicht selten ausschließlich oder fast ausschließlich durch das Verhalten von Herz und Gefäßen bedingt. Bei allen ist der Zustand des Kreislaufs in all seinen Teilen auf das sorgfältigste festzustellen.

Von den Organen, die auf das Herz einwirken, ist wohl keins so bedeutungsvoll wie die Schilddrüse. Bekanntlich erzeugen Morbus Basedowii und Hyperthyreose, wie wir jetzt meinen, auf dem Wege der Intoxikation, die verschiedensten Formen von Herzstörungen von den leichtesten funktionellen Erregungen bis zu den schwersten Graden der Insuffizienz. Jene werden gern mit nervösen Störungen, diese mit myopathischen Störungen oder Klappenfehlern verwechselt. Aber man kann die Diagnose stellen, wenn man die an den anderen Körperorganen verstreuten Erscheinungen der Hyperthyreose in Betracht zieht (Nervosität, Zittern, Tachycardie, Abmagerung) und die Schilddrüse genau untersucht.

Es bleibt noch zu sprechen über die Empfindungen der Kranken mit Herzstörungen, sowie über das, was man nervöse Herzkrankheiten nennt. Die beiden eigentlichen Empfindungen, die mit der Herztätigkeit zusammenhängen, sind die Kurzatmigkeit und das Herzklopfen. Soweit das Gefühl der Dyspnoe nicht seelisch bedingt ist, wird es durch ungenügende Verrichtung des Kreislaufs oder der Atmung hervorgerufen. Man hat also, wenn es bei Herzkranken besteht, immer nach einer Kreislaufstörung zu suchen, und sofern das Atemzentrum nicht direkt erkrankt ist, liegt die letzte Veranlassung zum Gefühl der Atemnot immer in der Einwirkung krankhaft veränderter Blutgase auf das Zentralnervensystem.

Herzklopfen findet sich bei keiner Erkrankung so häufig wie bei der thyreoiden Intoxikation; es ist eigentlich das Symptom, das am stärksten auf diese aufmerksam macht. Ferner bei nervös erregbaren Menschen, und dann sowohl wenn eine Erkrankung des Herzens vorhanden ist, als auch wenn eine solche fehlt. Man muß also bei Kranken, die über Herzklopfen klagen, genauestens den seelischen Zustand, das Nervensystem und das Herz untersuchen. Bei allen möglichen Herzkrankheiten und Herzveränderungen kann Herzklopfen auftreten, während es ja bei den meisten und unter scheinbar gleichen Umständen fehlt; eine besondere Rolle spielt es bei vielen Kranken mit Mitralstenose. Das, worauf es von seiten des Nervensystems und des Herzens ankommt, weiß ich nicht. Daß durch Nervenerregung die Systole verstärkt und verkürzt werden kann, eröffnet die Möglichkeit eines Verständnisses. Ich gewann den Eindruck, daß kräftige Systolen an der Grenze ihrer Leistungsfähigkeit besonders leicht Palpitationen erzeugen.

Eigentliche Schmerzen fehlen bei Veränderungen des Muskels und des Endokards fast immer, dagegen sind sie bei allen Erkrankungen des Perikards etwas ganz Gewöhnliches und dann oft sehr heftig. Die schwersten Schmerzen, und zwar hinter verschiedenen Stellen vorwiegend der linken Seite der vorderen Brustwand, hinter und neben dem Sternum, meist mit Ausstrahlungen nach den verschiedensten Richtungen hin, ganz besonders aber nach dem zu C_5—D_2 gehörigen Nervengebiet des linken Arms (es trifft im wesentlichen das Ulnarisgebiet) sehen wir bei Veränderungen der Aortenwurzel und der Mündung der Kranzarterien. Treten sie, mit Angst verbunden, in kurz dauernden Anfällen auf, so ist das „Angina pectoris", wohl das Fürchterlichste, was es für den Menschen gibt. Die Diagnose der Angina pectoris wird in erster Linie anamnestisch gestellt und ist meines Erachtens so gut wie immer einfach und klar. Denn die Anfälle finden sich doch in der großen Mehrzahl der Fälle bei Menschen, bei denen irgend etwas auf Koronarsklerose oder Sklerose der Aorta oder Syphilis des Herzens hinweist. Und die wenigen — allerdings ganz schweren — Fälle, in denen jeder Befund am Herzen fehlt, lassen sich in der Regel durch die Anamnese beurteilen. Daß es „nervöse", im wesentlichen psychogene Zustände gibt, die fast gleich, mehr noch ähnlich aussehen, ist sicher. Ich muß aber sagen, daß sie doch durch ihr Symptombild, die Umstände ihres Auftretens und durch den Befund am Kranken so gut wie immer zu unterscheiden sind, weil bei der rein nervösen Form fast immer vasomotorische Erscheinungen stark hervortreten. Man versucht jetzt Aorten- und Koronarschmerzen diagnostisch voneinander zu trennen; mir ist das ärztlich bisher nicht gelungen. Psychisch beeinflußbar ist auch die echte Angina pectoris in höchstem Maße. Viele Kranke mit echter Angina werden neurotisch, und dann kann es ungeheuer schwer werden, zu erkennen, was von ihren Beschwerden zu jener gehört, was zur Neurose. Mit der Annahme „rein nervöser" Angina pectoris, die im Bilde der echten gleicht und unter den gleichen Umständen sich findet, rate ich zu größter Vorsicht. ROEMHELDS Beobachtungen über den Einfluß gastrischer Störungen und des Zwerchfellstandes auf die Entstehung anginaähnlicher Zustände sind ebenso interessant wie von großer praktischer Bedeutung. Auch bei Kranken mit Koronarsklerose können Anginaanfälle durch Magenstörungen hervorgerufen werden. Andererseits gibt es, wie mir scheint, krisenartige gastrische Störungen, die sympathisch mit den Herzstörungen auftreten (in gleichen vegetativen Nerven!).

Länger (Stunden bis Tage) dauernde stärkste Anginaschmerzen beobachten wir bei Thrombose der Kranzarterien: schwerster Allgemeinzustand, schlechte Herzaktion (langsamer oder beschleunigter, oft unregelmäßiger, kleiner, weicher Puls) und der ungeheure Schmerz machen diese Vorgänge unverkennbar. Manchmal findet man bei dem im Gefolge der Koronarthrombose entstehenden

Absterben größerer Herzteile kleine Mengen von Zucker im Harn. Geht ein Herzinfarkt bis an das Perikard, so ist perikardiales Reiben zu hören. Wichtig dürften auch für die Beurteilung die jetzt beobachteten elektrographischen Veränderungen sein können, z. B. die negative T-Schwankung. Aber die Angaben der Literatur darüber sind sehr verschiedenartig und noch nicht einheitlich.

Die echten Stenokardien treten teils in der Ruhe, und dann besonders nachts, teils nur bei Bewegungen, hauptsächlich nach dem Essen, ein. Jeder Anfall ist an sich lebensgefährlich. Mir erscheinen die bei Bewegungen sich einstellenden Schmerzen günstiger als die nächtlichen und die bei Kranken mit hohem Druck besser, als die die Kranken mit niedrigem Druck in der Nacht überfallenden.

Wenn auch jeder Kranke mit echter schwerer Angina pectoris als im höchsten Maße gefährdet angesehen werden muß, so geht doch immerhin die weit größere Mehrzahl der Anfälle vorüber. Durch völligen Verschluß von Kranzarterien können auch schwerste Anfälle aufhören. Leichtere anginoide Zustände gibt es in allen Abstufungen und Schattierungen. HEADsche Zonen im Bereich von C_5—D_2 sind oft nachzuweisen in der Herzgegend, an der Brust und am Rücken.

Die sog. „nervösen Herzstörungen" sind krankhafte Erscheinungen von seiten des Herzens und der Gefäße, die sich bei nervösen oder, wie man jetzt sagt, neurotischen Menschen abspielen. Zum großen Teil betreffen sie das subjektive Gebiet: die Kranken haben Schmerzen, eigenartige Empfindungen der verschiedensten Art in der Herzgegend oder in Zusammenhang mit dem Herzschlage. Dieser selbst kann verändert sein: beschleunigt, verlangsamt. Sinusarrhythmien und ventrikuläre Extrasystolen können sich einstellen. Die letzteren bereiten gerade diesen Kranken durch die Pause das Gefühl der Angst. Eine große Rolle spielen Innervationsschwankungen der peripheren Gefäße: Rötungen, Erblassen, Gefühl von Hitze oder Kälte an den Gliedern, gewisse Angstzustände, Angina pectoris vasomotoria. Das Gefühl von Herzklopfen, verstärkter oder abgeschwächter Herztätigkeit fehlt fast nie. Der Arzt muß auf die merkwürdigsten Angaben gefaßt sein. Denn die Persönlichkeit des Kranken färbt und beschreibt die Beschwerden je nach ihrer eigenen Art ganz verschieden.

Irregularitas perpetua, Blok, Störungen durch Interferenz mehrerer Zentren sowie die meisten anderen Veränderungen der Schlagfolge, die sich auf dem Boden von Veränderungen des Erregungsleitungssystems entwickeln, kommen nicht vor auf neurotischer Grundlage. Man muß diese Anomalien des Herzrhythmus von dem, was man gegenwärtig nervöse oder neurotische Herzstörungen nennt, streng trennen. Bei dem, was wir hier besprechen, steht im Mittelpunkt eine neurotische Persönlichkeit. Eine solche kann ein „organisch" ganz normales Herz haben, aber auch ein krankes. Also nervöse Herzstörungen müssen für sich erkannt werden, und zwar einerseits aus der Art ihrer Störungen, andererseits aus der Natur der Persönlichkeit, an der sie sich abspielen. Die Kranken können mit ihrem Kreislauf im ganzen weniger leistungsfähig sein, weil sie oft asthenisch und mutlos sind. Aber eigentliche Herzinsuffizienz auf „nervöser" Grundlage kommt nicht vor.

Die Atmung.

Nun die Lungen. Mit der allgemeinen Bedeutung ihrer Untersuchung ist es genau so wie bei dem Herzen. Wir müssen feststellen, ob die wesentlichen Krankheitserscheinungen, die der Kranke bietet, von den Lungen ausgehen, ob also nach der gewöhnlichen Begriffsbestimmung eine Lungenerkrankung da ist. Aber eine außerordentliche Rolle spielen Veränderungen der Lungen auch in Begleitung oder im Gefolge anderer Organerkrankungen. Vor allem für Kreislauf und Herz. Hier ist es ja selbstverständlich. Denn Herz und Lungen gehören nicht nur nach der Lage sowie ihrer Funktionsaufgabe völlig zusammen, sondern ein erheblicher und recht weit selbständiger Teil des Kreislaufs spielt sich ganz in der Lunge ab. Die Untersuchung von Atmung und Lunge geben uns die beste Auskunft über das Verhalten des Lungenblutstromes. Wir denken weiter an die Bedeutung von Lungen und Bronchien bei den Infektionskrankheiten; welche Wichtigkeit hat ihre Beachtung, Überwachung und Behandlung für die Beurteilung aller Infekte, von den genuinen Pneumonien gar nicht zu reden!

Da bei jeder schweren Krankheit, bei jedem langen Krankenlager, vor allem älterer Leute, und ganz besonders dann, wenn das Schlucken erschwert ist, die Lungen gefährdet werden, so ist ihre sorgfältigste Beachtung bei allen Kranken zu fordern.

Wir untersuchen zunächst die Funktion der Atmung: Zahl, Form, Tiefe und Rhythmus der Atemzüge. Man wird auch sorgfältig nachsehen, ob alle Teile: oben und unten, rechts und links, symmetrisch und gleichmäßig atmen. Der Rhythmus und die Zahl der Atemzüge hängt gewiß in erster Linie von der Funktion des gesamten Gasaustausches ab und damit von der Verrichtung aller der Gewebe, die damit zu tun haben (Leitung der Atembewegungen vom Atemzentrum aus mit Hilfe des Kohlensäure- und Sauerstoffgehalts des Blutes; Reflexe von den Atmungsorganen aus). Aber sie haben auch eine sehr wichtige Beziehung zum Zustande eines Teils des Nervensystems, von dem die nervöse Regulierung ausgeht. Wir erinnern daran, was die Atemtypen von CHEYNE und STOKES sowie von BIOT bedeuten, indem sie uns hinweisen auf Störungen in der Erregbarkeit der zentral regulierenden Apparate. Immer dann, wenn man sie findet, ist eine schwere Störung in den funktionellen Beziehungen der lebenswichtigen vegetativen Zentralapparate vorhanden. Ich erinnere auch an die Erhöhung der Atemfrequenz, die sich immer im Fieber und besonders bei manchen Infekten, z. B. manchen Sepsisfällen, findet. Fehlen dann ausgedehntere Prozesse auf

den Lungen, so wird man die Ursache der Beschleunigung in bakteriellen Giftwirkungen suchen. Daß Gifte die Zahl der Atembewegungen von den Zentren
aus zu steigern vermögen, weiß man.

Die Atmungsbewegungen werden zunächst vom Atemzentrum ausgelöst.
Ihre Aufgabe ist, die Aufnahme von Sauerstoff und die Abgabe von Kohlensäure
möglichst auf ausreichender Höhe zu halten. Für diese Aufgabe werden sie tiefer
und häufiger, falls Anforderungen an die Größe der Respiration gestellt werden. Ich
kann hier auf die Bedeutung dieser beiden Veränderungen und ihres Verhältnisses
zueinander nicht eingehen (s. darüber Pathol. Physiologie). Jedenfalls ist der
Zustand der Zentren auch wieder bedingt durch die Gasspannungen des Blutes,
die die Folgen der Atembewegungen sind. Am Kranken finden nun aber
auch zahlreichste Beeinflussungen von der Peripherie her statt. Man kann es
fehlerhaft (weil theoretisch falsch) so ausdrücken, daß die Atmungsregulation
den notwendigen Grad von Lüftung des Blutes mit allen Mitteln zu erreichen
sucht gegenüber den Hindernissen, die der Atmung von seiten des erkrankten
Organismus erwachsen. Alles, was die Vertiefung der Atmung erschwert, führt
zur Steigerung der Respirationsfrequenz: Peritonitis mit Schmerzhaftigkeit der
Zwerchfellbewegung erhöht die Atmungszahl und erhöht die Beteiligung des Rippen-
atmens. Schmerzhafte Pleuritis besonders am Zwerchfell hemmt die Atmungs-
tiefe. Das gleiche tun ausgedehnte Infiltrate, die eine Ausdehnung der Lunge unmöglich machen. Fieber steigert die Atemfrequenz. Lähmungen des Zwerchfells
auf der einen, solche der Thoraxinspiratoren auf der anderen Seite ziehen die
entsprechenden Veränderungen der Atmung nach sich. Bei Verengerung des Kehlkopfes oder der Luftröhre wird die Zahl der Atembewegungen gering, die Tiefe
des einzelnen Atemzugs wird groß. Das alles sind nur Beispiele. Es ist nicht
allein von großem Interesse, sondern auch von hohem Wert, für die Klärung der
an einem Kranken ablaufenden Vorgänge die Art seiner Atmung soweit als möglich kausal aufzulösen. Frequenz und Tiefe in ihrem günstigsten Verhältnis
zueinander geben den Ausschlag für die Güte des Erfolgs, der erreicht wird.

Tiefe und Zahl der Atembewegungen wird also zunächst bestimmt durch
die Gasspannungen im Blut und in den Zellen der Atemzentren. Das Bewußtsein hat
mit dieser Regulation natürlich nichts zu tun, und die ersten Anfänge einer Verstärkung der Atmung erfolgen, ohne daß die Menschen es merken. Die krankhafte
Veränderung der Atmung ist in der großen Mehrzahl der Fälle ausgelöst von
Störungen der Atmungs- oder Kreislauforgane. Wenn aber durch Veränderungen
im Stoffwechsel die Gasspannungen oder sogar die Reaktion des Blutes sich ändern
im Sinne einer Säuerung oder, wenn das geschieht, durch den Stoffwechsel der
Zellen in den Atemzentren selbst bei Veränderung dieser Zellen oder bei mangelhafter örtlicher Zirkulation, so entstehen direkt Veränderungen der Atmung.
Hierher gehören die verschiedenen Formen des periodischen Atmens (Biot,
Cheyne-Stokes) und hierher gehören die eigenartigen Atmungsformen bei diabe-
tischer und urämischer Intoxikation. Die erstere wird in der Regel dadurch
eingeleitet, daß die Kranken tiefer und dann entweder langsamer oder gar häufiger

atmen (KUSSMAUL). Die Kranken sind schläfrig, anfangs ansprechbar, später benommen. Die Atemluft riecht nach Azeton. Wer den Zustand kennt, erkennt ihn ohne weiteres. Die Untersuchung des Harns oder Bluts auf Zucker, auf Acetonkörper sowie die Bestimmung der Alkalireserven im Blut beseitigt jeden Zweifel. Bei der urämischen Intoxikation bestehen noch andere Zeichen dieser Vergiftung (vgl. Nierenkrankheiten). Die Atmung ist tief und meist beschleunigt.

Die Steigerung des Gaswechsels von den Atemzentren aus ruft zunächst immer eine Vertiefung des einzelnen Atemzuges hervor — wegen des schädlichen Raumes ist das das beste für den Gaswechsel (pathologische Physiologie). Aber in der Regel steigt sehr bald auch die Atemfrequenz, und das, was schließlich für die Form der Atmung sich herausstellt, ist ein Ergebnis so zahlreicher zentraler und peripherer Einwirkungen, daß die Vorgänge am Kranken in ihrer Gesamtheit und gegenseitigen Einwirkung ganz eingehend studiert und nach physiologischen Gesichtspunkten aufgelöst werden müssen, wenn man die Form seiner Atmung verstehen will.

Wir sprechen von einer in- und exspiratorischen Dyspnoe, je nachdem die Ein- oder Ausatmung besonders erschwert ist. Die Erschwerung der ersteren finden wir hauptsächlich bei Verengerung der großen Luftwege, z. B. bei Larynxcroup oder Verengerung der Trachea durch eine Struma oder einer intrathorakalen Geschwulst. Bei Stenose der Trachea oder des Kehlkopfes hört man bei nahem Hinhorchen auch das sehr charakteristische, als Stridor bezeichnete Geräusch während der Einatmung. Es ist zuweilen auch bei Verengerung des Hauptbronchus einer Lunge vorhanden. Die Diagnose des letztgenannten Zustands ist nicht leicht, aber sie ist zu stellen, wenn man das Nachschleppen der betreffenden Seite und das abgeschwächte, eventuell mit Stridor verbundene Atmen berücksichtigt. In all diesen Fällen wird man auf die Art der Lungenveränderung aufmerksam durch eine sorgfältige Untersuchung des Brustkorbs mittels Betrachtung, Befühlung und Beklopfung. Aber gerade hier ist das letzte Urteil so gut wie immer erst durch gute Röntgenbilder möglich. Exspiratorische Dyspnoe findet sich hauptsächlich bei Veränderungen der Lungenelastizität, besonders also bei Emphysem.

Erhält das Blut durch die Veränderung der Atembewegungen nicht seine ausreichende Sauerstoffsättigung, so kreist reduziertes Hämoglobin: die Kranken sehen zyanotisch aus. Man darf nicht das Umgekehrte sagen: nicht jede Zyanose erweist eine ungenügende Oxydation des Hämoglobins, die Gründe können hier nicht dargelegt werden. Aber ein Kranker mit verstärkter Atmung, der zyanotisch aussieht, hat eine ungenügende Respiration, sagen wir ruhig: eine mangelhafte Sauerstoffsättigung des Hämoglobins.

Haben die Kranken das Gefühl des Lufthungers, der Atemnot, so ist entweder die Spannung der Kohlensäure bzw. die Säuerung ihres Blutes erhöht oder der Sauerstoffgehalt herabgesetzt. Die näheren Beziehungen sind, soviel ich sehe, unbekannt. Objektiv festzustellende Verstärkung der Atmung und Gefühl der Atemnot muß man trennen. Leider wird beides mit dem Namen Dyspnoe bezeichnet.

Für die Untersuchung der Lungen selbst halte ich eine eingehende und technisch einwandfreie Palpation, Perkussion und Auskultation für das Wichtigste.

Wieweit man Plessimeter und Hammer, wieweit den Finger benutzt, erscheint mir ganz gleichgültig, weil hier Gewohnheit und Übung die erste Rolle spielen, und jeder mit dem Verfahren, das er am besten beherrscht, das meiste herausbekommt. Das gilt natürlich auch für die Fingerhaltung des klopfenden und des beklopften Fingers. Auch die Art der Perkussion möchte ich für wenig wichtig ansehen, weil von besten Untersuchern die eigenartigsten, oft gar nicht in die Schulregeln passenden Verfahrungsweisen angewandt werden und doch das richtige Ergebnis erzielt wird. Es kommt nur darauf an, daß einer perkutieren kann. Gewiß gibt es für alle diese Maßnahmen Regeln, und für jedes Lehren braucht man Regeln. Aber ihre Begründung auf physikalische Grundsätze scheint mir — so sehr interessant und wichtig diese Untersuchungen für die medizinische Forschung auch sind — noch nicht so weit gediehen zu sein, daß dadurch eine Methodik geschaffen würde, die die empirischen Gewohnheiten und Vorteile für den Gebrauch des einzelnen Untersuchers überträfe. Immerhin gibt es doch einzelne feststehende Gesichtspunkte, z. B. den Metallklang hört man wegen der Bedeutung der entstehenden Obertöne nicht gut, wenn man auf den Finger oder mit Gummihammer auf ein Plessimeter klopft, sondern nur, wenn mit hartem Gegenstand auf harten perkutiert und dann mit Hörrohr auskultiert wird. Auf die Schulung und Übung des Gehörs kommt für die Verwertung der Perkussion alles an.

Über die Theorie der Atmungsgeräusche, ebenso wie über die des Perkussionsschalls, ist durch die Untersuchungen F. v. MÜLLERS und seiner Schüler viel Wichtiges gefunden worden. Die Wahrnehmung der Erscheinungen, die der Auskultation der Lungen zugrunde liegen, ist unter allen Umständen schwierig, und noch weniger leicht ist ihre Beurteilung. Nur eine große Aufmerksamkeit, sehr lange Übung sowie unerbittliche Selbstkritik und Kontrolle durch Röntgenbilder und Autopsien ermöglichen richtige Beurteilung der Atem- und Rasselgeräusche. Ob man direkt mit dem Ohr, oder über feiner Leinwand, oder mit dem Hörrohr und mit welcher Form des Stethoskops man auskultiert, halte ich für gleichgültig, wenn man auskultieren kann. Gewohnheiten, ästhetische und hygienische Rücksichten dürften für die Wahl der Methode den Entscheid geben. An der Vorderwand der Brust benutzt man das Stethoskop. Ich glaube, am Rücken und in den Seiten besser direkt mit dem Ohr zu hören, überhaupt dann, wenn ich die Geräusche größerer Bezirke auf einmal fassen will, während ich umschriebene Stellen auch der Lungen lieber mit dem Hörrohr beurteile. Auch deswegen auskultiere ich das Herz immer mit dem Stethoskop.

Wir erfahren mit Hilfe der Perkussion und Auskultation nur die Beschaffenheit eines Lungenstückes, das von der Oberfläche der Haut aus bei mittlerem Ernährnngszustande etwa 7 cm in die Tiefe reicht. Was tiefer innen vor sich geht, bleibt diesen Verfahrungsweisen verschlossen. Also eine starke Beschränkung der Lungenteile, über die wir auf diese Weise Kenntnis gewinnen, noch dazu bei fetten Menschen oder sehr starker Muskulatur. Deswegen ist auch diagnostisch die Funktion so stark zu berücksichtigen, z. B. die Ausdehnung des Brustkorbs bei der Einatmung. Festgestellt wird, daran ist mit SKODA immer wieder zu erinnern, der physikalische Zustand der Pleura, der äußeren Lungenschichten, der Trachea und einer Anzahl von Bronchien bestimmter Lage. Über klinische Zustände erhalten wir immer erst sekundär Nachricht, sofern sie physikalische Veränderungen hervorrufen. Diese Wahrheit drang trotz SKODA noch nicht ein in alle Ärzte. Dämpfung zeigt Abnahme des Luftgehalts der unter der Untersuchungsstelle liegenden Teile an den Lungen, oder das Auftreten eines luftarmen Gebildes statt der Lungen (Ausfüllung der Alveolen mit Exsudat, pleuraler Erguß, Geschwülste). Intensität und Art des Schalls, vor allem aber das Gefühl des Widerstandes geben, in Verbindung mit dem Stimmfremitus und dem Klang der Stimme, sowie mit den Ergebnissen der Behorchung Auskunft über die feinere Art der Veränderung: ob Erguß von Flüssigkeit in der Pleura, entzündliches Exsudat in den Lungenalveolen, Atelektase oder Geschwulst.

Mit Hilfe der Auskultation gewinnen wir, wie soeben gesagt wurde, namentlich in Verbindung mit dem Beklopfen, auch Anschauungen über den Zustand der Lunge: ob Luftarmut, ob Zerfall, ob Ersetzung der Lunge durch andere Gebilde. Dann auch über die Beschaffenheit der Bronchien. Ferner werden wir durch ihre Anwendung auf das Vorhandensein von Hohlräumen hingewiesen sowie auf die Art des Inhalts der Bronchien sowohl als auch krankhafter Hohlräume. Röntgen- und Sputumuntersuchung vollenden dann die Diagnose.

Einen ungeheueren Fortschritt brachte die Radiologie. Ich bin dringend für Durchleuchtung mit dem Schirm bei verschiedener Atmung, sowie in verschiedener Richtung und für die Photographie. Wir sehen Verteilung und Ausbreitung des in der Lunge liegenden Prozesses. Aus Anordnung, Dichtigkeit und Form der Verschattungen läßt sich sehr weitgehend, zwar nicht in allen Fällen, aber in der großen Mehrzahl der Fälle, schließen auf die Art des krankhaften Prozesses. Für die quantitative Beurteilung der Vorgänge ist natürlich immer zu bedenken, daß alles in den Lungen vor sich Gehende hier auf eine Fläche projiziert wird. Die Diagnose der Tumoren hat erst durch die Radiologie ihre Sicherheit erhalten. Bronchopneumonien, ihre Verteilung und Ausbreitung werden deutlich, während wir bisher aus Schlüssen von Dämpfung, bronchialem Atmen, feinblasigem Rasseln und Atemnot zwar Vorhandensein von pneumonischen Herden und eine gewisse Ausdehnung annahmen, aber den ganzen Prozeß doch viel weniger sicher beurteilen konnten, eine viel weniger klare Übersicht über ihn hatten. Ich erinnere an die so bedeutsame Erkenntnis der Stauungslunge und der Ausbreitung von Bronchieektasien, vor allem aber von Abszessen und Gangränhöhlen; alles das wurde uns doch klarer erst durch die Röntgenuntersuchung übermittelt. Auch für die Beurteilung der fibrinösen Pneumonien brachte die radiologische Untersuchung große Fortschritte und Vorteile. Namentlich die Kranken, bei denen man eine Pneumonie vermutete, aber physikalisch-diagnostisch nichts fand (zentrale Pneumonien), sind jetzt frühzeitig richtig zu beurteilen.

Außerdem wird die Beteiligung der einzelnen Lungenteile am pneumonischen Prozeß viel deutlicher.

Die verschiedenen Formen der Bronchiektasen und die bronchiektatischen Höhlen sieht man nur zuweilen direkt im Röntgenbild: abgesehen davon, daß sie nicht selten weit in der Tiefe liegen, ist auch die Wand der erweiterten großen Bronchien häufig nicht stark genug verändert, um die entsprechenden Bilder zu geben. Wir wissen ja jetzt, daß die „Hiluszeichnung" der Lungen viel mehr durch die Gefäße als durch den Bronchialbaum erzeugt wird. Es ist bekannt, daß man in nicht wenigen Fällen von Bronchiektasen mittels Perkussion und Auskultation nichts findet. In der Regel aber wird man mit Hilfe von Anamnese, Prüfung auf Nachschleppen und vor allem durch eingehende Sputumuntersuchung die Diagnose stellen können, und auch die wiederholte Röntgenuntersuchung fördert nicht selten ein Ergebnis. Ist für die Frage eines operativen Eingriffs eine genaue Feststellung des Sitzes und Umfangs von Bronchiektasen nötig, so kann man das erreichen durch die Methode der Bronchialfüllung mit Jodipinöl[1]. Das Verfahren ist sehr schwierig, für meine Begriffe auch nicht ungefährlich. Meines Erachtens sollen es nur Kenner verwenden und auch nur dann, wenn von ihrem Ausfall die Frage eines lebenswichtigen Eingriffes abhängt.

Von größter Wichtigkeit ist die Beteiligung der Lunge an Tumorprozessen. Es kann doch die ganze Frage der Entfernung irgendeines Primärtumors davon abhängig sein, ob wir Metastasen in den Lungen haben. Früher konnten wir das mit wenigen Ausnahmebefunden nicht beurteilen. Radiologisch ist das jetzt sehr leicht. Gar nicht selten werden wir von Lungenmetastasen aus überhaupt erst auf das Vorhandensein eines primären Tumors an einer anderen Körperstelle geführt. Auch die Pneumokoniosen, die ja als gewerbliche Schädigungen eine große Bedeutung gewinnen, sind häufig erst radiologisch von chronischer Bronchitis und Tuberkulose zu unterscheiden.

Bei allen Krankheiten, bei denen die Atmungsorgane beteiligt sind, ist sorgfältig auf die obersten Teile der Luftwege zu achten: Nase mit ihren Nebenhöhlen, Nasenrachenraum, Kehlkopf. Nicht nur, daß diese sekundär am Krankheitsprozeß beteiligt sein können, wie z. B. die Tuberkulose des Kehlkopfes an der der Lungen, sondern Störungen der Atmung gehen sehr häufig von Stellen der oberen Luftwege aus, z. B. Husten vom Kehlkopf oder von bestimmten Teilen der Rachenwand aus. Da ist eine Untersuchung mit den rhinologischen und laryngologischen Methoden oft notwendig. Wer sie nicht beherrscht, muß Hilfe heranziehen.

Der Husten, der ja wesentlich von den Verzweigungen des Nervus laryngeus superior ausgelöst wird (große Bronchien, Trachea, Kehlkopf), und wie gesagt, vom Rachen, tritt in verschiedenster Form, Häufigkeit und Stärke auf. Man untersucht zuerst, ob Husten in Beziehung steht zu, man kann auch sagen, zurückgeführt werden kann auf eine klar auffindbare Veränderung der oberen Luftwege, der Bronchien, Lungen oder der Pleura. Nur in einzelnen seltenen Fällen

---

[1] Vgl. Brauer u. Lorey, Erg. med. Strahlenforschg **3**, 115.

kann er ausgelöst werden von Organen der Leibeshöhle. Dann trifft das aber meist Menschen von besonderer Erregbarkeit. Darüber, sowie über die Erzeugung des Hustens vom Zentralnervensystem aus, wird noch gesprochen werden.

Die ganze Art des Hustens wechselt, wie gesagt, außerordentlich je nach dem Grundleiden, je nach der Persönlichkeit des Husters, ich möchte aber auch sagen: je nach den Aufgaben des Hustens. Der Husten ist physiologisch ein durch besondere Reizung erzeugter Reflex. Für die Stellung des Arztes zu ihm im Einzelfall ist maßgebend, ob er Auswurf herausbefördert oder nicht. Danach richtet sich das therapeutische Verhalten des Arztes, und deswegen hat er diese Grundfrage erst festzustellen. Findet er nicht ohne weiteres einen Prozeß an den Atmungsorganen, der Art und Form des Hustens erklärt, so hat er unermüdlich zu suchen, wie der Husten zustande kommt. Krankhafte Reizungen an bestimmten Körperstellen, z. B. auch an Milz, Leber oder Magen aber auch eine krankhafte Reizbarkeit, sei es der Endigungen sensibler Nerven, sei es der vegetativen Zentren, an denen der Hustenreflex ausgelöst wird, sagen wir ruhig der Persönlichkeit, stehen dann im Mittelpunkt. Wir haben also in nicht wenigen Fällen am Beispiel des Hustens wieder einen Fall vor uns, in dem der Arzt für Verständnis und Behandlung einer Organstörung eine genaue Kenntnis des ganzen kranken Menschen braucht. Die merkwürdigsten Hustenformen gibt es dann bis zu grotesken hysterischen Reaktionen. Das kommt natürlich — es ist sogar das gewöhnliche — bei den entsprechenden Menschen auch vor bei mehr oder weniger geringfügigen organischen Anlässen. Der kundige Arzt wird also Hustenart und Krankheitsgrundlage immer in eine Beziehung zueinander setzen müssen. Eine große Rolle spielt z. B. bei Kindern nach Keuchhusten, aber auch sonst, eine Gewöhnung an Husten und eine psychogene Fixierung des Symptoms.

Höchst wichtig ist es, die Formen des natürlichen Hustens bei den einzelnen Krankheiten zu kennen. Das hat diagnostische Bedeutung; man sieht dann schnell, was vorliegen kann, denn es gibt recht charakteristische Hustenformen. Ich brauche nur an den Keuchhusten zu erinnern. Wie bedeutungsvoll ist es da, die allerersten Anfänge der so eigenartigen Hustenanfälle festzustellen, die dem Unkundigen leicht entgehen. Bei Erwachsenen muß man allerdings bedenken, daß die Tussis konsulsiva sich nur durch heftige aber an sich uncharakteristische Hustenanfälle äußert. Und nur wenn man den Husten bei den Krankheiten des seelisch gesunden Menschen kennt, wird man seine seelische Umgestaltung feststellen und beurteilen und vor allem auch die Bedeutung seiner Stärke beim einzelnen Kranken abschätzen können. Wie wir wissen, kann es bei starkem Reiz im Zentrum zum Erbrechen kommen. Alle schweren Hustenstöße und Hustenanfälle sind wegen der starken intrathorakalen Druckerhöhung und der Steigerung des Blutdrucks, die sie begleiten, für manche Kranke direkt gefährlich.

Die Kranken mit Veränderungen der Atmungswerkzeuge müssen genau auf das Vorhandensein von Auswurf untersucht werden. Der aufmerksame Arzt wird solchen noch finden und gewinnen können, z. B. durch Auswischen des Mundes oder Beachten von Taschentüchern und Nachttöpfen, auch wenn die Kranken behaupten, keinen Auswurf zu haben. Und das nicht nur bei Kindern, sondern auch bei Erwachsenen. Der Auswurf von 24 Stunden muß in einem Glase gesammelt, seine Menge beachtet oder gemessen werden. Unter allen Umständen ist der Auswurf zunächst einfach zu betrachten und zu beriechen. Für die Besichtigung schüttet man ihn am besten auf einen schwarzen Teller. Man sieht dann die verschiedenen Schichten des Auswurfs, man erkennt ohne weiteres das Sputum bei fötider Bronchitis und Lungengangrän, das rostfarbene oder blutige Sputum der Pneumoniekranken, das blutig-geleeartige oder rein blutige bei Lungentumoren. Die mehr oder weniger großen Blutmengen bei all den Krankheiten der Bronchialschleimhaut und der Lungen, bei denen größere Gefäße arrodiert werden, allem voran Tuberkulose, Gangrän, Bronchiektasen, ferner die Blutungen bei den Infarkten. Von großer diagnostischer Bedeutung ist der rosarot gefärbte, serös-schaumige, „fleischwasserähnliche" Auswurf bei Lungenödem. Sein Auftreten bei Pleurapunktionen zeigt immer eine Gefahr an.

Alles das ist sofort festzustellen. Dann eine Untersuchung des frischen und des gefärbten Sputums mikroskopisch (Art der weißen Zellen, z. B. die eosinophilen bei Asthma und allergischen Erkrankungen, Fettsäurenadeln, elastische Fasern, Curschmanns Spiralen, Charcot-Leydensche Kristalle). Die verschiedenen Formen von Krankheitserregern (Pneumokokken, Pfeiffers Influenzabazillen, Aktinomyces und vor allem die Tuberkelbazillen) müssen gesucht werden. Hier schaffe sich jeder Übung in der Technik und Erfahrung darin an, welche Sputa nach bestimmten Dingen untersucht werden müssen, und vor allem, in welchen Teilen der Sputa man bestimmte Befunde am sichersten erheben kann. Es ist allergrößter Wert darauf zu legen, daß der Arzt den Auswurf seiner Kranken selbst untersucht.

Für die Pneumokokken ist bei Pneumonie jedenfalls der Typhus festzustellen[1]. Mit Hilfe des Mäuseversuchs und agglutinierendem Serum gelingt das innerhalb von 8 bis 12 Stunden. Es ist diagnostisch sehr wichtig, weil die einfachen Pneumonien (Typ 1 und 2) viel günstiger sind als die durch den Streptococcus mucosus (Typ 3) und die atypischen Pneumokokken (Gruppe 4) und den Friedländerschen Kapselbazillus sowie andere Mikroben hervorgerufenen Entzündungen der Lungen und weil die Behandlung davon abhängt.

Mit der Untersuchung auf Tuberkelbazillen kann man gar nicht sorgfältig genug sein: wir müssen häufig und nach Anreicherung, gegebenenfalls mit Hilfe des Tierversuchs beobachten. Das Ergebnis ist natürlich von weittragender Bedeutung, ich meine auch dadurch, daß ein dauerndes Fehlen von Tuberkelbazillen mit großer Wahrscheinlichkeit gegen Tuberkulose spricht.

Zu all den genannten Untersuchungsmethoden kommt nun noch in jedem Fall von Erkrankung der Lungen oder der Bronchien eine Röntgenaufnahme. Wir haben diese wunderbare Methode, und keiner von uns wird sich ohne sie beruhigen. In Städten sollte es viel mehr transportable Röntgenapparate geben.

---

[1] Vgl. v. Voithenberg, Dtsch. Arch. Klin. Med. **162**, 280.

Gerade über das Bestehen von Lungenherden gibt uns nichts so sicheren Aufschluß wie die radiologische Methode. Es dürfen für die Bezahlung der notwendigen Lungenaufnahmen seitens der Kassen keine Schwierigkeiten gemacht werden.

Wie ich meine, wird man mit den beschriebenen Verfahrungsweisen in weitaus den meisten Fällen die Erkrankungen der Atmungswerkzeuge beurteilen können. Die akute Bronchitis ist, wenn sie nicht durch Einwirkung eines reizenden flüchtigen Giftes erzeugt wurde, im wesentlichen infektiösen Ursprungs oder eine Folge der Reizung durch Fremdkörper. Es muß aus dem Auswurfe, wenn irgend möglich, der Erreger festgestellt werden. Die chronische Bronchitis ist, soweit sie nicht mit einem staubschaffenden Beruf ihrer Träger zusammenhängt (Bäcker, Steinhauer, Schleifer u. a.), eine seltene Krankheit. Die Unterscheidung zwischen trockener und feuchter Bronchitis, solcher mit und ohne Auswurf, mit trocknen oder feuchten Rasselgeräuschen ist alt und berechtigt. Es gibt wenige Krankheitsgruppen, über deren Ursache und Entstehung man, abgesehen von den eben genannten sowie den mit Asthma oder Emphysem verbundenen Fällen, so wenig weiß, wie die einfache chronische Bronchitis.

Bei der „feuchten" Bronchitis ist der Zusammenhang mit Bronchiektasien von Bedeutung (rein eitriger, geschichteter, häufig fötider Auswurf, nicht selten auch mit elastischen Fasern). Das sind in erster Linie die Kranken, die so häufig Trommelschlägerfinger haben. Häufig bestehen bei ihnen über Zeiten fieberhaft-pneumonische Prozesse, die zu Verwechslung mit tuberkulösen Prozessen, sogar mit echten Pneumonien Anlaß geben können. Es sind reaktive Entzündungen um die bronchiektatischen Herde.

Nicht wenige Kranke mit chronischer Bronchitis gehören in die Krankheitsgruppe, die man unter dem Begriffe des Asthma bronchiale zusammenfaßt, weil die Mehrzahl dieser Kranken Anfälle von Atemnot hat. Oft beherrschen diese sogar das Krankheitsbild, und nicht selten leiten sie es ein. Der Auswurf ist charakteristisch zäh, glasig, körnig; er enthält häufig eosinophile Zellen, Kristalle, Spiralen, Schleim. Im Blute ist sehr häufig Eosinophilie da, aber in nicht wenigen Fällen von Bronchitis, namentlich solchen ohne eigentliche Anfälle, fehlt sie zu Zeiten, obwohl der Katarrh in das genannte Gebiet gehört. Jedenfalls in vielen Fällen liegt Überempfindlichkeit zugrunde. Gegen welche Stoffe, ist in manchen Fällen zu erfahren. Weitaus am besten erreichen wir es mit der Anamnese, aber es kommt ganz darauf an, von wem sie erhoben wird: so eingehend wie möglich, mit einer besonderen Art Spürsinn. Ein Kenner erfährt viel mehr als ein anderer.

Die nach dem Vorbilde amerikanischer Ärzte eingerichteten Impfungen mit Antigenextrakten wurden auch bei uns reichlich ausgeführt. Da die Zahl der in Betracht kommenden Antigene sehr groß ist, so müssen wir zuerst mit Sammelextrakten vorgehen und diese allmählich aufsplittern. Die Methode ist nicht einfach und erfordert Kenner zur Durchführung. In einigen Fällen erreicht man Hinweise, die besonders eine weitere Ausbildung der Anamnese nützlich unterstützen können. Aber im ganzen wurde, abgesehen von den verschiedenen Formen der Pollenkrankheit (Heufieber), mit den Impfungen diagnostisch bisher nicht viel gewonnen. Man muß auch berücksichtigen, daß manchmal nach Impfungen, z. B. mit Askaridenextrakt und bei Hochüberempfindlichen auch mit andern Extrakten, mehr oder weniger schwere Reaktionen auftreten; sie sind also, auch vorsichtig ausgeführt, nicht ganz ungefährlich, und sie sind auch für den Kranken, da unter Umständen viele Einspritzungen ausgeführt werden müssen, unangenehm und schmerzhaft.

Hat man Verdacht auf irgendeinen besonderen Stoff als Allergen, so empfiehlt es sich diagnostisch, den Kranken vorsichtig der Wirkung dieses Stoffes auszusetzen und ihm auf der andern Seite einmal — z. B. bei Milch, Ei, Fleisch ist das gut möglich — diesen Stoff völlig zu entziehen. Allerdings muß man mit einer zeitweise wechselnden Empfindlichkeit rechnen. Gerade diese Untersuchungen kann jeder Arzt ausführen.

Sehr wichtig sind eingehende Besichtigungen der häuslichen Umwelt des Kranken. Man kann zuweilen durch die Hautimpfung oder durch die Anamnese auf Besonderheiten der Lebensumstände aufmerksam gemacht werden, die sich dann bei einer sorgfältigen Ortsbesichtigung als wichtig erweisen. So gelingt es in einer Reihe von Fällen, die Quelle der Allergie zu finden. Man muß in jedem Falle möglichst alle zur Verfügung stehenden Methoden verwenden, sehr viel Wert, wie gesagt, auf Befragung und Ortsbesichtigung legen und nach dem Ergebnis des einen Verfahrens immer wieder die andern revidieren. Wer die Technik der Impfung und die Prinzipien der Beurteilung beherrscht, sieht viel mehr, und das schonender, als ein anderer. Aber nicht selten bleibt der Ursprung doch dunkel.

Noch nicht völlig geklärt sind die Beziehungen des allergischen Asthmas zu einer seelischen Grundlage. Das Psychische ist bei Asthmatikern fast immer bedeutungsvoll. Wieweit direkt, wieweit über die Allergie, wieweit über die Auslösung des Anfalls durch das Antigen, ist noch nicht geklärt. Zahl und Schwere der Anfälle sowie die Bereitschaft zu mancherlei allergischen Symptomen dürften in hohem Maße vom ganzen psychischen Zustande abhängen. Also diagnostisch sehr wichtig ist es bei jedem Asthmatiker ebenso wie die Entstehung der Allergie, so auch seine seelische Verfassung zu klären[1]. Auch die erblichen und konstitutionellen Verhältnisse vieler Asthmatiker sind bedeutungsvoll; von Interesse ist es, daß Manche Erscheinungen exsudativer Diathese in der Kindheit hatten.

Ich kann mich dem Gedanken nicht entziehen, daß der seelische Zustand in Beziehung steht zur Überempfindlichkeit. Diese ist häufig in dem Sinne eine allgemeinere, nicht direkt spezifische, als die Kranken, auch bei starken Verdünnungen der Impfextrakte, auf mehrere von ihnen reagieren und auf mehrere etwa gleich stark. Man hat auch den Eindruck, als ob allergisches Asthma bei manchen Kranken auf das Eindringen verschiedener Allergene erfolgt. Da liegt die Annahme nahe, daß eine allgemeinere, nicht streng spezifizierte Allergie

---

[1] HANSEN, Nervenarzt **3**, 513.

besteht. Ich möchte sie in Zusammenhang bringen mit den psychischen Verhältnissen.

Das bronchiale Asthma steht in einer gewissen Beziehung zu der meist falsch angenommenen, in Wirklichkeit seltenen Krankheit Emphysem, indem sich dieses nicht selten aus jenem entwickelt, man kann so gar sagen, daß Asthma die häufigste Ursache des Emphysems ist. Schlechte Atmung mit wirklich nachweisbarer allseitiger Erweiterung und schlechter Verschieblichkeit der Lungengrenzen, stark abgeschwächtes, fast aufgehobenes Atmen, lauter, langschallender, tiefer („heller, tiefer, sonorer") Schall und sehr helle radiologische Lungenzeichnung charakterisieren den Zustand. Oft ist ein starrer, runder, „faßförmiger" Brustkorb da. Die Beweglichkeit des Zwerchfells ist stark herabgesetzt, die Ausatmung schwer, langsam und von langer Dauer. Die Kraft des exspiratorischen Luftstroms ist bei jedem schweren Emphysem sehr gering (VOLHARD). Meist ist Emphysem mit Bronchitis verbunden. Warum auf Grund falscher Perkussion und Feststellung der Lungengrenzen so oft Emphysem angenommen wird, ist mir unerfindlich.

Bei Lungenentzündungen würde ich erst feststellen, ob eine Lappenpneumonie da ist und ob diese auf der Infektion mit Pneumokokken beruht: Anamnese, der gesamte Eindruck des Kranken, physikalische Untersuchung, Sputum, Fieber, Leukozytose, Herpes führen hier fast immer zum Ziele. Die Benutzung der Durchleuchtung ist ein großer Fortschritt aus den Gründen, die ich schon nannte, gerade in den Fällen, die wegen Fehlens von Auswurf und einer nachweisbaren Infiltration zunächst unklar bleiben. Für meine Überzeugung ist die Feststellung: Pneumokokkenpneumonie zwar das erste, aber sie reicht nicht aus.

Ganz abgesehen von aller Serumtherapie sind die Pneumonien vom Typ 1 und 2, wie gesagt, in der Prognose viel günstiger als die von 3 (Streptococcus mucosus) und 4 (Sammelname der verschiedensten Erreger). Der einfache klare Verlauf, der, abgesehen von der Stärke der Infektion, der allgemeinen Beschaffenheit des Kranken und der Komplikation durch ein Empyem, 1 und 2 charakterisiert, fehlt bei 3 und 4 häufig. Zu den letzteren Formen gehören meines Erachtens die Komplikationen durch Bildung von Abszeß oder Gangrän sowie der Übergang in chronischen Verlauf. Zu 4 gehören wohl auch die üblen Streptokokkenpneumonien. Ob es für die Influenza untersucht ist, welche Art Pneumokokken den Grundinfekt komplizieren, weiß ich nicht. Die chronischen interstitiellen und karnefizierenden Pneumonien gehen meines Erachtens nie von typischen (Typ 1 und 2), sondern nur von atypischen Infektionen aus.

Die alte Klinik unterschied, wie gesagt, zwischen typischen und atypischen Pneumonien. Daß von den letzteren alles Böse kommt, wußte man von jeher. Zu ihnen gehören auch die Pneumonien, die der Friedländer-Bazillus hervorruft, während die Pneumonia typhosa ganz mit dem Typhus rangiert. Aber eines besonderen Wortes bedarf noch die Beziehung der Pneumonie zur Tuberkulose. Gewiß kann ein Tuberkulöser eine echte kruppöse Pneumonie bekommen. Aber es gibt Lobärpneumonien, die ganz wie kruppöse Pneumonien anfangen und von Anfang ein tuberkulöses, später gewöhnlich verkäsendes Exsudat in den Alveolen haben. Besonders wenn eine Mischinfektion mit Pneumokokken und dabei mit rostfarbenem Sputum vorhanden ist, läßt sich die Diagnose nur stellen, wenn man an die Pneumonia caseosa denkt und auf Kochsche Bazillen im Auswurfe sucht. Man findet sie fast immer neben Pneumokokken. Zuweilen machen den Arzt Unebenheiten im Verlauf zuerst stutzig, namentlich eine nicht zur rechten Zeit eintretende Entfieberung.

Es kommen nun die auf verschiedene Lungenteile verteilten kleineren Einzelherde, die sog. Lobulärpneumonien, sei es, daß sie sich an Bronchiolitis anschließen, sei es, daß sie ohne solche bestehen und dann entweder bronchogenen oder metastatischen Ursprung haben. Wie schon gesagt, kennen wir solche beim Erwachsenen im Gegensatz zum Kinde entweder als Folge bekannter Infekte (z. B. Masern, Typhus, Influenza) und nur seltener als Folge von Bronchitis bzw. als primäre Erscheinungen. Ich habe den Eindruck, daß jetzt primäre Bronchopneumonien als Haupterscheinungen eines schweren Allgemeininfekts nicht sehr selten sind; z. B. kenne ich schwere Pneumokokkeninfekte, die unter diesem Bilde, nicht unter dem der Lobärpneumonie auftraten. Namentlich bei der Mischinfektion der echten Grippe mit Pneumokokken kommt das vor. Aber auch ohne sie. Der Auswurf ist dann rostfarben, genau wie bei der Pneumonie, oder gemischt eitrig-pneumonisch.

Ein schweres, allgemeines und pulmonales Krankheitsbild bieten Lungenabszeß und Lungengangräne. Vereinzelte oder multiple Lungenherde, die embolisch oder metastatisch oder durch das Eindringen von Fremdkörpern oder als Folge örtlicher Entzündungsherde entstehen, unterliegen den Einwirkungen besonderer Mikroorganismen, die zu eitriger oder gangränöser Einschmelzung führen. Physikalisch-diagnostisch kann man manchmal Herde finden, oft zeigt sie erst das Röntgenbild. Den Ausschlag für die Beurteilung gibt die Untersuchung des Auswurfs, welche für jeden beider Zustände die charakteristische Beschaffenheit ausweist.

Hier anzuschließen wären die primären Tumoren der Atemwerkzeuge und alle die zahlreichen eigenartigen Lungenherde, die es sonst noch gibt (Echinokokken, metastatische Geschwülste, Aktinomyces). Unter genauester Berücksichtigung der Allgemeinverhältnisse, des Sputums und bei völliger Beherrschung der physikalischen Diagnostik läßt sich bei einer ganzen Anzahl von Fällen die Diagnose richtigstellen. Aber wer von uns wird hier noch ohne das Röntgenbild auszukommen wagen? Es wäre eine brotlose Kunst, denn diese Kranken kann man zum Röntgenologen bringen!

Gewisse Schwierigkeiten gibt es bei der Syphilis der Lungen. Sie ist pathologisch-anatomisch gut bekannt. Man sieht auch klinisch gar nicht selten bei Syphilitischen Lungenerscheinungen, die sich aus bronchitischen und pneumonischen Symptomen zusammensetzen, mancherlei Ähnlichkeiten mit tuberkulösen Bildern haben, aber doch auch z. B. in der Lokalisation Unterschiede aufweisen. Schrumpfungen und Narbenbildungen spielen eine Rolle. Weil diese Dinge sich bei Behandlung bessern, kennen wir zwar Röntgenbilder, aber von diesen Zuständen nur wenig autoptische Befunde, also wenig Vergleiche zwischen radiologischen und anatomischen Erscheinungen. Meist wird man durch Berücksichtigung der gesamten Umstände, dem Vorhandensein von Syphilis oder von andern syphilitischen Symptomen, dem Fehlen von Tuberkelbazillen sowie gewissen Eigenarten des Röntgenbilds diagnostisch zum Ziele kommen, besonders, wenn man sich dabei auf ein gewisses Ahnen verläßt. Es ist natürlich therapeutisch höchst wichtig die Lungensyphilis festzustellen. Sie ist gar nicht so selten.

Und nun die Tuberkulose! Wenn wir jetzt sogar daran gehen können, uns innerhalb gewisser Grenzen im Leben ein Bild von dem pathologisch-anatomischen Zustand der Lungen zu machen, so tun wir das zwar immer auf Grund der Zusammenfassung aller Untersuchungsmethoden (Atmung, Art und Menge des Auswurfs, Perkussion, Auskultation, Radiologie) und unter stärkster Heranziehung des Allgemeinbefindens (Abmagerung, Fieber, Appetitarmut, Aussehen, Körperzustand). Aber den hauptsächlichsten Anteil des Erfolgs trägt doch die Röntgenplatte. Wie würden sich die alten Kliniker der Wiener pathologisch-anatomischen Schule freuen! Als ich 1886 bei ERNST LEBERECHT WAGNER Assistent war, versuchte ich auf Grund der physikalischen Untersuchungsmethoden sowie des Allgemeinbefindens Diagramme tuberkulöser Lungen aufzunehmen. Er half mir freundlich, aber ungläubig lächelnd, und wir gaben es bald wieder auf, weil die Ergebnisse zu unsicher waren[1]. Wenn es jetzt[2], wie gesagt, weitgehend gelingt, so verdanken wir das in erster Linie dem Röntgenbilde. Frühere Ahnungen wurden so zu Gewißheiten. Aber allerdings bin ich der Meinung, daß die radiologische Untersuchung sich immer vereinen muß mit der gesamten physikalischen Diagnostik und — ich möchte das nochmals sagen — mit den Ergebnissen der Gesamtuntersuchung nicht nur der Lungen und des Brustkorbs, sondern aller Organe, sowie des Aussehens, des gesamten Kräfte- und Ernährungszustandes, des Temperaturverlaufs, der Senkungsgeschwindigkeit.

Von größter Bedeutung für die Beurteilung jedes Kranken mit Lungentuberkulose ist — das muß auch hier wieder hervorgehoben werden — die Anamnese. Es ist, trotz aller Bedeutung der Infektion, großer Wert zu legen auf die Familiengeschichte, weil die Menschen aus tuberkulösen Familien häufiger und schwerer erkranken. Auch großer Wert auf die persönliche Geschichte: Beruf, äußere Einwirkungen, die die $\varphi\acute{v}\sigma\iota\varsigma$ beeinträchtigen, Sorgen und Kummer, Infektionsgelegenheiten. Wir werden immer fragen nach kurzen oder vor allem auch längeren vorübergehenden Infekten, „Grippen". Der Verlauf in Schüben ist doch am meisten charakteristisch für Tuberkulose, und die Diagnose aufflackernder tuberkulöser Prozesse wird in der Regel nicht richtig gestellt und mit andern

---

[1] Vgl. ROMBERG, Z. Tbk. **34**, 191.

[2] EUG. ALBRECHT, Frankf. Z. Path. **1**, 214. — A. FRAENKEL, Dtsch. Kongr. inn. Med. 1910, S. 174. — FRAENKEL u. GRÄFF, Münch. med. Wschr. **1921**, 445. — GRÄFF u. KÜPFERLE, Die Lungenphthise. Berlin 1923.

Infekten verwechselt, gar nicht selten in schlechter Namengebung „Grippe" genannt. Ferner ist die Form der Entwicklung des in Rede stehenden Zustands genau darzulegen.

Die Miliartuberkulose, deren Diagnose Meistern, wie KUSSMAUL, noch unüberwindliche Schwierigkeiten bereitete, ist durch die Röntgenplatte mit Sicherheit erkennbar. Man muß nur an ihre Möglichkeit denken und eine Platte machen. Dabei sind die alten diagnostischen Grundsätze (Zyanose, Dyspnoe, Lungenblähung, geringer Lungenbefund) natürlich von bleibendem Werte, besonders für die Beurteilung im einzelnen. Aber wir haben doch gelernt, daß sie ganz wesentlich für die späteren Zeiten der Krankheit gelten. Im größeren ersten Teil des Verlaufs fehlen sie. Eine große Frage ist noch der radiologische Befund der Miliartuberkulose ohne klinische Erscheinungen. Bedeutet das immer Heilungen? Man kommt wohl nicht herum um die Annahme, daß die dicht gesäten Plattenherde bei Menschen ohne klinische Erscheinungen Miliartuberkel darstellen, die gegen die Umgebung durch Bindegewebe abgegrenzt sind, und daß es also eine Anzahl von Fällen bei Miliartuberkulose gibt, die ausheilen. Sicher ist das sehr selten. Die Kranken mit solchen scheinbar heilenden Miliartuberkulosen, die wir verfolgten, sind, soweit wir sie auffinden konnten, in kurzer Zeit sämtlich an Meningitis gestorben.

Bei den Zuständen, die man im engeren Sinne unter dem Begriff der Lungentuberkulose[1] faßt, ist es meines Erachtens die erste Frage, ob wir einen akuten oder einen chronischen Prozeß vor uns haben. Das ist doch die Regel, die den Verlauf dieses Leidens beherrscht, das ein Leben begleitet und dauern kann: es geht in Schüben, akute und chronische, progressive und regressive Vorgänge lösen sich ab. Akute Prozesse können, wie wir lernten, in einer erheblichen Reihe von Fällen, das Schauspiel eröffnen. Wohl noch häufiger unterbrechen sie den chronischen Verlauf mit seinen wirklichen oder scheinbaren Stillständen. Immer sind sie ernst. Denn so oft und wunderbar — fast oder auch ganz ohne Reste zu hinterlassen — sie heilen können, so oft zerfallen sie auch unter Höhlenbildung und schwerster Progredienz. Bei der Diagnose dieser akuten Vorgänge ist natürlich die ganze klinische Betrachtung bedeutungsvoll, die das Vorliegen akuter Vorgänge nachweist. Aber gerade hier gibt den Ausschlag das Röntgenbild, und man kann nicht genug empfehlen, es in allen akuten Krankheitsfällen heranzuziehen, die den Verdacht eines akuten tuberkulösen Prozesses erwecken. Mit dem Schöpfen dieses Verdachts soll man freigebig sein. Lieber zehn Röntgenaufnahmen zu viel, als eine zu wenig! Immer ist gerade in diesen Fällen sorgfältigst auf das Vorhandensein von Auswurf zu achten und dieser auf Tuberkelbazillen zu untersuchen. Da nicht selten schnell Zerfall eintritt, findet man sie bei frischen Fällen häufig. Zuweilen kann man, besonders dann, wenn Auswurf fehlt, die Unterscheidung von Bronchopneumonien unbekannten Ursprungs nicht machen. Selbst in den oberen Teilen der Lungen kommen solche unspezifische Bronchopneumonien vor. Natürlich kann der Zweifler

---

[1] ASSMANN, Z. Tbk. **58**, 63.

schließlich immer sagen: es waren doch Frühinfiltrate, die heilten! Man kann das mit Sicherheit jetzt nicht ablehnen. Aber diese Annahme ist für manche Fälle unwahrscheinlich.

So wichtig in all diesen Fällen die Röntgenuntersuchung ist, so sehr soll man doch immer im Auge behalten, daß sie nur einen Teil der ganzen Untersuchung darstellt. Nie soll man sie einseitig in den Vordergrund rücken oder sich gar auf sie allein stützen.

Die Frage, ob der Prozeß im Einzelfalle progredient ist oder regressiv oder wenigstens stillsteht, ist meines Erachtens die wichtigste für die Beurteilung einer Lungentuberkulose. Für die Annahme der Progredienz ist mit großer Wahrscheinlichkeit eine Zunahme der Blutsenkung zu verwenden. Bei bestehender Tuberkulose spricht dieser Ausfall des merkwürdigen Verfahrens für augenblicklich schweren Verlauf. Die Neigung zur Heilung zeigt sich durch Bildung von Bindegewebe und Schrumpfung. Anatomisch, radiologisch und klinisch haben wir im einzelnen die verschiedensten Formen der Erkrankung und vor allem eine nicht endende Vereinigung schrumpfender sowie zur Heilung neigender und führender Vorgänge mit käsigen und einschmelzenden Prozessen. Man muß, immer unter vorherrschender Berücksichtigung des Gesamtbildes und der örtlichen und der Allgemeinerscheinungen des Kranken die einzelnen Teile der Lungen genau untersuchen und aus dem Durchschnitt des Gesamtbildes ein Urteil zu gewinnen suchen. Zwischen den Grenzfällen der akuten zerfallenden käsigen Pneumonie und der subakuten zerfallenden „galoppierenden" Schwindsucht und den nicht selten vorwiegend einseitigen, nicht selten auch mit Höhlenbildung verbundenen Schrumpfungen, die doch immer weitergehen, weil immer wieder frische fibröse Herde sich entwickeln, die aber schließlich älter werden als ihr Träger und zur stärksten Verkleinerung einer Seite führen, gibt es sozusagen alle Übergänge, und der pathologisch-anatomischen und klinischen Formen der Tuberkulose ist kein Ende. Namentlich wenn man auch die zerstreuten Prozesse hinzunimmt, die grobe und feine Einzelherde haben können, mit und ohne Zerfall, an anderen Stellen mit käsig-diffusen destruierenden Vorgängen und andererseits auch mit weit ausgedehnten Schrumpfungen. Fieber, reichlicher Auswurf mit elastischen Fasern und Tuberkelbazillen, körperlicher Verfall, schnell sich entwickelnde Infiltrate mit Höhlensymptomen, auf der Röntgenplatte die berühmten weichen[1], mehr verschwommenen Herdschatten mit der Ausbildung von Höhlen charakterisieren die Prozesse, die zum Zerfall führen. Nicht selten finden sich diese, wie gesagt, innerhalb von Lungenteilen, die auf das schönste schrumpfen.

Die sorgfältige Beachtung von Kavernen — und hier hat uns die Radiologie in hohem Maße diagnostisch gefördert — ist deswegen so wichtig, weil sie die Heilung aus bekannten Gründen erschweren und vor allem auch, weil ihre Abscheidungen immer Bazillen verstreuen und sie sehr leicht Blutungen entstehen lassen.

---

[1] KÜPFERLE u. GRÄFF, Die Lungenphthise. Berlin 1923.

Die Tuberkulinreaktion[1] verwende ich zu diagnostischen Zwecken kaum mehr, weder nach subkutaner Einspritzung als Allgemein- und Lokalreaktion noch nach intrakutaner Injektion; eine Ausnahme werde ich sofort nennen. Ihr positiver Ausfall zeigt beim Menschen an, daß eine Infektion mit Kochschen Bazillen stattgefunden hat. Da ich hier nur von Erwachsenen und nicht von kleinen Kindern spreche, da so gut wie alle Menschen zur Zeit doch einmal mit Tuberkulose infiziert wurden (NAEGELI), und da nach einem solchen Infekt nach allem, was wir wissen, immer lebende Bazillen im Körper zurückbleiben, so kann man meines Erachtens mit Hilfe der Tuberkulinreaktion nichts Wesentliches erfahren. Gewiß reagieren manchmal Menschen mit fortschreitender Tuberkulose stärker, sowie auf kleinere Gaben früher, manchmal Schwerkachektische überhaupt nicht. Aber das ist einmal sehr unsicher. Alle Versuche, durch die Darstellung eines Verhältnisses zwischen Allgemein- und Stichreaktion oder durch die Höhe der eine Reaktion erzeugenden Gaben eine diagnostische Grenze zu finden, sind gescheitert. Ferner habe ich Angst vor Allgemein- und Lokalreaktionen. Das Auftreten beider ist meines Erachtens ganz unberechenbar. Ich habe bei Tuberkulinbehandlung trotz größter Vorsicht in der Dosierung sehr unangenehme Verschlimmerungen gesehen, und ich bin der Überzeugung, daß diagnostische Methoden, deren Gefahr in gar keinem Verhältnis zu ihrem Nutzen steht, unterlassen werden müssen. Natürlich kann man alle schlimmen Folgen vermeiden, wenn man nur das intrakutane, das PIRQUETsche oder das MOROsche Verfahren verwendet. Es soll jetzt wieder Erwachsene geben, die tuberkulosefrei sind. Bei ihnen könnte eine Tuberkulose durch eine der genannten Methoden ausgeschlossen werden. Gute Ärzte empfehlen das, weil sie die soeben geäußerte Ansicht für zu pessimistisch und für nicht richtig halten insofern, als der Prozentsatz der Menschen, die nicht infiziert oder völlig ausgeheilt wären, so daß man also die Tuberkulinreaktion verwenden könnte, entschieden höher wäre als ich angenommen habe. Dann würde es mehr tuberkulosefreie Menschen geben als ich denke, und dann wäre die Tuberkulinereaktion, ähnlich wie beim Kinde, auch am Erwachsenen häufiger brauchbar. Ich bleibe auf Grund der Beobachtungen aus ASCHOFFS Institut sowie meinen Eindrücken für den Erwachsenen vorerst noch bei meiner zuerst geäußerten Auffassung.

Eines besonderes Wortes bedürfen noch die Lungenblutungen bei Tuberkulösen. Sie finden sich einmal ganz im Anfang, nicht allzuselten überhaupt als erstes Symptom. Das hat von jeher als sehr ernst gegolten. Und sie finden sich weiter im Verlaufe des wechselnden Krankheitsverlaufs. Nicht selten dann so, daß bestimmte Menschen besonders häufig Blutungen bekommen. Ob dafür persönlichkonstitutionelle Grundlagen vorhanden sind, weiß man nicht, aber das weiß man, daß, so verhältnismäßig selten auch Lungenblutungen durch die Größe des Blutverlustes direkt zum Tode führen, jede Hämoptyse als solche doch

---

[1] Vgl. STAEHELIN im Handbuch der inneren Medizin, 2. Aufl. Herausgegeben von G. v. Bergmann u. R. Staehelin, **2 II**, 1456, 1602.

ein sehr ernster Vorgang ist. Einmal, weil sie auf das Bestehen eines kavernösen Prozesses hinweist und vor allem, weil im Gefolge von Lungenblutungen so häufig Aussaaten in den Unterlappen eintreten und nicht wenige von diesen rasch progredient ungünstig verlaufen. Die Diagnose der Lungenblutung hat zunächst festzustellen, daß das entleerte Blut aus der Lunge stammt. Das ist meist sicher möglich aus dem hellschaumigen Charakter des Blutes und seiner Entleerung durch Husten — nur in den allerschwersten Massenblutungen strömt das Blut ohne Husten aus der Lunge heraus. Ferner muß man den tuberkulösen Charakter der Lungenblutung erkennen. Das wird öfters erst nach Ablauf der Blutung durch genaue Untersuchung möglich werden, sofern nicht dem Blut bazillenhaltiges Sputum beigemengt ist. Nicht allzuselten muß der Arzt bei Lungenblutungen mit Täuschungen seitens des Kranken rechnen.

Man sollte aber noch an eine Schwierigkeit denken, die die Radioskopie der Lungen schaffen kann und tatsächlich nicht allzu selten schafft, d. i. das Auffinden von Herden, deren Wesen und Bedeutung man nicht zu deuten imstande ist und die für den betreffenden Menschen tatsächlich keine Bedeutung haben, weil sie etwas Stationäres sind oder das Ergebnis eines Prozesses, der ablief. Hier gilt es umsichtig zu sein und weise, die Gesamtbeurteilung auf Grund der alten Methoden hochhalten und nichts davon sagen. Dazu gehören z. B. alte Teratome oder alte abgekapselte Echinokokkenblasen. Es ist gewiß unbehaglich für den Arzt, auf solche Befunde zu stoßen. Es ist auch eine Verantwortung, ihre Existenz zu kennen und doch sie im Interesse des Kranken zu verschweigen. Aber Verantwortung tragen ist ein Los des Arztes.

Pleura und Mediastinum werden mit den Lungen untersucht. Pleuraerkrankungen rufen zunächst fast immer Schmerzen hervor, weil die Serosa reichlich mit schmerzempfindlichen Nervenfasern ausgestattet ist; besonders schmerzhaft ist jede Pleuritis diaphragmatica. Sog. trockene (fibrinöse) Pleuritis führt zu den charakteristischen Reibegeräuschen, deren Knirschen man oft auch fühlen kann. Alle entzündlichen Ergüsse, welcher Natur sie auch seien, erzeugen starke Dämpfungen mit hoher Resistenz, abgeschwächtem Atmen (je nach dem Zustand der Lunge vesikulär oder bronchial) und abgeschwächtem Stimmfremitus. Die Art des Exsudats sollte man stets durch Probepunktion feststellen, die am besten an der oberen Grenze des Exsudats ausgeführt wird, weil man dort die Flüssigkeit am leichtesten findet. Warum da am besten, weiß kein Mensch. Aber es ist so; ich lernte es von Meister NAUNYN. Ich rate, auch bei serösen Exsudaten die Probepunktion öfters zu wiederholen, weil die Umwandlung in ein Empyem nicht so selten ist und sonst leicht übersehen wird.

Mir erscheint rätselhaft, aus welchen Gründen man das Exsudat mit der Spritze zuweilen so leicht, manchmal schwer, zuweilen gar nicht ansaugen kann. Da bestehen für mich noch große Unklarheiten. Ebenso ist durchaus unklar das Verhalten der sich zurückziehenden Lungen in einem wachsenden pleuritischen Exsudat. Eine einfache Kompression, die man immer annahm, weil über jedem größeren pleuritischen Exsudat fernklingendes Bronchialatmen gehört wird, ist kaum wahrscheinlich. Wie ich glaube, kennen wir das Verhalten der Lungen unter Exsudaten noch nicht genügend. Es ist jedenfalls ganz anders als das beim Pneumothorax: wie mir scheint, schwimmen die Lungen luftarm bzw. luftleer in der Flüssigkeit, und das Bronchialatmen entsteht, weil man durch die Flüssigkeit hindurch das unverändert fortgeleitete Atmungsgeräusch der großen Luftwege hört.

Große Exsudate wölben bei bildsamem Brustkorb die bei der Atmung gleichzeitig nachschleppende Seite, besonders die Interkostalräume vor, weil ihr Zug durch geringeren negativen Druck weniger stark ist. Herz und Mediastinum sowie das Zwerchfell und die an ihm liegenden Organe werden verlagert. Atmungsgeräusch, Stimme und Fremitus sind abgeschwächt. Bei großen Exsudaten ist die Unterscheidung von reinen Pneumonien oder Tumoren immer leicht, aber es kann außerordentlich schwer oder sogar unmöglich sein festzustellen, ob hinter einem Exsudat ein entzündlicher Prozeß oder ein Tumor in der Lunge vorhanden ist. Manchmal hilft da das Ablassen des Exsudats und die radiologische Untersuchung unmittelbar nachher. Nur muß man bei Tumoren mit dem Ablassen vorsichtig sein und jedes Saugen vermeiden. Bei mittleren und kleinen Ergüssen kann die Differentialdiagnose gegenüber Infiltraten sehr schwierig werden. Das allgemeine Krankheitsbild gibt da zunächst den Ausschlag, aber bei chronischen Prozessen kann das im Stich lassen. Atmungsgeräusch und Fremitus kann auch über Infiltraten, wenigstens zeitweise, fehlen, merkwürdigerweise namentlich dann, wenn die Exsudation eine sehr feste ist („Pneumonia massiva"), indessen scheinen mir hier die physikalischen Verhältnisse noch nicht geklärt. Die Vereinigung von Pneumonie und dünn aufliegendem Exsudat kann (starke Dämpfung, starke Resistenz, verhältnismäßig lautes Bronchialatmen, abgeschwächter oder nur wenig erhöhter Fremitus und Bronchophonie) die Situation noch besonders erschweren — kurz, die Probepunktion ist, namentlich bei Verdacht auf abgesacktes oder interlobäres Empyem, ausgiebig zu verwenden. Nur sei man recht vorsichtig und steche langsam von außen nach innen, weil das Einstechen in pneumonische Lungen, wenn man in einen größeren Bronchus gerät, leicht zu (bei Pneumonien unangenehmen) Pneumothorax führt.

Daß Pleuritiden in der großen Mehrzahl der Fälle tuberkulösen Ursprungs sind, auch wenn sie scheinbar akut entstehen, ist leider richtig. Eine Ausnahme machen wesentlich die Fälle, die sich im Anschluß an bekannte akute Infekte entwickeln. Die tuberkulösen Ergüsse enthalten keine anderen Mikroorganismen, sind also bei der gewöhnlichen Untersuchung „steril". Sie haben einkernige Zellen. Wichtig ist die gleichzeitige Entwicklung von Pleuritis, Perikarditis, Peritonitis als besonderes Krankheitsbild mit Fieber und Abmagerung verbundenes: Tuberkulose der serösen Häute. Transsudate in den Pleuren sind im Gegensatz zu Exsudaten fast immer doppelseitig entwickelt. Für die Diagnose von Endotheliomen und andern Geschwülsten kann der Nachweis von Tumorzellen in der Flüssigkeit des Ergusses wichtig sein, sofern er unzweideutig gelingt.

Der totale, schnell entstehende Pneumothorax ist immer zu erkennen, wenn der Arzt aufpaßt: Erweiterung und Nachschleppen der Seite, tiefer, lauter (heller) und langschallender (voller) Schall in erweiterten Grenzen, aufgehobenes oder auch leises amphorisches Atmen, Metallklang bei Stäbchenplessimeterperkussion, aufgehobener Fremitus. Aber ganz anders wird es bei partiellem Pneumothorax, sei es an einer umschriebenen Stelle, sei es so, daß eine dünne Schicht Luft über einer nicht ganz entfalteten Lunge liegt. Dann kann die Diagnose sehr schwer sein, besonders auch deswegen, weil die Kranken keine Beschwerden und keine Störungen der Atmung zu haben brauchen. Erfahrungsgemäß wird diese Form des Pneumothorax ohne das Röntgenbild sehr leicht übersehen. Daran denken ist die Hauptsache, dann findet man bei hellem Schall das schwächere Atmen und den schwächeren Fremitus. Das Röntgenbild klärt alles.

Das Mediastinum in jedem verwickelten Falle in den Kreis der Erwägungen zu ziehen, erscheint mir notwendig. Ich möchte es hier zusammen mit der Schilddrüse besprechen. Auf thyreoideale Veränderungen wird man ja von den verschiedensten Gesichtspunkten aus gebracht, ich rate, dem aber die Spitze abzubrechen und bei jedem Kranken die Schilddrüse genau zu untersuchen, um zu entscheiden, ob irgendwelche Krankheitserscheinungen von ihr ausgehen.

Für diese Stelle unserer Darlegungen wäre für die Schilddrüse an sich das rein Mechanische ihrer Größe und Form, sowie der Einfluß davon auf die Umgebung, namentlich die Luftröhre zu erörtern. Ich möchte aber raten, doch immer wenigstens grundsätzlich festzustellen, ob thyreotoxische Erscheinungen bestehen, also nach Erregtheit, Tremor, Tachykardie, Schweißen, Augensymptomen, Abmagerung, sowie seelischen Veränderungen zu sehen. Das ist für jede diagnostische Einschätzung von größter Bedeutung. Gegebenenfalls beachte man die Höhe des Grundumsatzes; er ist diagnostisch brauchbar, wenn er richtig untersucht wird. Sehr zweckmäßig ist es, Nahrungsmenge und Gewicht zu bestimmen.

Man betrachtet an der Schilddrüse zunächst Größe, Form, Konsistenz, sowie die Einzelgestaltung der Teile der Schilddrüse. Die diffusen Schwellungen, die zystischen und die harten karzinomatösen, sind in den Bereich der Untersuchung zu ziehen. Die Drüsen der Umgebung beachten wir genau. Vor allem kommt es aber auf das Verhältnis zur Trachea an: ob sie verbogen oder zusammengedrückt ist, und ob eine Tracheomalazie besteht. Man kann schon manches sehen, fühlen und noch mehr aus den Beschwerden der Kranken entnehmen. Aber die Röntgenuntersuchung klärt auch hier wieder erst das einzelne auf.

Sehr häufig sind ja substernale Strumen und vor allem solche, die die Trachea im Brustkorb einengen. Auch sie werden radiologisch festgestellt, und vor allem dadurch, daß sie oft respiratorisch verschieblich sind, als Teile der Schilddrüse identifiziert. Das ist wegen der Behandlung dringend nötig. Denn andere Geschwülste im Mediastinum können ganz ähnlich aussehen und ähnliche Erscheinungen machen. Die Kranken klagen meist über Atemnot oder über ein Druckgefühl in der Brust. Schluckstörungen sind verhältnismäßig selten da. Jedenfalls treten sie stark zurück, weil die hinten liegende Speiseröhre leicht ausweicht und weniger häufig getroffen wird. Dagegen sind Erscheinungen der Stauung an der oberen Hohlvene häufig: die Kranken haben ein blaurotes Gesicht, dicken Hals, häufig einen geschwollenen rechten Arm, verdickte Venen am Hals, an den Armen, besonders rechts, und vor allem vorn auf dem Brustkorb. Jede Rekurrenslähmung erfordert unsere eingehende Beachtung wegen ihrer Beziehung zu Veränderungen im Mediastinum, besonders an der Aorta. Bei Veränderungen im oberen Mediastinum ist das Hornersche Zeichen häufig angedeutet oder deutlich vorhanden. Es zeigt dann auch die Seite der Erkrankung an.

Granulome, Sarkome, Kundratsches Lymphosarkom, auch Karzinome, die von den oberen Luftwegen oder dem Ösophagus ausgehen, große Aortenaneurysmen, die man dann gewöhnlich vom Jugulum oder von den Interkostalräumen aus pulsieren fühlt, und die eine Verschiedenheit des Subklaviapulses rechts und links machen, können zugrunde liegen. Meist kann man mit Hilfe der Röntgenuntersuchung die Aufklärung recht weit treiben. Auch in den beginnenden Fällen! Man muß nur hier an das Mediastinum denken. Im Anfang ist die Feststellung von Mediastinaldrüsen so wichtig wegen der Diagnose des Granuloms. Das maligne Granulom führt eben sehr leicht zu Drüsenschwellungen rechts an der Cava superior. Die Erkennung des beginnenden Granuloms, namentlich dann, wenn nur einige Drüsen am Halse fühlbar sind und der Milztumor noch fehlt, kann äußerst schwer sein. Sie wird unterstützt durch die Röntgen photographie des Mediastinums, weil, wie gesagt, in einer verhältnismäßig großen Zahl von Fällen granulomatose Drüsen sich hier zeitig entwickeln. Aber anfangs kann die Unterscheidung tuberkulöser und granulomatöser Drüsen, z. B. am Kiefer, wenn man Mundveränderungen als Quelle der Drüsenschwellung ausgeschlossen hat, äußerst schwer oder unmöglich sein. Milzschwellung ist bei tuberkulösen Drüsen sehr selten, bei Granulom fast immer (anfangs nicht immer!) da. Fieber finden wir bei Granulom in der Regel; es kann eine charakteristische rekurrensartige Form annehmen.

Schließlich gibt es im Mediastinum noch Phlegmonen, die durch Schmerzen, Beklemmung, Atemnot und Schluckstörung ein äußerst schweres Krankheitsbild und einen höchst qualvollen Krankheitszustand hervorrufen. Sie gehen in seltenen Fällen von einer durchbrechenden Geschwulst der Luft- oder Speiseröhre, häufiger vom Mundboden aus.

Die Verdauung.

Mund, Schlund und Speiseröhre erfordern unsere Aufmerksamkeit natürlich vom Standpunkte der Nahrungsaufnahme. Jeder weiß von sich selbst her, wie diese gestört ist, wenn irgendwelche Abnormität im Munde da ist und Schmerzen entstehen. Aber Mund und Rachen interessieren den Arzt als Diagnosten doch in erster Linie als Lokalisationsort von Infekten. Schon für die Stomatitis ist das von Bedeutung, sie ist häufiger als wir gemeinhin denken, Ausdruck einer Infektion. Allerdings spielen bei ihr örtliche Verätzungen, die Wirkung des mit dem Speichel ausgeschiedenen Quecksilbers und der Skorbut vielleicht noch eine größere Rolle.

Immer betrachte man Zunge und Zähne. Die belegte Zunge ist nicht nur als „Spiegel des Magens" bemerkenswert, sondern eine trockne, rissige, belegte Zunge zeigt immer einen schweren Gesamtzustand bzw. eine mangelhafte Krankenpflege an insofern, als zu geringe Speichelabsonderung, die z. B. mit einem schweren Allgemeininfekt zusammenhängt, nicht durch ausreichende Wasserzufuhr ausgeglichen wurde. Das weist also auf ungenügende Mundpflege hin bei einem Kranken, der sich nicht mehr selbst versorgen kann. Sehr wichtig ist die Beschaffenheit der Zunge bei BIERMERscher Anämie. Ihre Schleimhaut ist meist glatt und trocken. Eine schmerzhafte Papillitis quält die Kranken sehr stark. Kleine Geschwüre können sich entwickeln und schließlich eine Atrophie der Schleimhaut.

Schlechte Zähne sind bedeutungsvoll, weil die Zerkleinerung der Nahrung dabei leidet. Sie können ferner durch die Entzündungen, die in ihrer Umgebung leicht entstehen, die Quelle von Allgemeininfekten werden.

Genaue und völlig kunstgerechte Untersuchung der Gaumenbögen, Tonsillen und hinteren Rachenwand würde ich bei jedem Kranken anraten. Dort, namentlich an den Tonsillen, ist, wie gesagt, die merkbare Lokalisation eines Infekts auch dann häufig zu finden, wenn die Kranken sonst nichts bieten und auch wenn sie nicht über örtliche Beschwerden klagen. Über die verschiedenen Formen der Angina soll man genau Bescheid wissen. Die katarrhalische, tonsilläre und lakunäre Form sind meist der genuine Ausdruck eines Infekts mit Eiter- oder Pneumokokken und, nur recht selten, bei Diphtherie oder Scharlachinfekten[1]. Aber sie kommen doch auch bei ihnen vor. Ich rate auch, an jene beiden Infekte immer zu denken,

---

[1] Ich bespreche diese Dinge hier absichtlich noch einmal kurz, obwohl sie zum Teil bei den Infekten erörtert wurden.

sowie sehr vorsichtig mit allen Äußerungen und Maßnahmen zu sein. Immer nach Drüsen und Milz fühlen sowie den Harn untersuchen. Immer genau die Anamnese machen. Immer (möglichst bei Tageslicht) nach Exanthemen sehen und immer das Blut untersuchen (Zählung der weißen Zellen, quantitative Bestimmung ihrer Art), damit da nichts Charakteristisches versäumt wird, z. B. die Eosinophilen bei Scharlach, die degenerativen und regenerativen Veränderungen bei schweren Infekten, ferner die so wichtigen monozytären, lymphozytären und agranulozytotischen Reaktionen.

Alles das gilt natürlich noch vielmehr von allen nekrotischen Anginen. Hier kommt zunächst die Unterscheidung von Diphtherie und Scharlach in Betracht. Für die erstere beachte man die Ausbreitung der diphtherischen Angina auf Uvula und Gaumenbögen. Das kommt nur sehr selten vor bei nekrotischer Angina, häufiger bei Scharlach. Bei letzterem ist wichtig Anamnese, die flammende Röte im Rachen, Enanthem und Exanthem sowie die Schwellung der Drüsen, bei Diphtherie weiter der Bazillenbefund; leider kommt man mit ihm in der Praxis häufig zu spät. Alles in allem sind nekrotische Angina mit leichter und schwerster septischer Infektion (Agranulozytose) durch die bloße Untersuchung des Rachens nicht immer sicher von Diphtherie- und Scharlachangina zu unterscheiden.

PLAUT-VINCENTsche und syphilitische Angina sehen meist charakteristisch aus; für erstere hilft die mikroskopische Untersuchung auf Spirillen. Auch die Tuberkulose der Rachenorgane, die sich im wesentlichen im Gefolge schwerer Lungentuberkulose findet, ist meist sicher feststellbar; zur Not hilft hier eine Probeexzision und mikroskopische Untersuchung weiter.

Alle Phlegmonen, die sich von den Tonsillen aus oder am Mundboden entwickeln, sind als dem Kranken sehr lästige und zum Teil als gefährliche Zustände in höchstem Maße zu beachten und rechtzeitig chirurgisch zu behandeln. Die Gefahr allgemeiner Sepsis liegt hier immer nahe.

Die Bedeutung einer genauen Untersuchung der Tonsillen, des Nasenrachenraums, der Nase, Ohren, Nebenhöhlen und Zähne als Ursprungsort chronischer Infekte ist schon früher hervorgehoben. Die Besichtigung und Betastung der Vorderfläche der Wirbelsäule ist wichtig für den Befund von Spondylitis der Halswirbelsäule und die Feststellung des Retropharyngealabszesses.

Erschwerung des Durchtritts von Nahrung durch die Speiseröhre kann Folge von Narbenbildung sein (fast immer durch Verätzung, äußerst selten Syphilis). Sehr wichtig sind auch die bekannten „nervösen" spastischen Zustände der Kardia mit gleichzeitiger Erweiterung des Ösophagus und die letztere allein. Manche von ihnen sind psychogen, aber andere beruhen sicher auf einer organisch-funktionellen Koordinationsstörung der sehr verwickelten Ösophagus- und Kardiainnervation. Mit Hilfe von Anamnese, klinischer und radiologischer Beobachtung, der Sondenuntersuchung, sowie der Ösophagoskopie lassen sich diese Zustände immer erkennen und bei Berücksichtigung der Umstände ihres Auftretens sowie der Natur der erkrankten Persönlichkeit pathogenetisch klären.

Das alles aber tritt doch an Häufigkeit und deswegen auch an Bedeutung leider ganz zurück gegen das Karzinom des Ösophagus. Auch hier klagen die Kranken zuerst nur über Schlingbeschwerden: die Speisen gehen nicht leicht und ohne Druckgefühl hinunter. Man findet zuweilen monatelang, zuweilen bis gegen 1 Jahr, objektiv gar nichts, auch radiologisch nichts. Die Kranken magern auch zuerst nicht ab. Aber man lasse sich in seinen Sorgen dadurch nicht irre machen, und bald findet man sowohl mit der Sonde als ganz besonders bei der Röntgendurchleuchtung das Hindernis, dessen Natur leider nicht zweifelhaft ist.

Die sehr seltenen Ösophagusdivertikel sind als solche meist schon nach einer sorgfältigen Anamnese kenntlich. Daß man am Halse etwas fühlt, ist sehr selten. Aber die Röntgenuntersuchung klärt dem Kenner die Situation völlig auf: man erkennt am Divertikel Lage und Größe deutlich. Hier kann die ösophagoskopische Beobachtung seitens eines Arztes, der die Technik der Methode beherrscht, sehr wichtig sein.

Es erscheint mir als zweckmäßig, die Erkrankungen des rechten oberen Teils der Leibeshöhle zusammen zu besprechen und nicht nach Organen, weil die klinischen Erscheinungen vielfach in gleicher oder fast gleicher Weise wiederkehren und dann nur in der Gesamtbeleuchtung, von allen Organen aus betrachtet, charakteristisch werden. Die Leber mit den Gallenwegen, das Zwerchfell und der subphrenische Raum, Niere und Ureter, Pankreas, Magen und Duodenum, schließlich Coecum und Appendix beteiligen sich an der Entstehung der Symptome.

Den Leib betrachtet man zunächst bei ruhiger Rückenlage und Muskelerschlaffung des Kranken, denn in einer Reihe von Fällen sind Vorwölbungen oder Geschwülste, zuweilen auch ganze Organteile, z. B. Magen und Darmschlingen, mit ihrer Peristaltik, zu sehen. Die verschiedenen Formen des Meteorismus oder Aszites lassen sich leicht feststellen. Sehr wichtig ist es, bei Auftreibungen immer an Stenosen des Pylorus und noch mehr des Darmes zu denken. Die letzteren namentlich werden sehr leicht versäumt und mit einfachen Darmschmerzen zusammengeworfen. Die Anamnese muß genau nach Koliken fragen, sowie nach den Empfindungen und Beobachtungen der Kranken an sich selbst während der Koliken (Schmerzen bestimmter Zeitphase, Gurren, Aufstoßen, Brechneigung, mangelhafter Abgang von Blähungen und Stuhlgang). Ist man einmal auf den Gedanken der Stenose gekommen, so helfen dann die Untersuchungssmethoden (Verfolgung des Röntgenbreies von oben, Breieinlauf) meist sicher zum Ziele. Hernien irgendwelchen Sitzes, auch solche der Linea alba, sind immer im Auge zu behalten. Sie können durch partielle Einklemmungen von Darm oder Netz sehr starke Schmerzen machen.

Von größter Bedeutung ist natürlich immer das Zusammentreffen akut einsetzender schwerer Schmerzen bei einem Kranken mit einem scharf umschriebenen Schmerzpunkt und besonders mit einer Bauchdeckenspannung. Da ist zuerst an eine örtliche Peritonitis zu denken (Ausgang von Gallenblase, Magengeschwür, Appendix, Adnexen). Die allgemeine Peritonitis wird natürlich mit in Betracht gezogen. Aber auch die jetzt sofort zu besprechenden Koliken können zugrunde liegen, sind sie doch in nicht wenigen Fällen mit Entzündungen verbunden, die bis an das Peritoneum heranreichen. Treten Schmerzen mit mittelstarker oder größter Heftigkeit in Form von Koliken in der rechten Seite des Leibes auf, oft mit Ausstrahlungen, so liegen, wenn der Beginn einer Appendizitis nicht in Betracht kommt, in der Regel Gallen- oder Nierensteinanfälle zugrunde. In den gewöhnlichen Fällen wird man jene beiden Arten von Koliken zu unterscheiden imstande sein. Auch an Pankreassteine ist zu denken. Sie machen enorm heftige Schmerzen und sind als solche wohl zu vermuten, aber meines Erachtens in der Regel nicht mit irgendwelcher Sicherheit zu diagnostizieren. Glücklicherweise sind sie sehr selten.

Ich werde sofort davon sprechen. Vorher nur noch einige kurze Bemerkungen darüber, daß der Arzt immer am besten tut, zunächst einfach und immer sehr klar zu denken. Insofern kommen gewisse „führende" Symptome zu ihrem wohlbegründeten Rechte, also: Ikterus gibt es nicht bei Nieren-, Harndrang nicht bei Gallenkoliken.

Ferner hat die moderne Betrachtung manche alte Erfahrungen etwas in den Wind geschlagen. Von den Hernien sprach ich schon. Aber auch die alten „Darmkolien", d. h. Anfälle von spastischem Tonus der Darmmuskulatur, sind bei manchen Arten von Menschen entschieden bedeutsam, und sie können außerordentlich schmerzhaft sein.

Die Schmerzen bei rechtsseitigen Nierenkoliken sind doch meist mehr rechts gelegen, ganz in der Seite und verbunden mit Ausstrahlung nach Blase und Harnröhre, oft auch mit Harndrang, die bei Gallenerkrankungen verbreiten sich mehr nach Rücken und rechter Schulter. Das sind immerhin sehr wichtige Sachen; ein eingehendes Befragen danach erlaubt in der großen Mehrzahl der Fälle schon eine Unterscheidung. Auf die Anamnese ist also auch hier wieder — ich darf nicht müde werden, es immer zu wiederholen — der größte Wert zu legen. Dazu kommt noch die Untersuchung des Harns auf Erythrozyten, Leukozyten, Epithelien und Eiweiß und vor allem die Untersuchung mit Katheter, Füllung des Nierenbeckens und Radioskopie. Allerdings ist auch bei Pyelitis mit dem Fehlen abnormer Zellen im Harn zu rechnen, wenn der Ureter verschlossen ist. Das läßt sich kystokopisch feststellen. Auf diese Weise kommt man meines Erachtens in der großen Mehrzahl der Fälle immer zur Annahme oder zum Ausschluß von Pyelitis und Steinen im Nierenbecken oder Ureter. Daß die Pyelitis allein, also ohne Konkremente, außerordentlich heftige Schmerzen machen kann, ist vielleicht nicht ganz bekannt genug. Es kann bei ihr auch tagelang hohes Fieber vorhanden sein.

Die rechte Niere ist bei gesunden Frauen häufig als tiefstehend zu fühlen, auch bei Männern nicht allzuselten. Tumoren der Niere sind links, aber auch rechts meist zu palpieren, indessen über die Größe der Niere täuscht man sich oft; man unterschätzt leicht die Größe des normalen Organs. Für die Nierentumoren, sei es als Karzinome, sei es als Hypernephrome, ist die sorgfältigste Beachtung der Harnbeschaffenheit, besonders die Anwesenheit von Blut bedeutungsvoll, sowie die Handhabung der kystoskopischen Methoden. Werden sie von guten Technikern und Kennern ausgeführt, so läßt sich der Zustand des Nierenbeckens und der Niere immer beurteilen. Das ist ein außerordentlicher Fortschritt.

Sehr viel schwieriger ist es mit den Gallenwegen. Da heben wir als wichtiges Symptom die Gelbsucht hervor. Von Bedeutung ist natürlich nur der schnell sich entwickelnde echte Ikterus. Meist findet sich dann Bilirubin im Harn, aber ich kenne doch auch acholurischen Ikterus bei frischen akuten Steinanfällen. Im Blute ist Bilirubin „direkt" nachweisbar. Die Gelbsucht entsteht für unsere Frage sicher seltener durch Steinverschluß des Ductus choledochus, als durch entzündliche Vorgänge in den feinen Gallengängen. Aber man muß da doch sehr vorsichtig sein, das Symptom schnell einseitig zu verwenden, denn Gelbsucht gibt es auch bei akuter Cholangitis, „katarrhalischem" Ikterus, Hepatitis und Hepatose, sowie bei den Anfällen der hämolytischen Konstitution und des Karzinoms. In all diesen Zuständen können die Kranken heftige Schmerzen haben. Auf der anderen Seite haben mehr als drei Viertel der Kranken mit akuter Cholezystitis bzw. mit frischen Steinanfällen keine Gelbsucht.

Die Entscheidung kann also sehr schwierig werden. Ich meine: aber auch, wenn wir uns einmal für die Leber entschieden haben, wobei für diese Entscheidung ein etwaiger Ikterus, wie gesagt, natürlich von höchster Bedeutung ist, ist es nicht leicht, das weitere Richtige zu finden. Immerhin dürfen wir doch daran festhalten, daß schwere Koliken von seiten der Leber in erster Linie bei Cholezystitis mit und ohne Steine, bei Cholangitis, bei Karzinom und — allerdings viel seltener — bei funktionellen Störungen der Gallengangmuskulatur vorkommen. Diese Zustände kann man aus der Tatsache und der Form der Schmerzen allein oft nicht auseinanderhalten. Die Grundlage der Schmerzen sind ja Erregungen der Gallengangmuskulatur, und diese kommen eben bei allen jenen Prozessen vor, sei es, daß sie durch einen entzündlichen oder kalkulösen Reiz der Schleimhaut oder direkt neurogen ausgelöst werden. Das Karzinom der Gallenwege gehört gewissermaßen zur Kalkulosis, weil es auf ihrer Grundlage erwächst. Das ist also klar: man darf auf die Anwesenheit von Koliken allein keinesfalls eine spezialisierte Diagnose bauen.

In doppelter Hinsicht nicht. Einmal gibt es genügend viel Fälle von Erkrankung der Gallenblase, in denen eigentliche Koliken fehlen und nur unangenehme Empfindungen bzw. geringe Schmerzen oder auch nur dyspeptische Störungen das Feld beherrschen. Das ist seit den Darlegungen besonders von RIEDEL schon lange bekannt, und das ist wichtig für die Beurteilung späterer Folgen von Gallensteinen. Andererseits können, wie gesagt, allerlei Erkrankungen der Leber, bei denen die Wand der Gallenwege beteiligt ist, mit starken Schmerzen, ja mit echten Koliken verbunden sein. Vom Karzinom sprachen wir schon, aber auch für die Cholangitis bei Leberzirrhose und für die einfache Cholangitis hat es NAUNYN scharf hervorgehoben, und für die Leber bei hämolytischem Ikterus ohne Steine wissen wir es genau.

Sind wir bei der Annahme einer Erkrankung der Leber oder der Gallenwege angelangt, so ist gewiß immer unsere Aufgabe, sowohl zur Beurteilung als auch zur Behandlung das einzelne zu entwirren. Eine Erkrankung der Gallenblase mit Steinen wird man zuerst ins Auge fassen wegen ihrer großen Häufigkeit. Aber man muß dabei doch vielerlei bedenken: die Steine werden ja klinisch aus der Cholezystitis erschlossen, d. h. wir können von vornherein mit den gewöhnlichen ärztlichen Mitteln Cholezystitis mit und ohne Steine nicht sicher trennen. Das Untersuchen des Stuhls auf Steine wird meines Erachtens jetzt zu sehr vernachlässigt; es ergibt zuweilen doch klare Befunde, besonders nachdem wir gelernt haben, die Muskulatur der Gallenwege bei dem Gebrauch der Duodenalsonde mit Hilfe von Ei, Öl, Magnesiumsulfat, Hypophysin zu beeinflussen.

Durch eine eingehende Befühlung des Leibes können wir schon sehr viel und sehr wichtige Dinge erfahren. Wir wissen, daß die Methodik des Palpierens verschieden gehandhabt wird. Wir wissen noch mehr, wie verschieden viel, je nach Lage und Stellung der Organe, fühlbar und wie ungleich die Kunst des Einzelnen ist. Jeder muß durch Übung aus sich alles herausholen, was möglich ist. Die Leber kann man ja meist gut fühlen: ihre Konsistenz, die Form der Oberfläche, den Rand; wir erinnern daran, daß die normale Leber ganz weich ist. Da sind meines Erachtens die verschiedenen Formen der Zirrhose und das Karzinom doch wenigstens in vielen Fällen zu beurteilen, namentlich wenn man die Befühlung der Milz hinzunimmt und berücksichtigt, wie deren Vergrößerung zu den einzelnen Formen der Lebererkrankung steht. Die gewöhnliche, mit Steinen gefüllte, nicht frisch entzündete und darum nicht hydropische Gallenblase ist in der Regel nicht fühlbar, auch nicht im Anfange eines begleitenden Karzinoms. Das letztere ist im Beginn überhaupt kaum feststellbar. Das wird sofort anders, sobald ein entzündlicher Hydrops da ist, dann fühlt man sie als harte, pralle Geschwulst. Das Karzinom der Gallenblase kann sich ganz ebenso anfühlen; eine Unterscheidung nur durch Palpation ist oft unmöglich. In anderen Fällen ist die karzinomatöse Gallenblase allerdings viel höckeriger und fester. Meist führt das Karzinom der Gallenblase, weil es in der Wand der Gallengänge hinkriecht, bald zu Gelbsucht. Unilokulärer und multilokulärer Echinokokkus sind wohl in der Regel durch die Palpation festzustellen, bei jenem hat man eine oder mehrere größere rundliche Geschwülste. Mit dem glücklicherweise seltenen multilokulären Echinokokkus ist es schwierig. Ich habe nach dem wenigen, was ich sah, den Eindruck, daß er am meisten manchen Leberzirrhosen ohne Milztumor oder diffusen kleinhöckerigen Karzinomen gleicht.

Sehr wünschenswert wäre es, einigermaßen sichere Proben zur Prüfung der Leberfunktion zu haben. Die Aussicht hierfür ist nicht groß, weil, wie HEFFTER zeigte, ein recht kleiner Teil der Leberzellen ausreicht, um die Verrichtung des ganzen Organs aufrechtzuerhalten. Am besten ist wohl die Urobilin- und Urobilinogenprobe im Harn. Aber sie fällt bei so vielen Krankheitszuständen positiv aus, d. h. sie zeigt schon eine häufig eintretende und so leichte Leberschädigung an, daß man sie nur mit Zurückhaltung verwenden darf. Außerdem tritt Urobilin auch schon dann im Harn auf, wenn viel Galle im Darm vorhanden ist. Die Prüfung auf Ausscheidung gewisser Substanzen wurde vielfach untersucht, gibt schon jetzt gewisse Resultate und verspricht weitere für die Zukunft. Auf v. BERGMANNS Veranlassung gab EILBOTT gelöstes Bilirubin intravenös[1]. Bei Schädigungen der Leber leidet seine Ausscheidung aus dem Blute. THANNHAUSER legt für die Erkennung schwerer Lebererkrankung (Leberatrophie) Wert auf „starkes Zurückgehen der Blutcholesterinwerte und ein vollständiges Verschwinden der Cholesterinester"[2]. Diese Ansicht wird von andern teils zurückhaltender beurteilt[3], teils stärker eingeschränkt[4]. Am beliebtesten ist zur Beurteilung der Leberfunktion die Darreichung von Lävulose und Galaktose im nüchternen Zustande und die Prüfung der Zuckerausscheidung im Harn oder auf Darreichung von Lävulose die Bestimmung der Blutzuckerkurve[5]. Es zeigen sich nach Galaktose- und Lävulosegabe bei Kranken mit Funktionsstörungen der Leber in der Tat häufig Veränderungen der Blutzuckerkurve und der Zuckerausscheidung gegenüber der Norm. Beide Methoden, sowohl die Untersuchung nach Lävulose wie die nach Galaktose werden von nicht wenigen gelobt. Wenn man aber sieht, wie verschieden zwei so maßgebende Forscher wie EPPINGER und UMBER sie beurteilen[6], wird man vorsichtig und zurückhaltend. Wichtig ist das Fehlen der Gallenabscheidung in das Duodenum bei stärkerer Hepatitis bzw. Hepatose. Man kann es mit Hilfe der Duodenalsonde feststellen. Die Nichtausscheidung intravenös eingespritzten Tetrajodphenolphthaleins zeigt die Schädigung der Leberzellen frühzeitig an. Aber dieses Verfahren wäre zu gefährlich als Methode zur Prüfung der Leberfunktion. Deswegen vermeidet man ja seine Anwendung für die Erkennung von Gallensteinen, wenn man das Bestehen einer Läsion des Leberparenchyms auch nur vermutet. Mir scheint also: vorerst fehlen uns noch Methoden, die, für sich allein ausgeführt, dem Arzt es einigermaßen sicher ermöglichen, den Funktionszustand der Leber zu beurteilen. Am ehesten wird er noch die Darreichung von Lävulose oder Galaktose und die Ausscheidung von Zucker im Harn oder die Form der Blutzuckerkurve benutzen.

Gerade da ich Kliniker war, möchte ich mit diesem Urteil nicht falsch verstanden sein. Gewiß muß die klinische Forschung andauernd mit aller Kraft Mittel und Wege zur Beurteilung der Funktionskraft und Funktionsart der einzelnen Organe ausfindig machen, und gewiß hat die klinische Krankenuntersuchung die Pflicht, solche Mittel zu prüfen. Es gibt schon jetzt eine ganze Reihe unter ihnen, die dem Kliniker unter den Beobachtungsmöglichkeiten des Krankenhauses gewisse Richtungen weisen, so daß er sie neben andern Methoden und in ihrem Rahmen für ein gewisses Wahrscheinlichkeitsurteil

---

[1] v. BERGMANN, Verh. Ges. Verdgskrkh. 9, **1929**, S. 209, Lit.

[2] THANNHAUSER, Lehrb. d. Stoffwechsels usw. München **1929**, S. 506.

[3] ADLER u. LEMMEL, Dtsch. Arch. klin. Med. 158, 170.

[4] BÜRGER u. HABS, Klin. Wschr. **1927**. Nr 45 u. 47.

[5] PETERS u. Gen., Z. exper. Med. 77, 173.

[6] UMBER in v. Bergmann-Staehlin, Handb. inn. Med. 2. Aufl. 3, II, 40ff. — EPPINGER, Neue Deutsche Klinik 5, 286.

verwenden kann, besonders wenn man mehrere Verfahrungsweisen nebeneinander zu benutzen und die einzelnen zu wiederholen imstande ist. Nur
meine ich — ganz abgesehen von der Schwierigkeit der Laboratoriumsausführung
— daß diese bisher gebräuchlichen Verfahren dem Arzte noch nicht Genügendes
bieten, und ich schreibe für den Arzt. Die meisten Kliniker haben die Betrachtungsform dieses Buchs ohnehin abgelehnt, weil sie zu einfach wäre und zuviel
Gemeinplätze enthielte.

Es kommt eine Kombination von Erscheinungen so häufig vor, daß sie
geradezu als typisch besprochen werden muß. Ein Mensch in der zweiten Hälfte
seines Lebens erkrankt an einer zunehmenden Gelbsucht. Der Stuhl wird hell,
der Harn dunkel. Gerade hier wieder ist eine sorgfältige Anamnese von größter
Bedeutung, und zwar: Hat der Kranke Beschwerden gehabt, die als Gallenstein-
folgen gedeutet werden können? Hat er charakteristische Schmerzanfälle gehabt?
Und hat die Gelbsucht jetzt mit einem starken Schmerz begonnen? Dann ist
ein Choledochusstein das Wahrscheinlichste, und diese Diagnose wird sicher,
wenn Fieber, besonders intermittierendes, mit Frösten eintritt, der Ikterus, die
Farbe der Haut, des Harns und der Stuhlgänge wechseln. Ein direkt die Diazo-
reaktion gebendes Blutbilirubin spricht im gleichen Sinne. Die Leber ist in diesen
Fällen gewöhnlich ein wenig größer und härter, die Gallenblase oftmals fühlbar.
Das alles ist wegen der Therapie von größter Bedeutung. Man muß aber bedenken,
daß es einzelne sehr seltene Fälle von Choledochussteinen gibt, ohne daß je ein
Kolikanfall vorausging. Schwieriger wird also die Angelegenheit, wenn die
Schmerzen in der Anamnese fehlen oder wenn bei Beginn dieser Gelbsucht zwar
Schmerzen da waren, aber einen mehr unbestimmten Charakter trugen. Dann
können Steine da sein. Ich kenne einzelne Fälle von Choledochussteinen ganz
ohne Schmerzen. Aber vielmehr steht doch jetzt zur Erörterung die Unterscheidung zwischen Hepatitis und Karzinom, das entweder von den Gallenwegen
oder vom Pankreas ausgeht. Das ist die unheimliche Gefahr, und ich kenne
das Karzinom auch, wenn Anamnese und Befund völlig für Cholelithiasis sprechen.
Das hängt zusammen mit der Aufpflanzung des Karzinoms auf die Cholelithiasis.
Das traurige Ergebnis ist, daß bei Entwicklung von Gallensteinerscheinungen
bei einem älteren Menschen das Karzinom mit Sicherheit nie auszuschließen ist.
Man muß immer sehr sorgfältig nachsehen, ob sich irgend etwas davon (Drüsen!)
nachweisen läßt. Andererseits soll man aber nie, auch bei elenden Leuten nicht,
den Choledochusstein aus dem Auge lassen, denn es ist zu schlimm, wenn man
bei seinem Bestehen den operativen Eingriff versäumt. Der Mut zum Rate
der Laparotomie durch einen sehr guten Chirurgen ist nicht selten notwendig.

Sehr schwierig kann die Unterscheidung großer indolenter hydropischer Stein-
blasen mit Verschließung des Zystikus durch Stein oder Verwachsungen von
normalen beweglichen Nieren werden. Hier kenne ich Fälle, in denen einfache
klinische Erwägungen und sorgfältige Befühlung auch ganz geübte Untersucher
ein falsches Urteil fällen ließen. Jetzt wird meines Erachtens die Füllung des
Nierenbeckens auf der einen, die der Gallenblase auf der anderen Seite zum

Ziele führen können. Besonders aber sollen wir für die Entscheidung wichtiger Lokalisationsfragen in der Leibeshöhle, namentlich solcher, die große therapeutische Folgen nach sich ziehen, das Pneumoperitoneum anlegen, denn mit seiner Hilfe kommen wir wirklich weiter.

Die Darstellung der Gallensteine am Lebenden hat große Fortschritte gemacht. Schon die Leernüchternaufnahme zeigt sie doch nicht selten. Und auch von der Füllung und Entleerung der Gallenblase mit Tetrajodphenolphthalein auf intravenösem Wege haben wir nur Gutes und nie einen Schaden gesehen[1]. Allerdings benutzten wir das Verfahren nie bei Menschen, die nicht lange vorher Ikterus hatten, oder die vor kurzer Zeit schon gefüllt waren, oder solche mit Herz-, Nieren- oder anderen Leberveränderungen. Die Dosierung muß genau abgemessen sein, und vor allem kommt es an auf ganz langsames Einlaufenlassen des „Tetragnosts" in die Vene.

Untersuchung auf Hämolyse und Syphilis ist bei Ikterischen natürlich immer von größter Bedeutung. Denn die Syphilis ist in ihrer variablen Fähigkeit Veränderungen allerverschiedenster Art an der Leber und mit Hilfe von Drüsenbildung auch an den Gallenwegen zu erzeugen, außerordentlich hoch anzuschlagen. Und der „hämolytische Ikterus" (besser GÄNSSLEN's hämolytische Konstitution) macht, abgesehen davon, daß er nicht selten mit Cholelithiasis oder Cholangitis verbunden ist, auch ohnehin Anfälle, die schweren Steinanfällen völlig gleichen. Durch Nachweis einer schon bei hoher Kochsalzkonzentration auftretenden Hämolyse der Erythrozyten, durch Fehlen von Bilirubin im Harn, während im Blutserum größere Mengen indirekt diazotierenden Bilirubins nachweisbar sind, sowie durch das Vorhandensein einer harten Milz- und namentlich auch einer Leberschwellung ist die Diagnose des hämolytischen Ikterus zu stellen. Auch außerhalb der Anfälle, wenn die Kranken entweder keine Beschwerden haben oder nur unklare Leibsymptome, oder wenn nur ein Ikterus da ist. Auch hier muß man daran denken.

Die Berücksichtigung der funktionellen Gallenblasenerkrankungen, deren Kenntnis wir zum großen Teil SCHMIEDEN sowie v. BERGMANN und seinen Schülern WESTPHAL, KALK, SCHOENDUBE verdanken, ist wichtig und zukunftsreich, gerade in therapeutischer Hinsicht. Nur habe ich bis jetzt den Eindruck, daß man mit der Sicherheit der Diagnose sehr vorsichtig sein muß[2]. Es fehlen doch vielfach noch die anatomischen Grundlagen für den Einzelfall. Sektionsnachweise vermissen wir natürlich so gut wie immer, und auch mit chirurgischer Kontrolle ist es einigermaßen spärlich, weil ja die Kranken, bei denen man funktionelle Störungen der Gallenblase annimmt, in der Regel nicht operiert werden. Und manche Kranke, bei denen funktionelle Störungen angenommen waren, hatten schließlich doch Steine.

Wichtig ist es in all den Fällen, in denen eine Erkrankung der Gallenblase vermutet wird, die Beschaffenheit der Galle selbst zu untersuchen. Läßt sich

---

[1] Vgl. auch die Erfahrungen unserer chirurgischen Klinik, ENDERLEN, Vortrag gehalten in Kaiserslautern 1929 auf der Jubiläumsversammlung pfälzischer Ärzte.

[2] Vgl. GARRÈ, Dtsch. med. Wschr. 1927, Nr 17.

mit der Duodenalsonde bilirubinreiche, konzentriertere (sog. Blasen-) Galle überhaupt nicht gewinnen, so spricht das für einen Verschluß des Ductus cysticus oder für Cholezystitis; daraus können wir dann die weiteren Folgerungen ziehen. Mit der Verwertung der Anwesenheit einer farbstoffreichen Galle muß man viel vorsichtiger sein, weil sich, auch wenn die Gallenblase ausgeschaltet ist, in einem erweiterten Ductus choledochus nicht selten Galle anstaut und konzentriert. Offenbar kann die Leber auch sehr farbstoffreiche Galle abscheiden. Und endlich ist die Menge des Farbstoffes, von der an man eine Blasen- bzw. Stauungsgalle erschließen kann, einigermaßen unsicher. Wichtig ist die Untersuchung der Galle auf Bakterien und Entzündungsbestandteile, besonders größere Mengen von Leukozyten. Mit einzelnen Leukozyten kann man nichts anfangen, auch nicht mit mehreren, wenn man sie nur im Duodenalinhalt findet. Sind sie aber direkt in der Galle reichlich nachweisbar, so weist das mit Sicherheit auf Entzündung der Gallenweg- bzw. Blasenwand hin. Cholesterinkristalle und Bilirubinkalk sprechen für Steine. Dabei hat die Anwesenheit von Bacterium coli sowie von Typhus- oder Paratyphusbazillen in chirurgisch-therapeutischer Hinsicht ernstere Bedeutung als die von Enterokokken. Der bloße Nachweis von Bakterien im Duodenalinhalt läßt aber nur mit Zurückhaltung auf ihre Herkunft aus den Gallenwegen schließen.

Leber und Milz gehören anatomisch zusammen durch die Pfortader und funktionell unter anderem durch den Bilirubin- und Eisenstoffwechsel. Die parenchymatösen Entartungen und Entzündungen der Leber sind in der Tat meistens mit einem Milztumor verbunden; ich persönlich wage sie ohne solchen nicht zu diagnostizieren.

Für die sog. Bantische Krankheit wird ja die Milz pathogenetisch in den Vordergrund gestellt. Ich kann darüber nicht urteilen, weil es diese Krankheit als nosologische Einheit, nicht als Symptombild, bei uns doch wohl nicht oder zum mindesten nur sehr selten gibt[1], wenn sie überhaupt als etwas Besonderes für sich existiert. Denkbar wäre natürlich das Eintreten einer Erkrankung der Leber von einer solchen der Milz aus. Das Gift könnte von der Milz durch die Venen in die Leber wandern. Dieser Gedanke liegt besonders nahe für die Krankheiten wie die Leishmaniana, bei denen Parasiten aus der Gruppe der Protozoen, zwar im Körper verbreitet, hauptsächlich aber in der Milz sitzen. Wie mir dünkt, gehören in diese Krankheitsgruppe, d. h. in die Protozoeninfekte, nicht wenige der bei uns gar nicht seltenen Fälle, in denen eine Schwellung der Milz und der Leber vorhanden ist, ohne daß der Zustand in eines unserer Krankheitsbilder hineinpaßt. Hier sind wir mit unseren heute üblichen Betrachtungen (Morbus Gaucher, die verschiedenen Formen der Blutkrankheiten, hämolytischer Ikterus u. a.) meist bald am Ende, und ätiologische müssen an ihre Stelle treten. Alle gegenwärtig gebrauchten Gedankengänge bewegen sich um die Zugehörigkeit dieser Krankheitseinheiten zum blutbildenden Apparat einerseits, zu den Leberzirrhosen andererseits. Es reichen aber diese Auffassungen für weiteres Verständ-

---

[1] Vgl. Eppinger, Hepatolienale Erkrankungen. 1920.

nis nicht mehr aus. Besonders genügt für den Arzt nicht die anatomische Betrachtung der Leberzirrhosen. Ich muß hier hervorheben, daß der Arzt für seine diagnostischen Aufgaben selbstverständlich bei jedem einzelnen Kranken mit Milz- und Lebervergrößerung mit aller Schärfe und Umsicht ganz genau auf die Zugehörigkeit des Falls zu einer der genannten Krankheitsgruppen nachsehen muß. Also: Anamnese, hereditäre Verhältnisse, sorgfältigste Untersuchung des Blutes, besonders der weißen Zellen und der Reaktion der Erythrozyten gegen Kochsalzlösungen verschiedener Konzentration (Hämolyse). Nur reichen meines Erachtens die heute üblichen Gedankengänge nicht aus.

Für die Erkrankungen des Leberparenchyms sowie für ihre Erkennung und Beurteilung rate ich die alte anatomisch-klinische Alternative, wohl besser gesagt Streitfrage: Entartung oder Entzündung, nicht aufzuwerfen oder wenigstens klinisch keinesfalls in den Vordergrund zu rücken[1]. Selbstverständlich kann und soll man nicht von einer Gleichgültigkeit der Angelegenheit reden. In der Wissenschaft ist nichts gleichgültig, und außerdem wäre es doch denkbar, daß Entartung und Entzündung für die Gestaltung der Funktion oder des Verlaufs etwas Verschiedenes bedeuten, obwohl ich da eher meinen würde, daß diese beiden Gesichtspunkte viel mehr verwickelter Natur sind, indem noch andere Dinge, wie z. B. Ursache und Entstehung einer Entartung oder Entzündung, sich einmischen. Jedenfalls aber lassen sich Entartungen und Entzündungen an der Leber für den Arzt gegenwärtig noch nicht auseinanderhalten.

Die akuten Erkrankungen des Leberparenchyms entstehen bei akuten bzw. chronischen Infekten und dann wohl in der Regel auf toxischer Grundlage, oder sie sind direkte Vergiftungsfolge. Im letzteren Falle sind Phosphor, Arsen, Salvarsan als Gifte am wichtigsten. Hepatitis und Hepatose äußern sich zunächst in Vergrößerung und Empfindlichkeit der Leber, manchmal mit ziemlich starken, zuweilen sogar mit so erheblichen Schmerzen, daß wir in solchen Fällen an Gallensteine dachten[2]. Die Milz ist vergrößert, meist sind dyspeptische Beschwerden sowie Störungen des Allgemeinbefindens da, und fast immer ist Gelbsucht vorhanden, ein gewöhnlicher, cholurischer Ikterus mit hellen Stühlen, weil die Leber wenig oder keine Galle abscheidet. In Wahrheit zeigt sich die Angelegenheit ärztlich-diagnostisch so: man hat vor sich einen Kranken mit „katarrhalischem Ikterus". Daß solchem im wesentlichen eine Hepatitis zugrunde liegt[3], habe ich seit vielen Jahren vertreten. Konkurrieren könnte höchstens eine Cholangie bzw. Cholangitis. Wie mir scheint, lassen sich cholangische und parenchymatöse Zustände kaum völlig trennen. Schon die anatomisch so außerordentlich nahen Beziehungen der Epithelien der feinsten Gallenkapillaren und der Leberzellen machen das äußerst wahrscheinlich. Meines Wissens hat die pathologische Anatomie in dieser Frage letzte Klarheit noch nicht schaffen

---

[1] Vgl. Rössle, Schweiz. med. Wschr. 1829, Nr 1. Vgl. v. Bergmann in Bd. 1 des neuen Lehrbuchs der inneren Medizin, Berlin 1931.

[2] Vgl. Umber in Handbuch der inneren Medizin 2. Auflage, herausgegeben von G. v. Bergmann u. R. Staehelin, 3 II, 1.

[3] Path. Phys. 7. Aufl. 1912. Vgl. Eppinger, Ikterus, N. Dtsch. Klinik 5.

können. Infektiöse und Gifteinwirkungen liegen ursächlich zugrunde, für Cholangien mag das erstere, für Parenchymerkrankungen das letztere Moment wichtiger sein. Ich vermag, wie gesagt, beides vorerst noch nicht zu trennen. Meines Erachtens geht ohne scharfe Grenze eine große Reihe Übergänge von den leichtesten Formen (einfache Hepatitis, sog. katarrhalischer Ikterus) zu den schwersten (gelbe Atrophie bei akuten, Entwicklung einer Zirrhose bei chronischen Fällen). Je nach Ursachen und Umständen der Entwicklung des Prozesses haben wir von Anfang an bis zu Ende einen ganz leichten oder einen schweren Fall vor uns. Aber es kann auch das eine in das andere übergehen, und mittlere, in ihrem Verlauf höchst wechselnde Fälle gibt es zahlreich. Bei den schwersten Formen wird die Leber kleiner und weicher. Das reichlichere Auftreten von Aminosäuren im Harn ist als Zeichen des Zerfalls der Leber diagnostisch höchst wichtig und immer von ernster Bedeutung. Eine fortschreitende Kenntnis des Leberstoffwechsels wird gewiß chemische Stoffe im Blut oder Harn zu unserer Kenntnis bringen, die auf Störung der Vorgänge in der Leber hinweisen. Ich weiß nur außer dem Auftreten der Aminosäuren und vielleicht größerer Mengen von Milchsäure jetzt noch nichts zu nennen, das sich diagnostisch mit einiger Sicherheit bewährt hätte, vgl. das früher Gesagte. Die Kranken verfallen im Zustande der Hepatargie. Manchmal treten schwere Aufregungszustände ein. Schließlich schlafen sie in den Tod hinüber.

In den schweren Fällen von infektiöser Cholangitis ist stets das Leberparenchym erheblich verändert, meist stärker als man annimmt. Sehr häufig sind einzelne oder auch mehrere große oder kleine Leberabszesse da. Meinem Eindruck nach können wir sie so gut wie nie diagnostizieren. Mit der Erkennung des Leberabszesses ist es überhaupt kümmerlich bestellt. Man kann einen umschriebenen Leberabszeß wohl vermuten, wenn eine druckempfindliche Vorwölbung an der Leber mit hohem Fieber und Leukozytose sowie radiologischem Zwerchfellhochstand vorhanden und man sich einen Gesichtspunkt zu konstruieren imstande ist, der die Entstehung eines Leberabszesses veranlassen kann: Metastasen irgendeines eitrigen Prozesses, Typhus, Appendizitis, Pylephlebitis, Amöbenruhr. Aber in den meisten Fällen, namentlich wenn der Abszeß hinten oder unter dem Zwerchfell liegt, ist er nicht feststellbar, und multiple Abszesse können wir zwar in Betracht ziehen, aber nicht diagnostizieren.

Diffuse Lebervergrößerungen, soweit sie nicht durch Lageveränderungen vorgetäuscht sind, kommen einmal durch Stauung zustande. Recht häufig bilden sie die erste Erscheinung einer Kreislaufstörung; das wird noch auffallend oft übersehen. Ganz besonders stark ist die Stauung in der Leber bei Concretio pericardii mit Mediastinopericarditis. Die Stauungsleber ist härter, meist empfindlich und hat einen stumpfen Rand; sie macht nicht selten ziemlich starke Schmerzen, namentlich bei Druck. Fett- und Amyloidleber, ebenso Karzinome und Echinokokken, die innerhalb der Leber sitzen, können auch eine nur vergrößert erscheinende Leber schaffen. Multiple Geschwülste, Gummen und Blasen des unilokulären Echinokokkus, die die Oberfläche erreichen, machen Hervorwölbungen und

Knoten an der Leberoberfläche. Die Leber selbst kann dabei ihre gewöhnliche Konsistenz haben oder, wie bei Lues, durch Amyloid hart sein. Syphilitische Narben der gummösen Form rufen tiefe Einziehungen hervor. Die Milz ist ber Leberkarzinom nur selten fühlbar (FRERICHS 10%), bei Lues immer, bei Zirrhose meines Erachtens auch immer, und zwar erreicht sie gerade bei dieser Krankheit sehr verschiedene Größe. Ich erinnere an die von NAUNYN beschriebenen megalosplenischen Leberzirrhosen, die so gern und so falsch als Bantische Krankheit bezeichnet werden. Die chronisch-entzündlichen Prozesse, die unter dem Namen der Zirrhose gehen, sowie die diffuse Lebersyphilis machen die Leber hart und höckrig und gehen, wie gesagt, immer mit Milztumor einher. Die zirrhotische Leber kann sehr groß oder sehr klein sein mit allen Übergängen dazwischen. Daß manche in historischer Befangenheit die Größe der Leber von „Stadien" abhängen lassen, kann ich nicht verstehen; in Wahrheit wird ihr Umfang durch Ursache, Form und Entwicklung des krankhaften Prozesses bedingt, und das ist so verschieden, wie die Kranken verschieden sind. Mit anderen Worten: weniger verschiedene Formen, als verschiedene Fälle von Leberzirrhose, gehen mit ganz verschiedenen Größenverhältnissen der Leber einher. Mit der so sehr stark wechselnden Größe der Milz ist es wohl ebenso. Mir scheint die Hauptschwierigkeit darin zu liegen, daß wir bei so vielen Fällen von Leberzirrhose über Ursache und Pathogenese nichts wissen. Man muß zurückhaltend sein, aus der Größe der zirrhotischen Leber auf eine gewisse umschriebene und einheitliche Krankheitsform zu schließen. Davon machen eine Ausnahme meines Erachtens nur die, bei uns wenigstens, sehr seltenen Fälle von HANOTscher Zirrhose, bei denen die Leber immer groß und hart, die Milz groß ist, bei denen alle Erscheinungen von seiten der Pfortader fehlen und die Kranken immer tief ikterisch sind. Diese Fälle scheinen mir einen besonderen Krankheitszustand anzuzeigen. Aber ich denke nicht daran, alle andern Leberzirrhosen etwa als einheitlich aufzufassen. In diesem Begriff steckt gewiß eine Reihe verschiedener Krankheiten; die Leberzirrhose ist jetzt noch ein symptomatischer Zustand.

In den gewöhnlichen Fällen von Leberzirrhose (LAENNEC), sei es mit Vergrößerung, sei es mit Verkleinerung des Organs, tritt die Gelbsucht viel mehr zurück in allen Übergängen von völligem Fehlen bis zu mittelstarker Entwicklung der gelben Farbe. Demgegenüber ist eine Kompression der Pfortaderäste in der Leber mit Ausbildung von Aszites und einem sich verstärkenden Milztumor fast immer mehr oder weniger deutlich und stark ausgebildet, wenigstens bei längerer Dauer der Krankheit. Anfangs gibt es oft nur mehr oder weniger unbestimmte Magendarmbeschwerden, oft ohne klaren objektiven Befund. Nur die Leber kann etwas härter, die Milz fühlbar und hart sein. Da die Leberzirrhose mit Stillständen über Jahrzehnte hingehen kann, so ist das Symptombild im ganzen recht mannigfaltig. Alles Symptomatische, besonders die Entwicklung von Pfortaderstauung und Gelbsucht, hängt wesentlich mit Art, Sitz und Ausbreitung des anatomischen Prozesses in der Leber zusammen, und zu diesen hat wohl die im Einzelfalle zugrunde liegende Ursache eine Beziehung. Bei den gewöhnlichen Formen erzeugen meines Erachtens Alkoholismus, Syphilis, Malaria, Weilsche Krankheit und wohl noch mancherlei anderes, wozu ich vermutungsweise auch bei uns Protozoeninfektionen nach Art der Leishmaniana rechnen möchte, und auch besondere Formen der Hepatitis sowie Intoxikationen vorerst ein im ganzen doch recht variables Bild. Auch aus einer Stauungsleber kann sich eine Zirrhose entwickeln, ganz besonders, wenn Mediastinopericarditis die Veranlassung zur Stauung gibt. Die zirrhotischen Lebern können nach dem palpatorischen Befund dem so schwierig zu beurteilenden multilokulären Echinokokkus gleichen. Sind sie grobknotig, so kann auch eine mehr oder weniger große Ähnlichkeit mit manchen Leberkarzinomen bestehen — hier ist der Milztumor bedeutungsvoll. Eine große Ähnlichkeit besteht zwischen nicht ikterischen aszitischen Leberzirrhosen, bei denen die Leber nicht sehr stark verändert ist, und chronischen Pfortaderthrombosen. Ich kenne Fälle, in denen eine Unterscheidung unmöglich war. Auch die Diagnose der tuberkulösen Peritonitis spielt hier hinein, wenn der Aszites ganz im Vordergrund steht.

Syphilis der Leber wurde ja schon mehrmals erwähnt. Sie zeigt sich bei dem Erwachsenen unter sehr verschiedenen klinischen Bildern: als diffuse Hepatitis (Zirrhose), als gummöse, als gelappte Leber. Wie schon erwähnt immer mit Milztumor. Vielleicht nicht bekannt genug ist, daß die Syphilis gerade der Leber mit hohem, oft intermittierendem Fieber einhergehen kann, einem Fieber, das nicht selten den Kranken auffallend wenig Beschwerden macht.

Als Veranlassung für plötzlich auftretende heftige Schmerzen im Leib möchte ich noch auf drei Dinge mit einigen Worten eingehen. Das eine ist die Appendizitis. Über ihre Symptomatik und namentlich über ihre nahe Beziehung zu den akuten Erkrankungen der Adnexe bei Frauen ist ja genug gesprochen. Aber niemand lernt hier aus und jeder muß in jedem neuen Falle von neuem aufpassen. Namentlich dann, wenn der objektive Befund gering ist, weil der Wurmfortsatz nach hinten liegt. Auf die Spannung der Bauchdecken und die umschriebene Druckempfindlichkeit ist größter Wert zu legen, auch wenn eine deutliche Resistenz fehlt. Stets ist vom Mastdarm aus zu untersuchen, ob von da aus eine Schwellung oder schmerzhafte Stelle zu tasten ist. Unterläßt man das, so versäumt man alle die appendizitischen Prozesse, die sich hinter dem Coecum auf der Vorderfläche der Ileopsoas abspielen. Für Diagnose und Urteil, namentlich wegen der Frage einer schnellen Operation, ist die Form der Entwicklung der Störungen, der Allgemeineindruck, den der Kranke macht, Puls, Temperatur, Zahl und Art der weißen Zellen im Blut genau zu berücksichtigen. Daß Pleuritis diaphragmatica bei beginnender Pneumonie des rechten Unterlappens Appendizitis vortäuschen kann, ist bekannt. Immer sind also die Lungen genau zu untersuchen. — An dieser Stelle sind noch die paranephritischen Herde zu erwähnen, Entzündungen in der Umgebung einer Niere, die meist mit Fieber, mit oder ohne Schmerzen, häufig metastatisch von Hautfurunkeln aus sich entwickeln. Man muß an den Zustand denken und kann dann durch Palpation der Nierengegend die Diagnose stellen.

Subphrenische Abszesse gehen ja meistens von Magendarmgeschwüren, eitriger Cholezystitis oder von hochkriechenden periappendizitischen Entzündungen aus. Bauchdeckenspannung, Hochstand des Zwerchfells und vor allem seine Bewegungslosigkeit im Röntgenbild weisen auf den Prozeß hin.

Schließlich kann man die Vielseitigkeit der Erscheinungen, die Hernien machen, gar nicht genug berücksichtigen. Wie mir scheint, können partielle Einklemmungen von Peritonealausstülpungen oder Netzstücken schwerste Anfälle von Schmerzen machen, noch ehe ein eigentlicher Bruchsack nachweisbar ist.

Auf die eingehende Untersuchung des Magens werden wir gewiß in erster Linie durch eigentliche Magenbeschwerden geführt. Aber man soll doch auch auf allerlei Unbestimmtes achten, sowohl solches, das sich örtlich abspielt im oberen Teile der Leibeshöhle, als auch im Allgemeinzustand, denn es gibt Magenerkrankungen, vor allem Karzinom und manche alte Ulzera, besonders solche, die hoch an der kleinen Kurvatur sitzen, mit nur äußerst geringen oder sogar ganz ohne ausgesprochene Magenbeschwerden, außer einer starken Einschränkung des Eßvermögens und daraus folgender Abnahme von Ernährungszustand und Kräften. Nicht wenige Kranke mit Magenkarzinom haben ein unregelmäßiges, sonst nicht zu erklärendes Fieber. Solche klagen mitunter nicht über Magenbeschwerden. Auch gibt es zuweilen schwere Anämien bei Magenkarzinom ohne Dyspepsie.

Wie bekannt, ist die Magenfunktion bei zahlreichen Störungen anderer Organe sowohl als bei Allgemeinerkrankungen in Mitleidenschaft gezogen: Lungentuberkulose, Nierenkrankheiten, Gallensteine und Leberzirrhose kommen in Betracht, aber auch zahlreiche andere Zustände, die ich unmöglich hier alle anführen kann[1].

Am Magen nehmen wir natürlich auch zuerst die Befühlung der epigastrischen Gegend vor: wir achten auf Widerstände, Geschwülste, örtliche Empfindlichkeit, Muskelspannungen, sowie bei dieser Gelegenheit auf Hernien der Linea alba. Wir beobachten, ob wir die (krankhaft steifere) Magenwand fühlen oder durch die Bauchdecken sehen. Bei Pylorusstenose und dünner Bauchwand läßt sich ganz gewöhnlich Peristaltik wahrnehmen. Manche Geschwülste des Magens fühlt man am besten im Stehen. Öfters ist es für eine gute Fühlbarkeit notwendig, daß der Magen gefüllt ist. Daß die Palpation bei leerem Magen besser gelingt, ist selten.

Es folgt nun die Untersuchung der Magenverdauung im engeren Sinne, soweit wir sie auszuführen imstande sind, also die Aushebrung nach Alkohol- oder Koffeintrunk, oder nach dem alten Probefrühstück mit den üblichen Säurebestimmungen. Ich benutze jetzt meist 300 ccm 5proz. Alkohol und hebere $^{1}/_{2}$ Stunde danach aus.

Die fraktionierte Aushebung, gegebenenfalls nach Histamineinspritzung, erscheint mir wertvoll. Wenn man sich nicht starr an Schemata hält, vielmehr je nach den Umständen und Anforderungen des Einzelfalls die dem Magen gestellte Aufgabe etwas variiert, so gewinnen wir ausreichende Auskunft über

---

[1] Ausführlich genannt bei MATTHES, Lehrbuch der Differentialdiagnose 6. Auflage, 1929, 553.

die Abscheidungsfähigkeit der Magenschleimhaut. Wir müssen immer berücksichtigen, welche Aufgabe wir einem Magen stellen. Der klinische Drill verführt sehr leicht zu unpassender Uniformierung. Für den Magen paßt das ganz besonders wenig. Nicht nur sind die Verhältnisse bei verschiedenen Menschen verschieden, sondern auch bei dem gleichen Menschen ergibt ein und dieselbe Methode zu verschiedenen Zeiten ungleiche Säurewerte des Mageninhalts.

Das was aus dem Magen gewonnen wird, ist stets genau anzusehen, nicht nur chemisch, nicht nur mikroskopisch, sondern auch durch einfache Betrachtung zu untersuchen. Man achtet dann auf den Verdauungszustand fester Körper sowie auf die Anwesenheit von Schleim und von Blut, ferner auf Mikroorganismen und vor allem auch Blutkörperchen, weiße und rote. Allerdings muß man sehr vorsichtig damit sein, aus der Anwesenheit weniger Leukozyten auf Entzündung zu schließen. Sehr wichtig ist es, die Art der Mikroorganismen genau zu beachten und in ihrer Bedeutung zu erwägen. Sarcine und Hefepilze finden sich bei Stagnation eines sauren oder überstark sauren Magensaftes. Die langen (Opplerschen) Bazillen treten auf bei mangelhafter Entleerung eines Magens, der zu wenig Salzsäure abscheidet. Deswegen begleiten sie so oft das Karzinom des Magens, besonders wenn es am Pylorus sitzt und dadurch zur Stagnation führt.

Die Säurewerte des Mageninhalts, sowohl die Werte für die gesamte Salzsäure als die für ungebundene (freie Säure), schwanken schon bei verschiedenen Gesunden und auch am gleichen Menschen erheblich. Also man sei nicht pedantisch mit der Verwendung von Salzsäurewerten. Andererseits ist das Maß von Mißachtung, das man diesen Werten jetzt oft entgegenbringt, gewiß übertrieben. Die Größe der Salzsäureabscheidung ist stark beeinflußbar, meines Erachtens kann man mit mittelstarken Schwankungen diagnostisch nichts anfangen. Bedeutung hat auf der einen Seite eine dauernde und starke Erhöhung der Werte, sei es, daß sie sich schon im nüchternen Zustande oder erst auf der Höhe der Verdauung findet, und besonders dann, wenn sie verbunden ist mit der Abscheidung großer Mengen von Magensaft. Hyperkrinie und Hyperchlorhydrie (Perazidität) finden sich in erster Linie beim Duodenalgeschwür und auch bei frischem Pylorusgeschwür. Bei alten tiefgreifenden Ulzerationen des Magens sehen wir nicht selten herabgesetzte Säurewerte. Es gibt auch erregbare nervöse Menschen ohne Geschwür mit solchen verstärkten Produktionserscheinungen des Magensaftes. Aber je sorgfältiger man darauf achtet, desto häufiger findet sich dabei schließlich doch ein Ulcus duodeni. Vorübergehend sehen wir Perazidität zuweilen im Beginn von Magenkarzinomen.

Wie uns scheint, kommt es für die Abscheidung der Salzsäure in erster Linie an auf den Zustand der Schleimhaut, aber es gibt auch neurogene Perkrinie und Perazidität. Der sog. Katarrh der Schleimhaut geht zuweilen einher mit Absonderung eines stark sauren, viel häufiger mit der eines subaziden Saftes. Das letztere ist das ganz gewöhnliche bei den meisten klinischen Formen der Gastritis chronica. Und wenn bei dem Magenkarzinom auf der Höhe der Krankheit bei herabgesetzter Gesamtazidität die freie Salzsäure fast immer fehlt und dann, sobald gleichzeitig Stagnation besteht, durch die Gärung der Kohlehydrate, vielleicht auch durch Abscheidung aus dem Karzinom, Milchsäure auftritt, so ist das letzten Endes auch auf die Beschaffenheit der Schleimhaut zurückzuführen.

Die Subazidität, die man so häufig im Gefolge von Erkrankungen der Gallenwege beobachtet, hängt wohl mit einem Einfluß dieser Erkrankungen auf die Magenschleimhaut und die Saftsekretion zusammen. Rückfluß von Galle in den Magen, eine ziemlich oft vorkommende Erscheinung, führt wegen des Gehalts von Galle und Pankreassaft an Natriumkarbonat natürlich zur Verminderung der Azidität des Mageninhalts.

Wird die Schleimhaut mehr und mehr entzündlich geschädigt, so kann schließlich die Absonderung der Salzsäure, seltener auch die des Pepsins, völlig aufhören (Achylia gastrica). Aber den Befund der Achylie erheben wir bei manchen Menschen auch auf konstitutioneller Grundlage und ganz gewöhnlich bei schwersten hyperchromen Anämien (Morbus Biermer, Botriozephalus). Dann vermag selbst der Histaminreiz eine Salzsäureabscheidung nicht mehr zu erzeugen, während das bei Achylie im Gefolge von Gastritis meist gelingt. Der histaminrefraktären Achylie liegt wohl eine Atrophie der Magenschleimhaut zugrunde.

Freilich ist mit der Feststellung der Saftabscheidung noch nichts Endgültiges über die Leistungsfähigkeit des Magens als Verdauungswerkzeug gesagt, ebensowenig wie wir damit eine echte klare Diagnose, das Vorhandensein einer Krankheitseinheit aussprechen. Ursache und pathologisch-anatomische Grundlage müssen wir dazu wissen, wenn wir eine solche haben wollen. Der Befund der Saftabscheidung gibt uns nur ein Urteil über einen Teil der Funktion, nicht über die ganze. Hierzu gehört unbedingt die Kenntnis der Motilität; mir erscheint diese für die Beurteilung der Magenfunktion sogar noch wichtiger. Störungen der Motilität stehen nicht selten in direktem Verhältnis zu subjektiven Beschwerden. Aber hier sind unsere Methoden noch höchst dürftig. Wir können untersuchen, ob eine Zeit nach Nahrungsaufnahme von einer gewissen Art und Größe der Magen leer ist. Wir können weiter die Entleerung des Röntgenbreies verfolgen und, da es hierfür gewisse empirische Regeln gibt, aus der Schnelligkeit seines Austritts aus dem Magen einen gewissen Schluß ziehen. Schließlich kann man frühmorgens im nüchternen Zustande aushebern und dabei nachsehen, ob noch Reste im Magen liegen, die über das Gewöhnliche hinausgehen; gegebenenfalls ist zu spülen. Das ist die beste Methode, um zu erfahren, ob eine absolute Bewegungsinsuffizienz vorhanden ist. Sie zeigt eine Pylorusstenose mit Sicherheit an. Nur kann man aus ihr noch nicht entnehmen, ob die Stenose durch eine mechanische Verlegung des Pyloruskanals hervorgerufen ist oder durch Muskelkrämpfe. Letztere kommen auch bei Erwachsenen vor und entschieden häufiger, als man früher annahm; ich kenne aus meiner eigenen Tätigkeit da erhebliche Täuschungen. Jedenfalls aber setzt uns der Nachweis wirklicher

Speisereste im Magen früh nüchtern in den Stand, eine schwere Entleerungsstörung des Magens anzunehmen.

Am schlimmsten ist die akute völlige Magenlähmung mit massenhafter Absonderung von Flüssigkeit in das Mageninnere — wahrscheinlich ist es ein dünner Magensaft. Dieses Ereignis kommt sowohl vor bei akutesten Dyspepsien als besonders nach Resektionen von Ulcus duodeni. Hier bildet der höchst eindrucksvolle Vorgang ja leider bei Menschen, die zu Spasmen der glatten Muskulatur neigen, eine nicht allzuseltene Todesursache (s. Pathologische Physiologie).

Schwächere Störungen der Entleerung und geringere Grade von Beeinträchtigung der Motilität lassen sich mit klinischen Methoden nicht quantitativ beurteilen. Radiologisch findet man häufig eine langsamere Entleerung des Bariumbreies aus dem Magen. Unzweifelhaft dürfen wir das innerhalb gewisser Grenzen diagnostisch verwenden. Aber ich möchte doch meinen, daß man recht vorsichtig sein muß, denn der Bariumbrei ist seiner Natur nach etwas für den Magen nicht passendes, soweit die Anfüllung des Magens mit ihm nicht dienen soll zur Feststellung von Konturen, sondern für die Beurteilung physiologischer Funktionen.

Wie ich meine, sollten wir uns weiter bemühen, Methoden zur Feststellung der Magenmotilität bei ihm genehmen Inhalt auszubilden. Mir erscheint das als ernstes Bedürfnis unserer diagnostischen Fähigkeiten, denn Beschwerden, die durch Bewegungsstörungen hervorgerufen werden, sind gewiß häufig und bedeutungsvoll. Ich habe, wie gesagt, immer mehr den Eindruck gewonnen, daß solche motorischen Störungen an Wichtigkeit die sekretorischen weit übertreffen. Zum mindesten besteht die Tatsache, daß Sekretionsstörungen, z. B. Achylie, bei völlig erhaltener Motilität des Magens in der Regel keine Beschwerden machen. Meist ist Achylie sogar mit beschleunigter Magenentleerung verbunden. Oft sind Bewegungsstörungen die physiologische Grundlage so mancher akuter und namentlich chronischer, in Schüben auftretender Magenbeschwerden. Fehlen hier Ulkus, Karzinom und Gastritis, so versagt unsere Diagnostik vorerst häufig.

Diese Bewegungsstörungen verbinden sich gern mit Anomalien im regelrechten Verlauf der Sekretion sowie mit nervösen Störungen. Die physiologische Grundlage bilden hier die experimentellen Beobachtungen von KLEE[1], die klinische ASSMANNs Mitteilungen[2]. Ersterer zeigte die Bewegungsstörungen des Magens bei reiner Vagus- bzw. Sympathikuserregung, soweit man von solchen in den Zeiten der modernen Physiologie der vegetativen Nerven sprechen darf. Ich möchte das nicht glauben, denn Anatomie und Physiologie lehren uns jetzt, daß für die Innervation der Funktion vegetativer Organe sympathische und parasympathische Nervenfasern überhaupt nicht zu trennen sind. ASSMANN zeigte die Bewegungsbilder bei Reizzuständen infolge von Erkrankungen des Nervensystems, z. B. bei gastrischen Krisen. Wahrscheinlich wird es auch gewissermaßen

---

[1] KLEE, Handbuch normalen u. pathologischen Physiologie **3**.

[2] ASSMANN, Die Magenneurosen im Röntgenbild, Acta radiol. **6**.; Die klinische Röntgendiagnostik. 1929.

die Negative zu diesen Bildern erhöhter Beweglichkeit geben, sie sind am Krankenbett wohl sogar das Wichtigere, und es kommt darauf an, sie durch Einzelbeobachtungen noch genauer kennenzulernen; das würde bei veränderter Technik wohl möglich sein. Das vegetative Nervensystem des Magens kann psychisch oder durch Reflexe von der Magenschleimhaut bzw. von anderen Organen, aber auch konstitutionell in zu große oder zu geringe Erregung versetzt werden. Auch die besonderen Erkrankungen der Magenschleimhaut bei Ulcus ventriculi und bei Karzinom sowie das Ulcus duodeni verbinden sich nicht selten mit bestimmten Bewegungsstörungen, so daß man manchmal aus jenen auf diese zurückschließen kann. Besonders für die oft sehr schwierige Erkennung des Duodenalgeschwürs spielt das eine große Rolle (indirekte Ulkuszeichen). Die therapeutisch zu erzielende Besserung aller Erscheinungen verwischt einen Teil gerade der radiologischen Symptome des Ulkus nicht selten bis zur Unkenntlichkeit.

Die Beurteilung der Magenschleimhaut hat durch das radiologische Verfahren einen verhältnismäßig hohen Stand von Sicherheit erreicht. Das Magenkarzinom sowohl an Kardia als auch an den Kurvaturen und besonders am Pylorus ist, abgesehen vielleicht von seinen allerersten Anfängen, fast mit Sicherheit festzustellen. Aus der Art der Veränderung der Kontur und der Magenwand, sowie der an dieser Stelle gestörten Peristaltik, läßt sich die Bildung eines Karzinoms und seine Durchdringung der Magenwand erkennen. Das ist ein außerordentlicher Fortschritt. Ist ein ausgebildetes größeres Karzinom vorhanden, so lassen sich immer Veränderungen der Magenkontur und der Magenwand sehen.

Die Unterscheidung vom einfachen Ulkus ist in der Regel möglich; nur gibt es überaus langsam verlaufende flache Karzinome, die vom Ulkus radiologisch nicht sicher abzugrenzen sind. Noch schwieriger und in manchen Fällen unmöglich ist es, die karzinomatöse Veränderung der Schleimhaut und der Magenwand von anderen infiltrativen Prozessen in ihr abzugrenzen, z. B. von der syphilitischen und von manchen nur selten zu beobachtenden Vorgängen. Da kann es Verwechslungen geben. Indessen z. B. die syphilitische Veränderung der Magenwand gibt doch ziemlich charakteristische Bilder. Und wenn man die Gesamtheit der klinischen Erscheinungen dazunimmt, wird man in der Mehrzahl der Fälle eine Diagnose stellen können. Aber meines Erachtens gehört für alle diese Unterscheidungen und Diagnosen die Zukunft der Gastroskopie, ganz besonders wenn sie vereint ist mit eingehender radiologischer und klinischer Untersuchung.

Weit schwieriger ist oft die Feststellung des Geschwürs am Magen oder Zwölffingerdarm. Da gibt es zwar auch eine ganze Reihe Kranker, bei denen man mit Sicherheit einen geschwürigen Substanzdefekt an der Magen- oder Duodenalschleimhaut findet; ich erinnere an die bekannten Nischen. Aber bei einer kleinen Zahl von Ulkuskranken ist dieser Nachweis nicht möglich. Manchmal machen bestimmte Bewegungsstörungen und bestimmte Anordnungen der Schleimhaut[1] das Bestehen eines Ulkus wahrscheinlich. In anderen Fällen

---

[1] Vgl. BERG, Röntgenuntersuchung am Innenrelief des Verdauungskanals. 2. Aufl. Leipzig 1931.

scheint auch das zu fehlen. Ebenso wie für die indirekten ist für den Nachweis der direkten Ulkuszeichen, z. B. der Nischen, der Einfluß der Therapie hervorzuheben: unter ihrer Einwirkung kann alles verschwinden. Für die Ulkusdiagnose möchte ich die Anamnese für das Allerwichtigste halten: das Auftreten von Schmerzen in einem bestimmten Verhältnis zur Nahrungsaufnahme. Sowohl bei Magen- wie bei Duodenalgeschwür treten die Schmerzen bald oder häufiger einige Stunden nach der Nahrungsaufnahme auf, besonders nach dem Essen von Speisen, die die Salzsäureabscheidung oder die Motilität stark anregen. Hier sind individuelle Verhältnisse bedeutsam. Genau die gleichen Schmerzen wie bei Ulkus sehen wir auch bei Perazidität und Perkrinie; allerdings ist ja noch nicht endgültig entschieden, wie oft bei diesen funktionellen Zuständen schließlich doch ein Magen- oder Darmgeschwür vorhanden ist. Über den Schmerz bei Gastritis wird sogleich gesprochen werden.

Die Schmerzen sowohl bei Magen- wie bei Duodenalgeschwür werden nicht selten durch neue Aufnahme von Nahrung gebessert. Viele Kranke bzw. solche mit Ulcus duodeni haben Schmerzen im nüchternen Zustande. Alles das dürfte zusammenhängen mit den Verhältnissen der Magensalzsäure und spastischen Kontraktionen. Die Schmerzen können sehr heftig sein, werden in der Mittellinie, rechts oder links davon, lokalisiert. In höchstem Maße hängen sie ab vom seelischen Zustande des Menschen. Es ist ganz falsch, daraus ein neurotisches Wesen des Kranken abzuleiten. Sekretion und Motilität stehen wahrscheinlich auch hier somatisch im Mittelpunkt. Die Schmerzen bei Magenkarzinom sind im allgemeinen zeitlich viel unregelmäßiger und haben weniger klare Beziehungen zur Nahrungsaufnahme. Manche Kranke mit Magenkarzinom haben überhaupt keine Schmerzen, andere solche von außerordentlicher Heftigkeit. Wenn auch die Ulkusschmerzen recht unangenehm werden können, in einzelnen Fällen sogar außerordentlich heftig, so habe ich doch den Eindruck, daß die bei Karzinom meistens noch schwerer sind. Für alle Ulkussympotme, subjektive wie objektive, ist in höchstem Maße ihre Periodizität hervorzuheben, mögen die Schwankungen unter dem Einflusse der Behandlung oder von selbst eintreten.

Die Gastritis, deren Diagnose lang verpönt war, ist wieder auferstanden durch die Arbeiten von KNUD FABER, FORSSELL, BERG und GUTZEIT.

Sie ist bei dem Bestehen allgemeiner Magenbeschwerden aus dem Röntgenbilde zu erkennen und besonders auch gastroskopisch[1]. Ich bin überzeugt, daß das Verfahren der Gastroskopie, wenn es noch ungefährlicher gestaltet und von mehr inneren Ärzten erlernt wird, sehr wichtige Ergebnisse liefert. Es soll ganz Hand in Hand gehen mit allen anderen Untersuchungsmethoden und es soll sich vor der Hand erst noch eine ausgedehnt pathologisch-anatomische Grundlage verschaffen, damit Urteilsfehler vermieden werden, wie sie solange dem Röntgenverfahren anhafteten. Die Gastritis ist nach allem, was wir jetzt

---

[1] GUTZEIT, Erg. inn. Med. Kinderheilk. **35**, 1.

wissen, häufig[1]. Sie kommt mit herabgesetzter und mit erhöhter Abscheidung von Salzsäure im Magensaft vor. Namentlich in den letzteren Fällen kann das Symptombild in hohem Maße dem des Ulkus gleichen; auch die Schmerzen können genau so sein. Ich sah, daß erste deutsche Diagnosten Gastritis für Ulkus hielten. Für manche Fälle muß man allerdings bedenken, daß das Geschwür zuweilen auch am eröffneten Abdomen nicht gefunden wird. Indessen die Bedeutung von Konjetznys pathogenetischer Auffassung steigt doch stark.

Mit dem Wort „Gastritis" möchte ich mich in keiner Weise auf einen bestimmten anatomischen Prozeß festlegen. Eine Unterscheidung zwischen parenchymatös und interstitiell ist nicht angebracht. Ich meine hier mit Gastritis eine morphologische Veränderung der Schleimhaut als Grundlage ihrer Funktionsstörung. Von dem, was unter dem Namen „Gastritis" geht, ist klinisch vor der Hand nicht streng zu trennen, was Siebeck „Reizzustand" des Magens nennt[2]. Wenigstens gilt das für diejenigen Krankheitsfälle, die neuerdings wieder oft unter die Gastritis gerechnet werden und welche im wesentlichen mit Reizerscheinungen verbunden sind. Es sind zugleich diejenigen, von denen ich vorhin sagte, daß sie leicht mit Ulkus, besonders solchem des Duodenums, verwechselt werden, ja von ihm rein ärztlich zuweilen gar nicht zu unterscheiden sind. Für viele von ihnen halte auch ich die Diagnose der Gastritis für nichts weniger als sicher. Ich gebe Siebeck völlig recht: es ist jedenfalls, ehe ausgedehntere gastroskopische und anatomische Erfahrungen vorliegen, vorsichtiger, vorerst den weniger bindenden Namen Reizzustand des Magens zu gebrauchen, besonders wenn die Erscheinungen bei konstitutionell eigenartigen Menschen und bei Nervösen vorkommen, über lange Jahre sich hin erstreckend und mit großen Pausen. Die Kranken haben allgemeine Magensymptome, fast immer Schmerzen nach dem Typus des Ulkus oder atypische. Sekretorisch sind die Befunde verschieden, man findet hohe und tiefe Säurewerte. Es besteht eine „Neigung zu gesteigerter Motilität" (Siebeck). Das ist auch der Grund für die leichtmögliche Verwechslung mit Ulkus, denn solche motorischen Erscheinungen sind ja die Grundlage der „indirekten Ulkuszeichen". Mit anderen Worten, der Reizzustand kommt überaus häufig zusammen mit Ulkus vor (Siebeck). Ausscheidung von Blut mit dem Stuhl oder durch Erbrechen spricht gegen bloße Gastritis oder Reizzustand. Eine größere Hämatemesis ist fast immer ein Zeichen von Ulkus (soweit nicht eine der berüchtigten, ihrer Entstehung nach unbekannten Blutungen bei nicht nachweisbar erkrankter Magenschleimhaut vorliegt). In seltenen Fällen kommt das Erbrechen einer größeren Menge hellen Bluts beim Karzinom vor. Andererseits begleitet das Erbrechen von schwarzem Blut, aus dessen Hämoglobin Hämatin abgespalten ist („Kaffeesatzerbrechen"), das Karzinom viel häufiger. Es gibt aber auch alte Magengeschwüre mit langsam erfolgenden Blutungen, die die gleiche Erscheinung zeigen.

---

[1] F. Kauffmann, in Neue Dtsch. Klinik **7**, (1930).
[2] Vgl. Siebeck, Dtsch. med. Wschr. **1929**, Nr 42/43.

Für alle Diagnosen, die in diesem Kreise vorkommen, möchte ich die große Bedeutung der rein klinischen Gesamtbetrachtung hervorheben. Vor allem die Anamnese. Daß die Anamnese bei Karzinom kürzer zurückgeht, ist gewiß das gewöhnliche. Aber es gibt nicht wenige Ausnahmen. Dann die Berücksichtigung der Sekretionsverhältnisse. Endlich die Tatsache, daß bei Magenkarzinom sehr häufig, ja meistens über lange Zeiten kleine Mengen von Blut im Stuhl gefunden, während bei allen Formen des Geschwürs häufiger größere Mengen von Blut auf einmal entleert werden (bei Ulcus duodeni meist nur mit dem Stuhl, bei Ulcus ventriculi häufig mit Erbrechen). Die Blutung hält dann bei Ulkus öfters 2—3 Wochen an, sonst sind die Kranken in der Regel blutfrei. Bei Karzinom gibt es, wie gesagt, in einzelnen Fällen auch große Blutungen. Für die Diagnose des Magenkarzinoms ist natürlich noch an all das zu erinnern, was die alte und neuere Klinik von jeher hervorhob: fühlbare Geschwulst, Drüsen in der linken Supraclaviculargrube, keine freie Salzsäure bei nicht niedriger Gesamtazidität, Milchsäure, dazu Schmerzen, Appetitlosigkeit, Abmagerung, Kachexie. Aber die beiden letzten Erscheinungen kann man nicht verwenden zur Unterscheidung von alten Magengeschwüren.

Eine Reihe Symptome, die Magenkranke besonders bieten: Appetitlosigkeit, Aufstoßen, Erbrechen, Sodbrennen, kommen nicht bestimmten Formen von Magenerkrankung, sondern mehr bestimmten funktionellen Verhältnissen des Magens zu. Begründungen kann man vielfach noch nicht geben. Die Mehrzahl der Kranken mit Karzinom, Gastritis und altem Magengeschwür hat keinen Appetit, während er bei Ulcus duodeni in der Regel gut ist. Aufstoßen treffen wir in erster Linie bei Pylorusstenose und besonders bei Anazidität und Gärungen. Dann ist häufig auch Sodbrennen da durch die Wirkung der Gärungssäuren im Rachen. Aber saueres Aufstoßen kommt auch bei Pylorusstenose mit guter und verstärkter Salzsäureabscheidung vor. Dann reizt die Salzsäure im Munde. Unter welchen Umständen Kranke ohne Entleerungshindernis des Magens aufstoßen und sogar Kranke mit Achylie „sauer" aufstoßen, erscheint mir nicht klar, wenn nicht bei Stagnation Buttersäure vorhanden ist. Luftschlucken spielt außer bei Psychopathen auch bei Magenkranken eine große Rolle — meist ohne daß die Kranken es selbst wissen; man muß es durch die Beobachtung oder radiologisch feststellen.

Erbrechen wird ja nur in einem Teil der Fälle vom Magen ausgelöst. Das ist bei jedem Kranken mit Erbrechen zu bedenken; vor allem vergesse man das Erbrechen der Schwangeren sowie das zerebrale und urämische Erbrechen nicht. Das Erbrechen bei Hirnstörungen, besonders bei Geschwülsten, ist fast immer mit starken Kopfschmerzen verbunden. Von seiten des Magens sehen wir es in erster Linie bei allen Formen der Stenose, wenn auch längst nicht in allen Fällen. Auf welche Weise letzten Endes der Reiz zum Erbrechen entsteht, wissen wir nicht. Wahrscheinlich auf sehr verschiedene Art und unter bestimmten Umständen: bei Karzinomen und alten Magengeschwüren sind die Bedingungen zum Erbrechen häufiger gegeben, und ebenso bei Gastritis, als bei Ulcus duodeni. Da ist es ganz selten. Bei manchen Dyspeptischen kommt es nur nach bestimmten Speisen, die sie gerade nicht vertragen. Neurotische Momente spielen auch hinein. Manche Kranke stecken den Finger in den Hals, um sich durch Erbrechen Erleichterung zu verschaffen. Man muß jeden Einzelfall studieren und zu klären versuchen.

So wird man die jetzt angenommenen Hauptgruppen der Magenkrankheiten: Karzinom, Ulkus, Gastritis sowie die Funktionsanomalien der Perazidität, Persekretion und Achylie, in der Regel erkennen können. Aber es gibt gerade am Magen noch eine ganze Reihe Zustände abnormer Funktion, die darin nicht aufgehen. Was ihnen anatomisch zugrunde liegt, wissen wir meist nicht — aus naheliegenden Gründen. Symptomatik treiben ist ja immer pathologische Physiologie treiben, denn die Krankheitserscheinung beruht auf der Störung der Funktion. Ich spreche hier von den Magenstörungen, die nach Indigestionen auch jeder Gesunde einmal hat, die manche Menschen mit „schwachem Magen" besonders leicht bekommen, die unter allen möglichen Namen geführt werden und gewöhnlich in absehbarer Zeit vorübergehen. Zu dem obengenannten „Reizzustand" sind natürlich Beziehungen da, ebenso zur Gastritis. Die Kranken klagen über Übel- und Appetitlosigkeit. Schmerzen treten gewöhnlich zurück, aber ein Druckgefühl und eine Vorwölbung im Epigastrium, die druckempfindlich ist, belästigt die Kranken. Aufstoßen ist oft da, Erbrechen seltener. Allgemeine Mattigkeit und Verstimmung sind oft sehr groß. Sekretions- und besonders Bewegungsstörungen des Magens finden sich recht häufig. Das hauptsächliche diagnostische Interesse liegt darin, festzustellen, ob der Zustand genuin als solcher besteht, oder ob er nur die Erscheinungsform einer tiefer liegenden Erkrankung ist.

Mit der Auffindung der beschriebenen Symptome oder Symptomkombinationen lassen sich bei einer Reihe von Kranken ihre Magenbeschwerden im gewöhnlichen Sinne „erklären". Aber es bleiben doch nicht wenige übrig, bei denen das nicht der Fall ist, in denen die zur Zeit von uns verwendeten Untersuchungsmethoden für die Gewinnung eines Verständnisses nicht ausreichen. Wie mir scheint, liegen dann wohl hauptsächlich feinere Störungen der Magenbewegungen zugrunde, die wir jetzt noch nicht festzustellen imstande sind. Eine übergroße Empfindlichkeit gegen die Magentätigkeit, wie sie der Gesunde nicht kennt, mag vielleicht auch von Bedeutung sein; wohl zuweilen auch Allergie.

Wie stark gerade die Funktion des Magens auch bei gesunden Menschen durch seinen seelischen Zustand beherrscht und in jeder Weise beeinflußt wird, weiß jeder. Nach allen Seiten der Magenarbeit hin erstrecken sich diese Einwirkungen: nach der Sekretion sowohl als nach der Motilität. Das Leben zeigt also bei seelisch eigenartigen Menschen (s. Pathol. Physiologie, Ursachen der Erkrankungen des Nervensystems) und bei solchen mit einer körperlich schwächlichen Anlage des Nervensystems recht häufig krankhafte funktionelle Erscheinungen von seiten des Magens: Subazidität, Achylie, Perazidität, Persekretion, alle möglichen Formen der Motilitätsstörung, Aufstoßen, Erbrechen. Die Symptome sind außerordentlich variabel und vielseitig bei diesen „nervösen Dyspepsionen". Alles was bei den eigentlichen organologischen Magenkrankheiten vorkommt, ist bei ihnen zu finden. Die Färbung und die Kombination der Erscheinungen hat nicht selten etwas durch ihre Eigenart Charakteristisches, und öfters kommen groteske Übertreibungen vor, z. B. nicht zu stillendes Erbrechen, „wahnsinnige Schmerzen". Aber der Ursprung dieser Störungen liegt nicht im Magen, sondern im Nervensystem, sei es in seinem körperlichen Bau, namentlich nach der Seite der vegetativen Nerven hin. Vor allem aber liegt er in seelischen Anomalien der allerverschiedensten Art. Bei Neurosen spielen solche Dyspepsien eine große und verbreitete Rolle. Man muß hier für Beurteilung und Therapie die feineren seelischen Verknüpfungen immer zu erfahren suchen. Sehr wichtig ist es, zu berücksichtigen, daß neurotische Symptome, sowohl allgemeine als auch gastrische, sich in der mannigfachsten Weise mit den Erscheinungen örtlicher organologischer Magenkrankheiten vereinen können. Gar nicht selten gewinnt man das letzte Verständnis der Symptomatik erst dann, wenn man diese zweifache Wurzel bedenkt. Recht wichtig ist das besonders für manche Kranke mit Ulcus duodeni: solche haben neurotische Symptome, allgemeine und gastrische. Man muß sehr vorsichtig sein, über letzteren nicht die Feststellung des Duodenalgeschwürs zu versäumen, aber ebenso beim Duodenalgeschwür nicht die neurotischen Erscheinungen. Unter allen Umständen ist also eine eingehende Untersuchung nach allen Richtungen hin höchst notwendig.

Für die Beurteilung des Darms ist zunächst auch wieder eine ganz genaue Anamnese bedeutungsvoll, weil man mit ihr die Entstehungszeit und den bisherigen Verlauf der Erkrankung erfährt. Das ist aber recht wichtig, denn es gibt viele Menschen mit konstitutionell idiosynkrasischen (anaphylaktischen?) Darmstörungen. Man betrachtet und befühlt den Leib, sieht nach umschriebenen Empfindlichkeiten und Anschwellungen, nach Peristaltik, und vor allem untersuchen wir immer den Mastdarm. Seine Fingeruntersuchung wird noch viel zuviel versäumt. Die Ergänzung dieser Methode durch die direkte Betrachtung (Rektoskopie) ist ein großer Fortschritt. Man kann dabei die Schleimhaut bis 30 cm oberhalb des Anus meist gut übersehen. Einen dunklen Punkt in der Diagnostik haben von jeher Entzündungen und Geschwülste der Flexur gebildet, weil man weder von oben noch von unten an diese Stelle gut herankommt. Mir scheint da der Bariumeinlauf nach ausgiebigster Entleerung des Darms von oben und unten von größtem Nutzen zu sein. Denn wir übersehen dabei die Schleimhaut mit ihren Konturen bis zur Bauhinschen Klappe völlig scharf, das ist gerade für die Erkennung von Karzinomen des Dickdarms deswegen so wichtig, weil bei ihnen doch Blut im Stuhl nicht selten zeitweise fehlt. Es sei nur daran erinnert, daß gerade diese Untersuchung höchst sorgfältig ausgeführt werden muß und daß ihre Technik nicht leicht ist, sowie daß sie wegen der notwendigen ausgiebigen Entleerungen die Kranken oft in hohem Maße angreift. Für die Beurteilung etwaiger Hindernisse am Dünndarm beobachten wir das allmähliche Vorrücken des vom Munde aus gegebenen Breies. Auch die Einlaufuntersuchung des Dickdarms kann in einer Reihe von Fällen der Ergänzung durch Beobachtung des vom Munde aus gegebenen Breies bedürfen.

Die Untersuchung des Stuhlgangs, soweit sie der Arzt ausführen kann, vermag leider vorerst noch die Frage nach Umfang und Ausgiebigkeit der Aufsaugung nicht sicher zu lösen.

Mit dem Begriff der Resorptionsstörung scheint mir ein großer Unfug getrieben zu werden, man spricht viel zu oft von Störungen der Ernährung durch Beeinträchtigung der Aufsaugung im Darm. Eine solche kommt vor bei weit ausgedehnten Erkrankungen der Schleimhaut, z. B. durch Amyloid oder bei verbreiteter Enteritis oder sehr zahlreiche Ulzerationen (Tuberkulose). Ferner vor allem bei den Durchfällen, die die Abscheidungsstörungen des Pankreas begleiten.

Die Beurteilung der Resorptionsbehinderung aus der Beschaffenheit des Stuhlgangs nach einer Probekost läßt wohl den Gedanken an ein quantitatives Urteil zu, aber selbst von irgendeiner genaueren Schätzung kann meines Erachtens gar keine Rede sein; das sollte man streng im Auge behalten. Hierfür brauchte man wirkliche Ausnutzungsversuche; sie lassen sich im Laboratorium leicht, aber nicht in der Praxis ausführen. Für diese reicht aber das durch die Stuhluntersuchung gegebene qualitative Urteil in der Regel aus.

Wir gewinnen ferner durch die Untersuchung des Stuhlgangs in den meisten Fällen ein Urteil über Art und Sitz der Erkrankung. Durchfälle weisen, wie bekannt, auf Störungen des Kolon hin; Erkrankungen des Dünndarms machen an sich keine Durchfälle, es sei denn, daß sie sich, was natürlich leicht vorkommen kann, mit besonderen Einflüssen auf den Dickdarm verbinden. Man erschließt die mangelhafte Funktion der Dünndarmschleimhaut aus der innigen Mischung von Schleim und zuweilen von unverändertem Bilirubin mit dem Chymus, sowie aus dem Auftreten größerer Mengen nicht ausgenutzter bzw. nicht aufgesaugter Nahrungsbestandteile, wie Fleischfasern. Aber wegen ähnlicher Befunde bei Pankreasveränderungen ist der letztere Befund vieldeutig.

Die Wassermengen, die mit durchfälligen Stühlen den Organismus verlassen, sind höchst verschieden; sie können gewaltig sein. Darüber, ferner über die Herkunft der Flüssigkeit, sowie über die Folgen großer Wasserverluste ist in der Pathologischen Physiologie gehandelt. Die Größe des Wasserverlustes ist an der Veränderung des Tonus der Gewebe zu ersehen, an der Veränderung des Kreislaufs, dem Sinken der Harnmenge sowie an der Einwirkung auf die Elastizität der Haut, Therapeutisch ist die Berücksichtigung dieser Dinge von allergrößtem Werte: Wasserzufuhr, gegebenenfalls intravenös (Normosalzuckerlösung), rettet nicht selten das Leben.

Charakteristisch ist fast in allen Fällen die Beschaffenheit der Stuhlgänge bei Erkrankung des untersten Darmabschnittes, und gerade hier kommt es vielmehr an auf den Sitz der Erkrankung als auf ihre Art. Die Entleerung der Stuhlgänge ist mit dem bekannten Gefühl des Tenesmus verbunden. Man muß sich sehr genau nach ihm erkundigen. Bei den Durchfällen durch Erkrankung des oberen Kolons fehlt der Tenesmus immer, außer wenn die Entleerungen so zahlreich werden, daß fast eine die andere ablöst. Die Stuhlgänge bei Erkrankungen des Rektums enthalten Blut und Schleim, beide Bestandteile liegen Fäkalteilen auf oder sind mit Flüssigkeit gemischt; gerade bei Mastdarmstörungen bestehen die Fäzes meistens aus einer Mischung von festen und flüssigen Bestandteilen. Die Menge des einzelnen Stuhlgangs ist bei Mastdarmveränderungen meist recht gering, nicht selten beträgt sie etwa 1—2 Eßlöffel. Oft ist es nur eine Mischung von Schleim und Blut mit etwas Kot. Die Betrachtung des Analrings (Hämorrhoiden, Rhagaden, Fisteln), die Untersuchung mit Finger und hauptsächlich mit dem Rektoskop läßt dann die Art der Erkrankung und ihren Sitz fast immer finden (Hämorrhoiden, einfache und ulzeröse Proktitis, Polypen, Karzinom, Syphilis, Gonorrhöe). Anamnese und Gesamtuntersuchung müssen natürlich hinzukommen: die akute und die chronische Dysenterie, sowie das, was sich um diese beiden zunächst klinischen Begriffe herum abspielt, wird dann festgestellt werden. Die weitere Erkennung und Beurteilung erfolgt nun durch die sorgfältigste Untersuchung der Darmentleerung auf Krankheitserreger. Kommt nur entfernt Tropendysenterie in Betracht, so suche man mit guter Methodik nach den Amöben. Wie ich meine, sollte man aber die Protozoenforschung nicht auf diese Fälle beschränken, sondern sie bei uns in Deutschland aus ihrer klinischen Vernachlässigung herauszuheben streben. Vorerst ist allerdings in unserem Vaterlande bei allen Untersuchungen auf Dysenterie die bakteriologische Forschung noch wichtiger. Bei ihr kommt, wie bekannt, auf Güte und Beherrschung der Methodik, namentlich hinsichtlich des Zeitpunkts und der Art der Stuhlentnahme, alles an (möglichst im Anfang der Krankheit mit Platinöse Stuhl aus dem Mastdarm entnehmen und die Platten sofort am Krankenbett gießen).

Auf Eingeweidewürmer und deren Eier würde ich immer untersuchen bei allen unklaren Magendarmerkrankungen und ebenso bei undurchsichtigen Störungen des Allgemeinbefindens. Gewiß wird die Bedeutung der Entozoen vielfach überschätzt und phantastisch ausgemalt. Aber sie wird auch unterschätzt. Und bei allen schweren Anämien ist das Forschen nach Botriozephalus, sogar nach andern Tänien, unbedingt nötig.

Ob im Einzelfalle die Diarrhöen auf rein funktionellen Störungen der Darmperistaltik und Flüssigkeitsabscheidung auf der Schleimhaut beruhen, oder — was in allen schweren Fällen das gewöhnliche ist — schließlich durch Veränderung der Darmwand bedingt sind, läßt sich zunächst nicht ohne weiteres sagen. Die Untersuchung des Stuhlgangs auf Entzündungsprodukte gibt darüber einen gewissen Aufschluß.

Psychisch-nervöse Einflüsse können Peristaltik und Flüssigkeitsabscheidung bis zu Durchfällen steigern. Vergiftungen (Arsen, Botulismusgift, Thallium, Pilzgifte, besonders von Amanita phalloides, Gift der Urämie oder in diesem Falle direkt das auf der Darmschleimhaut ausgeschiedene Ammoniumkarbonat) spielen eine Rolle. Sie werden leicht übersehen. Für ihre Erkennung kommt einmal in Betracht ihre Möglichkeit. Und dann das Eintreten anderer Symptome, die auf eine besondere Vergiftung oder Erkrankung hinweisen: bei Botulismus Erscheinungen von seiten des Zentralnervensystems und der Augen, solche atropinähnlicher Natur, bei Thallium der Haarausfall; ich kann hier nur Beispiele nennen.

Endokrine Beziehungen (besonders bei Morbus Basedowii) stehen in der Mitte. Hier können wohl vegetativ-nervöse Einflüsse bedeutungsvoll sein, vielleicht auch toxische.

Es kommen nun die Durchfälle, die auf die Wirkung verdorbener oder nicht günstig zusammengesetzter, jedenfalls solcher Nahrungsmittel zurückgeführt werden, die Wasserausscheidung und Peristaltik anregen. Das gibt es gewiß, wie wir alle aus unserer Kindheit wissen. Aber sehr häufig wird hier keine scharfe Grenze zu ziehen sein gegen ein dabei stattfindendes Eindringen fremder und pathogener Mikroorganismen. Jedenfalls ist in den meisten Fällen letzteres die Hauptsache. Ob außerdem die eigenen Mikroorganismen des Darms durch besonders starke oder durch besondere örtliche Wirkung Unfug anrichten können, ist zweifelhaft, ja es ist unwahrscheinlich und sicher nicht von praktischer Bedeutung gegenüber der außerordentlichen Wichtigkeit des Eindringens fremder und pathogener Bakterien, besonders Cholera-, Paratyphusbazillen und vor allem des Bazillus Breslau, des wesentlichen Erregers der bei uns heimischen Brechdurchfälle mit ihren massenhaften Entleerungen „reiswasserähnlicher" Massen durch Erbrechen und Durchfall sowie den großen Wasserverlusten, die daraus entstehen. Aber es kommen auch allerlei andere Mikrobien in Betracht. Hier fördert eine eingehende Untersuchung von Stuhl und Blut fast immer ein klares Ergebnis, und die Zukunft wird uns gerade auf diesem Gebiete noch viele Krankheitsbilder und Erreger kennen lehren. Mit der Betrachtung der Infektionskrankheiten ist die Untersuchung akuter Durchfälle nahe verbunden.

Viel schwieriger ist die Deutung der Grundlage chronischer Durchfälle. Entstehen sie vom Darm aus oder haben sie einen andern Ursprung? Daß letzteres von Bedeutung sein kann, erwähnten wir schon oben. Weiter zu nennen sind die Durchfälle bei unzureichender Absonderung der Salzsäure im Magen; ihre Erkennung ist leicht, sofern man die Möglichkeit ins Auge faßt und den Magen sorgfältig untersucht. Es liegt nahe, die sog. gastrogenen Diarrhöen auf Störung der Pankreasfunktion zurückzuführen, weil nach der Theorie das Fehlen des sauren Mageninhalts eine ausreichende Abscheidung von Pankreassaft nicht zustande kommen ließe. Aber es fehlen doch alle Nachweise, daß es so ist. Denn es gibt viele Menschen mit Achylia gastrica und völlig normaler Darmtätigkeit sowie ungestörter Ausnutzung der Nahrung; da kann die Pankreasfunktion nicht gestört sein. SIEBECK stellt die Vorstellung zur Erörterung, daß der Darm mit dem Magen koordiniert erkranken könne.

Auch die Erkrankung des Pankreas führt zu Durchfällen oder wenigstens zu breiigen Stühlen. Sie sind, wenn der Pankreassaft im Darm wirklich fehlt — das ist aber sehr selten, weil dann entweder ein sehr großer Teil der Drüse zerstört oder jeder von beiden Ausführungsgängen verschlossen sein muß —, höchst charakteristisch: dann liegt das nichtgespaltene und nichtresorbierte Fett im Stuhl für sich da und er enthält die Muskelkerne des Fleisches fast unverändert. Viel Fett zeigen auch die Stühle von Kranken mit Abschluß der Galle, mit Darmamyloid und mit chronischer Enteritis, falls mit der Nahrung Fett gegeben wird. Es findet sich dann in verschiedenen Formen: gespalten oder nicht oder zum Teil gespalten, je nach der Menge des pankreatischen Safts, die ergossen wird.

Die Veränderungen des Pankreas sind in jeder Hinsicht ein Schmerzenskind unserer Diagnostik. Man könnte wohl an mehreren Stellen dieses Organ noch erwähnen. Zum Beispiel S. 107 bei den plötzlich auftretenden heftigen Schmerzen im Epigastrium kommen natürlich auch Pankreassteine in Betracht. Sie machen fürchterliche Schmerzen. Aber sie sind so selten, daß praktisch kaum mit ihnen zu rechnen ist: ich sah sie nur einige Male! Auch dort, wo von den Verlegungen des Choledochus durch Steine oder Karzinom die Rede ist, müßte man das Karzinom des Pankreas und die Pankreatitis anführen. Man kann sie nur gewöhnlich nicht mit irgendwelcher Sicherheit diagnostizieren. Gerade bei der Pankreatitis liegt die besondere Schwierigkeit noch darin, daß sie häufig mit Gallensteinen sich verbindet. Karzinome des Pankreaskopfs und seine pankreatitischen Schwellungen sind öfters als Geschwülste im Epigastrium fühlbar, aber meist von Karzinomen des Magens oder der Gallenwege nur schwer unterscheidbar. Sind dabei beide Pankreasgänge verlegt, so findet man mittels der Duodenalsonde keine Pankreasfermente. Quantitative Bestimmungen der Pankreasausscheidung mit der Duodenalsonde halte ich nicht für möglich. Manchmal sehen wir bei Fehlen des Pankreassafts im Darm Durchfälle mit sehr viel butterartig aussehendem, dem Stuhlgang aufgelagerten Fett. Ich bin auch den meisten Proben gegenüber, die eine Störung der inneren oder äußeren Pankreassekretion angeben sollen, höchst mißtrauisch geworden. Sie haben sich uns in allen Fällen, in denen sie eine diagnostisch wichtige Entscheidung geben sollten, nicht bewährt mit Ausnahme der Diastase: sehr hohe Diastasewerte im Blute und im Harn weisen doch mit großer Wahrscheinlichkeit auf eine Erkrankung des Pankreas hin. Das Vorhandensein funktioneller Pankreasachylien erscheint mir noch etwas zweifelhaft, zum mindesten ist eine irgendwie gesicherte Diagnose sehr schwierig. Manchmal legen Headsche Zonen an der linken Bauchwand den Gedanken an Störungen im Pankreas bei bestehenden Beschwerden seitens des Darms, besonders der Gallenwege nahe. KATSCH macht darauf aufmerksam, daß Schmerzen im Epigastrium, die nach links strahlen, eine Beteiligung der Bauchspeicheldrüsen am Krankheitsprozeß annehmen lassen. Und das möchte ich doch betonen: es gibt Durchfälle mit mäßigen Resorptionsstörungen, die man diagnostisch nicht ganz unterbringen kann und die sich auf Darreichung von Pankreon wesentlich bessern oder verschwinden.

Nun kommen aber noch die zwar glücklicherweise seltenen, aber äußerst schweren Erscheinungen bei Pankreasapoplexie und der Fettgewebsnekrose. Letztere findet sich ganz vorwiegend bei nicht jungen fetten Menschen und besonders oft im Gefolge der Cholelithiasis. Beide Ereignisse stellen sich plötzlich ein mit heftigsten Schmerzen im Epigastrium, mit Muskelspannung, Fieber, schwerstem Verfall des Kranken und einer namenlosen Unruhe. Es ist ein Symptomenkomplex da wie bei akuter Peritonitis, z. B. durch Perforation eines Ulkus oder wie bei einer ganz hohen Dünndarmstrangulation. Nur sind hier die Kranken noch viel schwerer, stärker verfallen und namentlich unruhiger. Bei der Pankreasfettnekrose ist wichtig, daß sie bei fetten Leuten oft nach einer reichlichen Mahlzeit eintritt und daß meistens einige Tage unbestimmte Schmerzen in der Magengegend vorausgehen.

Bei chronischen Durchfällen kommt noch die Retentionsurämie als Ursache in Betracht. Ferner das Amyloid, der Morbus Basedowii und ausgedehnte Darmtuberkulose. Letztere kenne ich nur von schwerer ulzeröser Lungentuberkulose; ich erinnere mich, nie eine Darmtuberkulose ohne schwere Erkrankung der Lungen gesehen zu haben. Für die Diagnose der Amyloiddurchfälle ist der Nachweis der Ursache des Amyloids wichtig. Eine diagnostisch charakteristische Beschaffenheit haben die Stuhlgänge bei Amyloid und Tuberkulose nicht.

Als Zustandsbild gibt es Durchfälle mit starker Gärung der Kohlehydrate und Bildung von Gasen (Kohlensäure, Methan, Wasserstoff). Die Stuhlgänge[1] gären direkt oder gären nach; sie enthalten bei SCHMIDTscher Probekost mehr Stärke (etwa 6%) als normal (3%). Die Gärung scheint hauptsächlich im unteren Dünn- und oberen Dickdarm zustande zu kommen. Die Gründe erscheinen mir noch nicht klar[1]; offenbar liegen sehr verwickelte Fermentstörungen zugrunde. Die Stärke in den Pflanzenzellen, z. B. denen der Kartoffeln, fällt den sie vergärenden Mikroorganismen offenbar leichter zum Opfer als die feiner Mehle. Ich möchte hervorheben, daß zwar bestimmte Menschen den Zustand besonders häufig zeigen, aber auch diese nie dauernd, und daß sonst ganz Gesunde ihn vorübergehend haben. Es kommt an auf Eigenarten der Bakterienflora und die Art des Darminhalts. Bei allen Darmdyspepsien, bei denen bestimmte Stoffe des Darmchymus krankhafter Form der Zerstörung anheimfallen, tritt immer die Frage auf, wieweit die mangelhafte Entfernung des betreffenden Stoffes, wieweit krankhafte Wucherung der Bakterien das Bedeutsame ist[2]. Die einen Forscher heben mehr das eine, die andern das andere hervor. Wie mir scheint, geht beides Hand in Hand. Der Typus für die Störungen durch mangelhafte Vorbereitung und Resorption sind die Dyspepsien des Darms durch Fehlen der Pankreassekretion. Im Dünndarm entwickelt sich Fäulnis, wenn der (viel zersetzungsfähiges Material enthaltende) Inhalt stagniert. Dann dürften die die Eiweißfäulnis hervorrufenden Keime wuchern, die mit der Nahrung in den Darm gelangen, vielleicht auch solche, die vom Dickdarm aufsteigen. Fäulnisdiarrhöen finden sich als Zustandsbilder, wenn im unteren Dünn- oder oberen Dickdarm gelöstes Eiweiß und Fäulnisbakterien zusammentreffen. Die flüssigen Stuhlgänge haben dann den bekannten abscheulichen Geruch; sie enthalten oft große Mengen mazerierter Fleischstücke. Im Harn ist reichlich Indikan vorhanden. Die eigentlichen letzten Gründe für die Entwicklung aus-

---

[1] Erörterungen bei STRASBURGER in Handbuch der inneren Medizin, 2. Auflage, herausgegeben von G. v. Bergmann u. R. Staehelin, **3 II**, 460.

[2] Über diese Frage vgl. STRASBURGER, l. c.

gesprochener Fäulnisstühle kennen wir ebensowenig wie für die von Gärungs-stühlen.

Nun die Verstopfung. Der Begriff ergibt die Diagnose der Funktions-anomalie. Aber jetzt gilt es so tief als möglich in die ursächlichen Verhältnisse einzudringen. Vor allem ist festzustellen, ob eine mechanische Verengerung des Darms an irgendwelcher Stelle vorliegt. Das läßt sich mit Hilfe einer sehr sorg-fältigen, auf diese Frage besonders eingestellten Anamnese, mit genauer Palpation des Darms von außen und vom After aus, der Rectoskopie sowie der Stuhl- und Röntgenuntersuchung erkennen. Bei Frauen ist der Zustand der Geschlechtsorgane sehr wichtig, bei allen Menschen die Anwesenheit einer Hernie. Dann kommt die Frage nach Gewohnheiten der Nahrung und der Lebenshaltung, besonders der körperlichen Tätigkeit. Vergiftungen können bedeutungsvoll sein, z. B. Blei. Alle möglichen anderen Organkrankheiten können zugrunde liegen, namentlich solche des Nervensystems, wie Tabes, Herdsklerose, Querschnittserkrankungen. Auch Krankheiten des Herzens, des Magens und selbst solche des Darms, ferner Veränderungen der Bakterienflora: darauf ist meines Erachtens die bekannte Reiseverstopfung zurückzuführen. Die Bakterienflora des Darms steht bei man-chen Verstopfungen im Mittelpunkt der Erscheinungen.

Alles das tritt aber doch weit zurück gegenüber dem, daß man bei den ver-stopften Menschen ätiologisch entweder gar nichts findet oder daß sie — und das ist recht häufig — psychopathisch oder nervös oder neurasthenisch sind, wie man es auch nennen möge. Meines Erachtens beherrscht das die Ätiologie der gewöhn-lichen Obstipation. Objektiv findet man den Stuhl wasserarm: klein- oder groß-kaliberig, oft mit Schleim belegt, den Leib oft voll und aufgetrieben. Nicht selten fühlt man Kotballen, besonders in der Flexura sigmoidea, aber öfters auch im Verlaufe des ganzen Dickdarms. Der alte Unterschied zwischen atonischer und spastischer Obstipation wird nicht mehr aufrechterhalten, denn man weiß, daß Krämpfe und Ruhe des Darms vielfach miteinander abwechseln. Die radio-logisch festgestellten Formen der Verstopfung sind von großem pathologisch-physiologischen Interesse, haben aber vorerst noch kaum Wert für die Beurteilung am Krankenbett. Sehr wichtig ist nur die Form, bei der die Fäzes im Rektum liegen bleiben und nicht ausgepreßt werden können. Das ist durch die Finger-untersuchung leicht festzustellen: sie ist immer nötig. Diese Form der Verstop-fung ist bei Frauen häufiger als bei Männern.

Die Untersuchung des Abdomens als Ganzes beginnt auch wieder mit Be-trachtung seiner Form. Auftreibung kann durch verstärkte Luftansammlung in den Därmen erfolgen (Meteorismus intestinalis). Das beobachten wir bei einigen Erkrankungen des Darms, z. B. Typhus. Der Perkussionsschall ist tympani-tisch oder bei starker Spannung der Darmwände hell. Man hört Darmgurren, die Därme bewegen sich also. Nur wenn Peritonitis besteht, lassen die Darm-bewegungen nach, um natürlich völlig aufzuhören, wenn durch Darmperforation Luft in die freie Bauchhöhle tritt (Meteorismus peritonealis). Bei Peritonitis sind immer auch starke Schmerzen da: örtlich bei lokaler, überall bei allgemeiner Peritonitis. Der Leib treibt sich auf. Die Bauchwand ist hart, die Kranken sehen, besonders im Gesicht, charakteristisch verfallen aus. Der Puls wird klein und beschleunigt. Die Peristaltik hört allmählich auf. Winde und Stuhlgang hören ebenfalls auf. Erbrechen ist ganz gewöhnlich vorhanden. Nach der Ursache und dem Ausgangsort der Peritonitis muß man, schon wegen der Behandlung, so nachdrücklich als möglich suchen.

Erfährt das Peritoneum eine plötzliche Schädigung, so entsteht in der Regel plötzlich ein sehr heftiger Schmerz. Das sehen wir, wenn Entzündungen an das Peritoneum herantreten, z. B. bei Appendizitis oder Cholezystitis. Wir haben es auch bei einer ganzen Reihe anderer Vorkommnisse, z. B. wenn Duodenal-, oder Magen-, oder Typhus-, oder dysenterische Geschwüre einen Reiz am Peritoneum machen. Man kann direkt sagen (vor allem gilt das für Appendizitis und Cholezystitis): ein Teil der Symptome dieser Zustände beruht auf einer örtlichen Entzündung des Bauchfells.

Erfolgt eine Perforation in das Peritoneum (Appendix, Magen- und Duodenalgeschwür, Typhus, Dysenterie), so ist der plötzlich auftretende Schmerz sehr heftig. Aber sonst fehlt anfangs jede Reaktionserscheinung, und diese Zeit muß man zur chirurgischen Behandlung benutzen. Dann treten Bauchdeckenspannung durch den viszeromotorischen Reflex, Druckempfindlichkeit, Auftreibung auf. Es ist das die Zeit der örtlichen Peritonitis. Fieber kommt hinzu, ebenso Erbrechen und Aufstoßen, der Puls wird schlechter, Blähungen und Stuhlgang hören auf. Ob diese örtliche Peritonitis (örtlich) beschränkt bleibt oder ob die allgemeine Peritonitis mit den oben- und mit einer Verstärkung der eben genannten Erscheinungen sich entwickelt: das ist die Frage, von der alles abhängt und die man aus chirurgisch-therapeutischen Gründen zu entscheiden suchen muß. Für das Urteil steht der Einfluß des Prozesses auf Allgemeinbefinden und den Kreislauf ganz im Vordergrund.

Bei Hindernissen der Darmpassage haben die Kranken auch Schmerzen. Aber sie treten in Kolikanfällen auf, mit An- und Abschwellen, mit Gurren, mit Aufstoßen und Erbrechen und gleichzeitig mit Aufhören von Wind und Stuhl. Dieser wichtige Zeichenkreis ist höchst charakteristisch und wird leider in den häufig sehr langen Zeiten des Beginnes einer Stenose, in denen eine kausale Behandlung gut möglich wäre, oft übersehen. Hält die Stenose an, so folgt allmählich eine Auftreibung des Leibs, ausgehend von den Schlingen oberhalb der verengten Stelle. Bei Sitz in den tiefsten Teilen des Dickdarms treibt sich dessen Gegend zuerst auf, und man sieht bei aufmerksamer Betrachtung des Darms, besonders nach mechanischer Reizung, verstärkte Peristaltik. Bei Sitz der Stenose am Beginn des Kolon, am Coecum oder am unteren Ileum entsteht ein Meteorismus der Dünndarmschlingen mit verstärkter Peristaltik und mit viel Indikan im Harn. Auch hier kann man, solange die Auftreibung gewisse Grenzen nicht überschreitet, die Peristaltik oberhalb der verengten Stelle sehen und die erweiterten Darmschlingen durch ihren Metallschall mit Hilfe der Stäbchenplessimeterperkussion feststellen. Sitzt die Stenose ganz oben im Dünndarm, so wird die Auftreibung natürlich ganz gering oder sie fehlt völlig. Das Erbrochne zeigt Fäulniserscheinungen bei völligem Dünndarmverschluß. Das Krankheitsbild ist ein äußerst schweres, weil die Intoxikation Allgemeinbefinden und Kreislauf auf das höchste in Mitleidenschaft zieht (Miserere). Bei Darmverschluß ist die erste Frage, ob nur einfache Verlegung oder ob Strangulation besteht, weil im letzteren Falle sofort chirurgisch eingegriffen werden muß. Bei Strangulation sind die fürchterlichen Erscheinungen der Peritonealzerrung da: stürmisches Erbrechen, schlechter, beschleunigter Puls, sehr starker Schmerz, schnelles Verfallen des Kranken, während bei Okklusion Verstopfung und Behinderung der Bewegung des Darminhaltes im Mittelpunkt stehen und das Allgemeinbefinden viel weniger leidet. Das ist — zum mindesten anfangs — unterscheidbar. Sofort suche man Ursache und Ort des Hindernisses zu finden: Bruchpforten, alte Operationsfolgen, innere Einklemmungen sind zu beachten. Bei einfacher Okklusion kommen hauptsächlich Karzinome des Darmes in Betracht. Alles in allem ist die sorgfältige Untersuchung auf das Bestehen einer Hernie das Wichtigste; wenn eine Hernie da ist oder eine Operation stattgefunden hatte, so hängt eine Darmstenose fast immer damit zusammen.

Auftreibung des Leibes durch Aszites ist mit Hilfe von Perkussion und Auffinden von Fluktuation festzustellen. Dabei ist immer an die Möglichkeit der Verwechslung mit großen Ovarialkystomen zu denken. Die Ursache des Aszites suche man, wenn Herz- oder Nierenerkrankungen fehlen, in Veränderungen der Leber oder Pfortaderthrombose einer-, in einer tuberkulösen oder karzinomatösen Peritonitis andererseits. Es würde eine Darstellung der gesamten speziellen Pathologie dieser Zustände erfordern, wollte ich ihre Diagnose darlegen. Oft ist der Aszites so groß, daß man überhaupt nichts anderes als ihn findet. Dann läßt man ihn ab, befühlt den Leib genau, untersucht immer vom After aus und immer den Stuhlgang sowie den ganzen Darm und alle Abdominalorgane. Aus spezifischem Gewicht und berechnetem Eiweißgehalt, mit Hilfe der Reußschen Formel, Stauung oder Entzündung erkennen zu wollen, ist immer sehr unsicher. Die genaue Untersuchung des Aszites makro- und mikroskopisch (Blut, einkernige Zellen, Tumorzellen, Fett) ist wichtig. Evtl. ist der Tierversuch notwendig.

Auch am Darm machen sich nervös und psychisch bedingte Störungen bemerkbar, ja für den Gesunden sind sie sogar fast noch bekannter und häufiger als die am Magen vorkommenden. Daß Verstopfung nicht selten auf seelische Einwirkungen zurückzuführen ist, wurde schon erwähnt. Auch Erkrankungen des Gehirns und des Rückenmarks hemmen oft die Darmperistaltik und führen dadurch zur Verstopfung. Durchfälle kommen, wie schon das Beispiel des gesunden Menschen erweist, auf der gleichen Grundlage auch am Kranken vor. Aber hier sollte man mit der Beurteilung recht vorsichtig sein. Denn hier gilt es in allererster Linie über dem „Nervösen" nicht andere Ursachen zu übersehen; letztere sind ganz entschieden wesentlich häufiger wirksam. Es wird ja immer wieder der meines Erachtens so falsche Grundsatz angewendet, wenn man nichts anderes findet oder weiß, das Seelisch-Nervöse als Grundlage anzusehen. Wir müssen aber vielmehr nervöse Erscheinungen direkt als Veranlassung nachweisen. Das ist vielfach nicht einfach und oft auch bei Darmstörungen, die als nervös verursacht angesehen werden, recht unsicher. Schon z. B. bei der Colica mucosa. Bei meist nervösen Menschen entwickelt sich ein Zustand von anfallsweise auftretenden Leibschmerzen, teils mit Durchfall, teils mit Verstopfung. Die Stuhlgänge enthalten größere Mengen eines muzinartigen, öfters aber auch aus anderem Eiweiß gebildeten Körpers, der die Form von Membranen oder Röhren hat und eosinophile Zellen enthält. Zweifellos sind Beziehungen zum Asthma bronchiale, zweifellos solche zur Allergie gegeben. Es treten hier die gleichen Fragen auf wie für die Beziehung des Asthmas und der Allergie zu den seelischen Zuständen. Auch einfache Durchfälle kommen auf seelischer Grundlage vor beim Kranken, ebenso wie bei dem Gesunden. Aber ich rate mit dieser Annahme für alle sich länger hinziehenden und sich wiederholenden Diarrhöen zu großer Vorsicht. Man soll stets sehr genau untersuchen und alle Bedingungen der Entstehung solcher Durchfälle erforschen. Konstitutionelle idiosynkrasische Empfindlichkeiten des Darms, also die Wirkung irgendeiner Diät sind in solchen Fällen oft vorhanden.

Nieren und Harnwege.

Für die Erkennung und Beurteilung des krankhaften Geschehens, das man unter dem Begriffe der Nierenkrankheiten zusammenfaßt, haben wir zur Zeit zwei hauptsächliche Aufgaben: einmal müssen wir, soweit das möglich ist (über diesen Punkt werden wir noch sprechen), uns eine Vorstellung zu machen suchen von dem anatomischen Zustande der Nieren bei dem zu behandelnden Kranken. Das klingt wie ein arger Rückfall in die pathologisch-anatomische Klinik. Das ist es auch, und der ganze Gedanke ist nicht ungefährlich, weil er uns leicht auf Abwege führt. Wir können ihn aber nicht vermeiden. Denn unsere ärztliche Kenntnis der Nierenkrankheiten hat sich im wesentlichen unter Zugrundelegung anatomischer Bilder entwickelt, man denke nur an die Benennungen: Indessen nicht nur diese, sondern auch das Urteil über funktionelle Beziehungen wird vielfach abgeleitet aus den Vorstellungen, die man sich bildet von dem bestehenden morphologischen Zustande der Nieren und anderer Gewebe. Ferner beruht jede Ansicht über den Verlauf einer sog. Nierenkrankheit ebenfalls rein empirisch auch auf anatomischen Vorstellungen.

Und die zweite, an sich therapeutisch wichtigere Aufgabe liegt in der direkten Feststellung der Nierenverrichtung. Wie wir eben schon sagten, wird sie zum Teil erschlossen aus indirekten Beobachtungen. Aber es ist jetzt doch auch eine ganze Reihe direkter Methoden da zur Förderung ihrer Kenntnis[1].

Am Harn sehen wir zunächst Menge und Farbe an. Die Farbe zeigt schon sehr viel, weil der konzentrierte Harn dunkler wird, weil bei bestimmten Krankheiten, besonders im Infekt, die Menge der unbekannten Farbstoffe steigt, weil Bilirubin, Urobilin, Porphyrine den Harn dunkel färben — von ihnen ist an anderer Stelle die Rede. Größere Mengen von Erythrozyten charakterisieren die Harnfarbe in bestimmter Weise; ebenso tut es gelöstes Hämoglobin. Man behalte die allerdings seltene paroxysmale Hämoglobinurie im Auge. Trübe ist der Harn bei Zystitis.

Eine Reihe Stoffe, die dem Harn durch Veränderungen des Stoffwechsels oder anläßlich von arzneilichen Verordnungen oder Vergiftungen beigemischt werden, verleihen ihm ein charakteristisches Aussehen: Harn bei Phenolvergiftung, nach Darreichung von Folia uvae ursi, Chrysophansäure u. a., Alkapton-

---

[1] Vgl. VOLHARD u. BECHER, Klinische Methoden der Nierenfunktionsprüfung. In Abderhaldens Handb. d. Arbeitsmethoden, Anh. IV, Tl. 5 II, 309. — VOLHARD in v. Bergmann-Staehelin Handb. 2. Aufl. Band 6.

harn, Harn bei melanotischen Geschwülsten. Verminderung der Menge der Harnfarbstoffe oder ihrer Chromogene führt zur Absonderung eines auffallend hellen Harns, auch wenn er in geringer Menge abgeschieden wird. Das zeichnet die im klinischen Begriff der Schrumpfniere oder der Hydronephrose zusammengefaßten Nierenstörungen aus und ist, wie E. v. Romberg immer hervorhob, sehr wichtig für die Beurteilung einer Herzinsuffizienz bei diesen Schrumpfnieren.

Unverhältnismäßig große Harnmengen mit hohem spezifischen Gewicht sehen wir nur bei Diabetes mellitus, die größten Mengen eines dünnen Harns bei Diabetes insipidus. Aber hier muß man bei nicht übermäßig großen Mengen schon aufpassen, daß man die Polyurie bei Ausscheidung von Ödemen sowie bei Prostatahypertrophie, mangelhafter Entleerung der Blase und Hypertonie nicht übersieht. Kennt man das Krankheitsbild (s. später), so wird es der Diagnose nicht entgehen, besonders wenn man das spezifische Gewicht berücksichtigt, wovon sogleich zu sprechen sein wird. Die Polyurie bei gewöhnlichen Schrumpfnieren ist doch meist wesentlich geringer. Sie äußert sich, wie alle Polyurien, vom Kranken aus durch Klage über Durst und häufigen Harnzwang, ganz besonders nachts. Für den Arzt ist wichtig die Bestimmung der Harnmenge.

Ich möchte hier einige Worte einfügen über die Diagnose des Diabetes insipidus. Nosologisch und klassifikatorisch hat er an dieser Stelle natürlich nichts zu tun. Aber symptomatisch wohl, denn die Kranken kommen fast immer zum Arzt, weil ihnen die Menge ihres Harns und ihr Durst auffällt. Klagen über Mattigkeit sind ganz gewöhnlich dabei. Aber sie treten doch zurück. Die große, oft exzessive Menge des Harns mit dem niedrigen spezifischen Gewicht ist, namentlich für die schweren Fälle, unmittelbar charakteristisch. Dann versuche man die Trennung nach verschiedenen Erscheinungsformen, wie sie in der pathologischen Physiologie angeführt sind. Ebenso schwierig kann bei kleineren Harnmengen (3—5 Liter) die Frage werden, ob eine symptomatische Polyurie vorliegt bei einer Erkrankung des Zwischenhirns bzw. der Hypophyse oder des verlängerten Marks. Das Zentralnervensystem ist auf das genaueste nachzusehen und besonders die Frage der Syphilis zu erörtern.

Und unter allen Umständen ist sehr sorgfältig der seelische Zustand des Kranken nachzusehen. Es ist eben sicher, daß nicht wenige Kranke mit Diabetes insipidus Psychopathen sind, und die psychogene Polyurie durch Angewöhnung reichlichen Wassertrinkens ist nicht so selten, wie vielfach angenommen wird. Das zu beachten ist sehr wichtig, weil man diese Fälle heilen kann.

Herabsetzungen der Harnmenge finden sich unter den verschiedensten Umständen. Zunächst gibt es einzelne Menschen, die gewohnheitsmäßig wenig trinken und dann einen spärlichen und bei mittlerer Nahrungsaufnahme natürlich konzentrierten Harn lassen. Immer zu berücksichtigen ist die Verminderung der Harnmenge bei Stauung und bei manchen Nierenkrankheiten. Ist der Harn bei geringer Menge nicht konzentriert, so muß man mit Täuschungsversuchen rechnen; solche spielen bei weiblichen Psychopathinnen eine recht große Rolle.

Schon lange bekannt ist die Wasser- (und Kochsalz-) Retention vieler Fettleibiger[1]. Das ist begründet durch den Zustand der Gewebe, vor allem des Bindegewebes. Wir kennen es ja als großen Wasserspeicher. In ihm kann auch Wasser zurückbleiben bei einzelnen Menschen eigenartiger Konstitution mit Hinneigung zu Fettleibigkeit, ohne daß man sie doch im ausgesprochenen Sinne feststellen kann, sowie ohne Erkrankung des Herzens oder der Nieren. In diesen verhältnismäßig seltenen Fällen[2] ist die Harnmenge klein. Es besteht eine Neigung zur Entstehung von Ödem. Mit Nephritis hat das nichts zu tun.

Völliges Aufhören der Harnabscheidung kommt vor bei Prostatahypertrophien oder selten bei anderem Verschluß der Harnröhre, man findet dann immer die gefüllte Blase; zuweilen ist Ischuria paradoxa vorhanden. Renale Anurie sehen wir bei den schwersten Fällen akuter Nephritis und zuweilen reflektorisch im Gefolge von Eingriffen an den Harnwegen: die Blase ist hier leer. Ferner geht die Veränderung der Niere bei Infektion mit Cholera- und Breslau-Bazillen sowie bei schwerer Sublimatvergiftung, nicht selten mit völliger Anurie einher; in den beiden ersten Fällen dürften die Wasserverluste im Darm von Bedeutung sein. Daneben gibt es noch eine Reihe seltener Ereignisse, wie doppelseitige Uretersteine. Das Nierenbecken als Veranlassungsort von wechselnden Harnmengen ist immer im Auge zu behalten. Bei Entleerung eines Hydronephrosensacks kann die Harnmenge steigen, bei Füllung sinken, und ein Reflex auf die andere Niere kann zu Anurie führen. In all diesen Fällen hilft die Untersuchung mit dem Kystoskop weiter, man denke nur daran. Von größter Wichtigkeit ist natürlich eine kunstgerechte Palpation.

Das spezifische Gewicht des Harns zu kennen, ist zunächst wertvoll, wenn man es in der Tagesmenge bei bekannter Diät und Wasseraufnahme bestimmt, denn damit gewinnt man ein Urteil über die Ausscheidungsfähigkeit der Niere. Kochsalz und Harnstoff sind die für das spezifische Gewicht hauptsächlich in Betracht kommenden Stoffe. Die gleichzeitig ausgeschiedene Flüssigkeitsmenge ist natürlich wichtig. Wir müssen diese in Beziehung setzen zur Aufnahme der Flüssigkeit und der festen Substanzen. Man sieht dann aus Harnmenge und spezifischem Gewicht, wie die Niere dem Angebote folgt und ob das etwa in dem normalen Verhältnis geschieht. Dieses Verhältnis ist beeinträchtigt bei Kreislaufstörungen mit Herabsetzung der die Nierengefäße durchströmenden Blutmenge und bei allen Veränderungen der Gewebe, die Wasser (mit Kochsalz) zurückhalten, sowie bei den Veränderungen der Nieren, die mit Retention von Wasser in den Geweben einhergehen oder mit einem mangelhaften Ausscheidungsvermögen der Niere für Wasser auf der einen Seite, für feste Körper auf der anderen Seite verbunden sind. Die Unfähigkeit der Niere, die Menge des ausgeschiedenen Wassers und die der festen Substanzen einander anzupassen und also das spezifische Gewicht des Harns entsprechend zu variieren, findet sich in den End-

---

[1] E. GRAFE, Arch. klin. Med. **133**, 41. — Vgl. H. ZONDEK, Dtsch. med. Wschr. **1925**, Nr 31.

[2] Vgl. VEIL, Dtsch. Arch. klin. Med. **139**, 192.

zuständen von Nierenerkrankungen (Pathologische Physiologie). Das spezifische Gewicht ist dann meist bei tieferen Zahlen fixiert und schwankt innerhalb enger Grenzen, die in verschiedenen Krankheitsfällen verschieden liegen (Isosthenurie). Bei der Stauung in den Harnwegen mit Hypertonie haben wir oft besonders tiefe Werte. Für die Beurteilung der Isosthenurie aus dem spezifischen Gewicht genügt es, wie VOLHARD sehr richtig hervorhebt, nicht das Gewicht der Tagesmenge zu bestimmen, sondern man muß es in allen einzelnen Harnportionen feststellen und sehen, ob es sich in allem etwa bei der gleichen Zahl hält. Anfänge dieses Zustands, d. h. Herabsetzungen der Konzentrationsfähigkeit beobachten wir bei den verschiedensten Nierenkrankheiten. Bei der akuten Nephritis kann er völlig zurückgehen, während die ausgebildete Isosthenurie der Endzustände sich nur äußerst selten zurückbildet, wenn sie nicht, wie z. B. bei Syphilis, auf ätiotropem Wege zu bessern ist. Bei den schwereren Formen akuter Nephritiden ist wichtig die Unabhängigkeit der Harnmenge von der Wasseraufnahme, also eine Art von Starre der Wasserabscheidung (SIEBECK).

Von den letztgenannten besonderen Umständen abgesehen, hat die Wertung der Harnmenge natürlich nur Bedeutung, wenn man die Menge der direkt aufgenommenen und der mit den Speisen eingeführten Flüssigkeit in Rechnung stellt. Das geht auf einfache und zugleich genaue Weise nur so, daß man alles, was der Kranke zu sich nimmt (Speisen und Getränke), mit der Waage bestimmt und als Wasser rechnet. Die Fehler, die die Menge der festen Stoffe hervorruft, gleichen sich mit dem Oxydationswasser annähernd so aus, daß man recht genaue Ergebnisse gewinnt. Jedenfalls gibt es keine bessere ärztlich brauchbare Methode; alle anderen sind vielmehr ganz ungenau. Dabei muß das Gewicht des Kranken durch tägliche Wägung früh im nüchternen Zustande kontrolliert werden. Nur so gewinnen wir eine Übersicht über den Wasserwechsel.

Wir untersuchen dann den Harn auf Eiweiß. Die Methoden für den qualitativen Nachweis sind völlig ausreichend ausgebildet, und eine genauere quantitative Bestimmung brauchen wir in der klinischen Medizin vorerst nicht. Es genügt zu vergleichenden Beobachtungen, den Harn mit Zusatz geringer Säuremengen zu kochen und, nachdem er 24 Stunden gestanden hat, die Höhe des Niederschlags in Vergleich zu setzen zur Menge des gekochten Harns. Genaueres gibt das Esbachsche Verfahren auch nicht.

Wenn Eiweiß da ist, so findet man auch ganz gewöhnlich hyaline Zylinder; damit kann man meines Erachtens diagnostisch nichts anfangen, ebensowenig mit ganz vereinzelten Erythrozyten oder Leukozyten. Dagegen weisen granulierte, epitheliale und Wachszylinder sowie größere Mengen von Blutzellen immer auf ausgesprochen entzündliche bzw. degenerative Vorgänge in den Nieren hin.

Sehr wichtig ist die zeitliche Verfolgung der Eiweißausscheidung; auch wenn man an Nephritis denkt, wird der Harn auf Eiweiß nicht nur bei körperlicher Ruhe, sondern nach Bewegungen untersucht werden müssen. Bei blassen und elenden jungen Menschen in der Pubertät beobachten wir recht häufig Albuminurien, die einen zeitlichen Typus einhalten: bei völliger Bettruhe verschwinden sie immer. Morgens nach dem Aufstehen tritt sie auf (orthostatische Albuminurie), um dann im Verlaufe des Vormittags trotz des Aufbleibens wieder aufzuhören und nachmittags eventuell von neuem zu erscheinen. Aber das letztere wechselt stark, oft ist der Nachmittagsharn, auch bei Aufenthalt außerhalb des Betts, eiweißfrei.

Die bei dieser orthotischen Albuminurie auftretenden Eiweißmengen können sehr verschieden, sie können zuweilen recht hoch sein. Hyaline Zylinder finden sich ganz gewöhnlich, auch einzelne Erythrozyten. Das seltsame Geschehen hängt offenbar mit örtlichen Kreislaufstörungen durch Verziehung namentlich der linken Nierenvene beim Stehen in Lordose als Folge eines schwachen Allgemeinzustandes zusammen. Mit (infektiöser) Nephritis hat es nichts zu tun und geht nie in sie über.

Der Befund von Eiweiß in einem Harn bedeutet, daß aufgepaßt und eben dieser Befund in seiner Bedeutung genau verfolgt werden muß. Mit einem einmaligen, also vorübergehenden Vorhandensein kleiner Eiweißmengen kann man gar nichts anfangen. Das sieht man in der Sprechstunde häufig ohne irgendwelche durchsichtigen Gründe. Meist liegen wohl Schwankungen der Zirkulation zugrunde; gegen solche ist die Niere, wie gesagt, sehr empfindlich. Indessen, jedes Vorhandensein von Eiweiß ist zu beachten, namentlich, wenn es sich öfters wiederholt. Dann spinnt sich in der Regel etwas an. Z. B. Kranke mit Arteriosklerose und Hypertonie haben anfangs sehr häufig nur zeitweise kleine Mengen von Eiweiß; Zylinder findet man dann ganz gewöhnlich, einzelne Erythrozyten meistens. Zugrunde liegt eine Arteriolosklerose, die an den Gefäßen der Niere besonders ausgebildet ist, während die schweren Veränderungen der Epithelien noch fehlen[1]. Mit dem ärztlichen Begriffe der Schrumpfniere — wenigstens wie er meist gebraucht wird, aber über Benennungen kann man natürlich verschiedener Meinung sein — hat das nichts zu tun; denn zu ihm gehört die Insuffizienz der Nierenarbeit. In den genannten Fällen kommen die klinischen Erscheinungen von der Störung der Gefäße her; die Niere versieht ihre Funktion noch. Der Befund Albuminurie hat in diesen Fällen für die Wertung des Klinischen meines Erachtens keine Bedeutung.

Vorübergehende unregelmäßige Albuminurien kommen auch bei eigentlichen Nephritiden vor, hauptsächlich im Ausgang akuter und in der ersten Entwicklung mancher chronischer Glomerulonephritiden. Unterscheidung vom Orthostatismus ist wichtig und möglich.

Bei Kranken mit weit vorgeschrittenen Schrumpfnieren im klinischen Sinne, also solchen mit Niereninsuffizienz, soll das Eiweiß öfters fehlen. Gewiß ist seine Menge meist sehr gering. Aber Spuren sind fast immer da, zum mindesten in einzelnen Harnportionen, z. B. nach Körperbewegungen.

---

[1] Die Schrumpfniere ist ein anatomischer Begriff. Als solcher ist er klinisch nicht diagnostizier-, sondern nur vermutbar. Fehlen die klinischen Erscheinungen der Niereninsuffizienz, so liegt das vor, was JORES anatomisch „rote Granularniere" nannte. VOLHARD hat diesen Begriff auch gebraucht, spricht aber jetzt wesentlich von „benigner Sklerose".

Große Mengen von Eiweiß finden sich bei Stauungsniere, bei akuter Nephritis sowie bei den akuten Verschlechterungen chronischer Prozesse, z. B. bei solchen der klinischen Schrumpfnieren. Meist liegt dann wohl die Folge eines auf einen chronischen Prozeß aufgesetzten akuten Infekts vor („Komplikationsform") oder eine weit vorgeschrittene chronische Entzündung bzw. Degeneration[1] (große weiße Niere). Ferner bei manchen Zustandsbildern chronischer Nephritis und bei syphilitischer und toxischer sowie den sehr seltenen Fällen von genuiner Nephrose. Es ist schon richtig, daß die genannten Fälle von chronischer Nephritis mit viel Eiweiß anatomisch häufig ausgedehnte Entartungen an den Epithelien der gewundenen Kanälchen aufweisen. Aber bei starker Eiweißausscheidung kann die Bevorzugung der Epithelien auch fehlen, und ein Parallelismus zwischen Umfang der Epithelentartung und Stärke der Albuminurie besteht nicht (F. v. Müller).

Eiweiß, das vom Organismus nicht assimilierbar ist, wird von den Nieren ausgeschieden. Deswegen finden wir manchmal Eiweißkörper im Harn, nicht weil die Nierenfunktion gestört ist, sondern weil abnormes Eiweiß im Blute kreist. Für den Arzt wichtig ist der Bence-Jonessche Eiweißkörper. Er findet sich bei multiplen Myelom und ist dadurch ausgezeichnet, daß er etwa bei 60° gerinnt und sich bei höheren Temperaturen wieder löst.

Rote und weiße Blutkörperchen finden sich bei allen entzündlichen Prozessen in der Niere, bei den schweren oft sehr reichlich, in geringerer Menge aber auch bei den sog. primären, d. i. nach der gegenwärtigen Auffassung arteriolosklerotischen Schrumpfnieren. Für die Verwertung aller Untersuchungen ist Voraussetzung, daß man reinen Blasenharn erhält. In allen zweifelhaften Fällen benutzen wir Katheterharn; bei Frauen ist das sehr oft notwendig. Große Mengen von Erythrozyten beobachten wir natürlich in erster Linie bei Blutungen in die Niere oder sonst in die Harnwege. Die geringe Menge des gleichzeitig vorhandenen Eiweißes, das Fehlen der Zylinder bei Blutungen in Nierenbecken oder Harnwege, die subjektiven Erscheinungen, das Verhalten des Kreislaufs lassen die Diagnose Blutung bei oder ohne Nephritis meines Erachtens fast immer sicherstellen. In den Fällen mit Blutungen in den Harnwegen sollen wir die Kystoskopie empfehlen. Man versäume sie ja nicht. Einmal wegen der Erkennung von Steinen, vor allem aber — und das ist äußerst wichtig — wegen Tuberkulose und der Hypernephrome der Niere, die sich durch Blutungen zuerst verraten, sowie wegen Blasenpapillomen. Beide werden leider noch öfters verkannt, weil man häufig nicht während der Blutung kystoskopiert und damit im ersten Falle die einseitige Blutung feststellt. Bei Niereninfarkten kann Blutharn mit heftigen Schmerzen auftreten. Die Diagnose „Blutung in den Nieren oder Harnwegen" muß in jedem Falle mikroskopisch gemacht werden, damit unter allen Umständen eine Verwechslung mit Hämoglobinurie vermieden wird.

---

[1] Vgl. Verh. Heidelberger Nierentagung 1915.

Eine Zeitlang war in der Literatur viel die Rede von „Blutungen aus gesunden Nieren". Es sei denn, daß eine Hämophilie oder Leukämie vorliegt, rate ich zu großer Zurückhaltung mit dieser Annahme. Ich lehne sie ab, weil ich sie nie sah. Man muß in jedem Falle die Quelle der Blutung erwägen und untersuchen. Die Harnwege sind dazu zu nehmen. Aus arteriosklerotischen und entzündeten Nieren erfolgen nicht allzuselten Blutungen.

Zur Beurteilung der Nierenleistung für den Körper müßte das Arbeits- und das Ausscheidungsvermögen der Niere untersucht werden. LICHTWITZ hat[1] vollkommen recht damit, daß man diese beiden Begriffe scharf auseinander halten muß, und SIEBECK[2] legte schon längst dar, daß die Nierenarbeit nicht gemessen wird an dem ausgeschiedenen Anteil eines zugeführten Stoffes, sondern an dem Konzentrationsvermögen der Niere für diesen Stoff, also an dem Unterschied seiner Konzentration in Harn und Blut. Es ist aber bei genauen Untersuchungen immer auch wichtig, die Konzentration eines Stoffs in dem krankhaft veränderten Harne mit dem im normalen zu vergleichen, wobei auf gleiche Größe der Harnmengen natürlich zu achten ist.

Das Wasserausscheidungsvermögen eines Kranken kann man nach VOLHARDS Methode in einer für die ärztlichen Anforderungen ausreichenden Weise beurteilen, wenn man einem im Wassergleichgewicht befindlichen Menschen früh nüchtern während einer halben Stunde 1 Liter Wasser oder dünnen Tee trinken läßt und dann Harnmenge sowie spezifisches Gewicht bei während der ersten zwei Stunden halbstündlichem, dann zwei Stunden lang stündlichen Harnlassen bestimmt. Bei normaler Wasserausscheidung wird schon während der ersten zwei Stunden der größte Teil des zugeführten Wassers entleert. Man kann dann für den Rest der 24 Stunden trockene Nahrung geben, um zu untersuchen, bis zu welchen Konzentrationsleistungen die Niere kommt, und ob eine Einsparung von Wasser stattfindet. Ich rate, mit beiden Methoden etwas vorsichtig zu sein, denn es gibt Kranke mit primärer Schrumpfniere und auch solche mit chronischer Glomerulonephritis, die sowohl das schnelle Trinken des Tees als auch besonders das Dürsten am Nachmittage schlecht vertragen. Die Konzentrierungsfähigkeit für Kochsalz und Harnstoff bestimmt man am besten nach Darreichung dieser Stoffe auf eine Probekost[3]. Man gewinnt dann auch eine Art Urteil über den Umsatz. Aber allerdings muß immer im Auge behalten werden, daß, wie SIEBECK zeigte[2], das für die Praxis wichtige Ausscheidungsvermögen außerdem noch abhängt von der Menge gleichzeitig zugeführten Wassers und davon, daß man den in Betracht kommenden Stoff eine Zeitlang darreicht. Dann steigt auch, zum mindesten bei Harnstoff, seine Menge im Blut, und das ist für die Verbesserung der Ausscheidung ebenfalls nicht gleichgültig. Daß jeder zu Untersuchende für die betreffende Substanz im Gleichgewicht sein muß, sei noch einmal erwähnt. Untersucht man bei einer bestimmten Kost

---

[1] LICHTWITZ, Klinische Chemie 2. Auflage 1930.
[2] SIEBECK, Beurteilung und Behandlung von Nierenkrankheiten. 1920.
[3] SCHLAYER, Arch. klin. Med. **114**, 120. — LICHTWITZ, Klinische Chemie 2. Auflage 1930.

vor, während und nach Darreichung einer bestimmten Menge Kochsalz (10 bis
15 g) und Harnstoff (20 g) die Ausscheidung der genannten Substanzen, so
gewinnt man unter Berücksichtigung der eben genannten Verhältnisse ein gewisses Urteil über das Eliminationsvermögen der Niere. Kenntnis der Methoden
und die Hilfe eines einfachen Laboratoriums gehören hier allerdings dazu. Der
gesunde Mensch, der sich im Gleichgewicht für Wasser, Kochsalz und Harnstoff befindet, scheidet diese Stoffe in der genannten Menge innerhalb von 24
bis 36 Stunden wieder aus.

Deswegen ist es für die Praxis wichtig, daß in einer einfacheren Weise ein
gewisses Urteil gewonnen werden kann, wenn man sich nach einem krankhaften Zurückbleiben gewisser Stoffe im Körper umsieht. In Betracht kommen
auch da in erster Linie wieder Chlor und Stickstoff. Natürlich ist das an
sich viel zu wenig. Eigentlich müßte man Ausscheidung und Zurückhaltung
aller Stoffe bestimmen. Eine schöne alte Arbeit von SOETBEER[1] zeigt, wie
wichtig die Feststellung einer größeren Anzahl von Anionen und Kationen
im Harn ist. Und indem die neuere Forschung[2] durch die Feststellung des
Verhaltens sämtlicher Anionen und Kationen in Harn und Blut funktionelle
Gleichgewichte und deren Verschiebung durch krankhafte Einflüsse zu erkennen
sucht, hat sie die wichtigsten Ergebnisse für den Mineralstoffwechsel zutage gefördert, z. B. die unter manchen Bedingungen bei Nierenkranken auftretende
Azidose, die Störung des Kohlensäurebindungsvermögens im Blut sowie die
Störung der Ammoniakbildung in der Niere. Aber für die Praxis müssen hier erst
noch feste Ansichten formuliert werden. Zudem bestehen da auch vorerst noch
methodische Schwierigkeiten.

Nun kommt aber für die Verwendung der Retentionsuntersuchungen zur
Beurteilung von Nierenkrankheiten noch eine zweite, sehr große Schwierigkeit
hinzu: Anhäufung oder Verminderung eines Stoffes im Blute sagt nur, daß er
dort mehr oder weniger reichlich oder in normaler Menge vorhanden ist, daß
er also höchstwahrscheinlich auch in den Geweben angehäuft ist. Indessen
zwischen dem Gehalt der Gewebe und dem des Bluts an ihm ist keinerlei feste
Beziehung da. Die Vermehrung von Harnstoff und gegebenenfalls auch von
Kochsalz kann an den Nieren liegen, aber ebenso können die Gewebe daran
schuld sein, indem z. B. das Bindegewebe, wie bei der Entstehung von Ödemen,
Wasser und Kochsalz aufspeichert. Gerade für das Kochsalz spielt Retention
in den Geweben die bedeutsamste Rolle.

Man kann sogar die mangelhafte Elimination des Kochsalzes aus dem
Körper — ich gebrauche absichtlich diesen unbestimmten Ausdruck — mit großer
Wahrscheinlichkeit so feststellen, daß man das Gewicht eines Kranken täglich untersucht. Wächst es über die durch die energetischen Beziehungen der Nahrung
gegebenen Verhältnisse hinaus, so kann man sicher sein, daß Wasser und Kochsalz

---

[1] Vgl. Path. Physiol.
[2] Z. B. die Arbeiten der STRAUBschen Klinik, sowie amerikanische Arbeiten und die
Arbeiten von MAGNUS-LEVY. Vgl. Path. Physiol. S. 628.

zurückbleiben, d. h. das Wasser macht die Erhöhung des Gewichts, und wir wissen eben, daß Wasser meistens als Kochsalzlösung zurückbleibt. Wir können auch dem Kranken eine Kochsalzzulage (10 g) zur Nahrung geben, wenn sein Gewicht konstant ist. Steigt dabei das Gewicht des Körpers, so retiniert er Wasser und Kochsalz. Natürlich sagt das noch nicht, daß die Nieren das Kochsalz mangelhaft ausscheiden. Wie stets hervorgehoben wurde, kann genau die gleiche Erscheinung zustande kommen und muß zustande kommen, wenn die Gewebe Wasser und Kochsalz aufspeichern. Das ist aber für unsere ärztlich-diagnostischen Erwägungen zunächst gleichgültig. Denn in unserem Falle wissen wir durch vorausgehende Feststellungen, daß eine Erkrankung der Nieren vorliegt. Wir erfahren nun, ob es eine solche ist, die mit Zurückhaltung von Wasser und Kochsalz einhergeht.

Eine Untersuchung des Bluts auf seinen Kochsalzgehalt führt für die Frage der Kochsalzretention zu nichts, denn Natriumchlorid wird nicht im Blut angehäuft. Man kennt, soviel ich sehe, über den Kochsalzgehalt des Bluts nur zwei bedeutsame Tatsachen. Er ist erhöht bei manchen Fällen von Nierenerkrankung mit Ödemen, besonders bei der echten „Nephrose", und herabgesetzt bei klinischer Schrumpfniere und namentlich bei Retentionsurämie[1].

Auch der abiurete Stickstoff, im wesentlichen Harnstoff, wird in Blut und Geweben zurückgehalten und auch so, daß ein Parallelismus zwischen beiden nicht besteht. Es gibt einzelne Fälle — z. B. Lichtwitz beschreibt einen solchen —, in denen, wie spätere Ausschwemmungen erwiesen, die Menge des abiureten Stickstoffs in den Geweben hoch und im Blute nicht besonders gesteigert war[2]. Aber das sind große Ausnahmen. Im allgemeinen kann man eine stärkere Steigerung des Reststickstoffes im Blute für die Annahme einer mangelhaften Ausscheidung durch die Nieren und normale Werte für das Fehlen einer solchen verwenden. Geringe, sogar bis mittlere Erhöhungen (50, 80, 100 bis 120 Milligrammprozente) kommen schon bei Zirkulationsstörungen in der Niere, bei älteren Leuten mit Sklerose der Nierengefäße ohne klinische Schrumpfniere, auch bei sehr starkem Eiweißzerfall und bei schwersten Formen des Brechdurchfalls, z. B. mit Infektion durch Bac. Breslau vor. Ferner sieht man bei akuter hämorrhagischer Glomerulonephritis solche Werte, sogar noch weit größere. Die höchsten Werte bis 300 oder 500 Milligrammprozente finden wir in den schweren Fällen und späten Stadien von chronischer Glomerulonephritis, bei Niereninsuffizienz der Schrumpfniere und bei Sublimatniere. Auch die hohen Werte brauchen nicht verbunden zu sein mit den Erscheinungen der Retentionsurämie. Aber wenn bei einer chronischen Nephritis solche hohe Werte beobachtet werden und namentlich wenn sie steigen, so ist die bevorstehende Entwicklung einer Urämie immer ins Auge zu fassen.

Früher und stärker als der gesamte abiurete Stickstoff steigt im Blute die Harnsäure[3]. Das würde für die Erkennung der Niereninsuffizienz von größter

---

[1] Vgl. Veil, Biochem. Z. **91**. — Peters u. Mitarbeiter, J. clin. Invest. **6**.
[2] Über diese Frage s. Path. Phys. S. 648. — Volhard u. Becher, l. c. S. 330.
[3] E. Krauss, Arch. klin. Med. **138**, 340. — Volhard u. Becher, l. c. S. 388.

Bedeutung sein, wenn es nicht so zahlreiche Krankheiten gäbe, bei denen die Blutharnsäure ebenfalls anwächst, von der Gicht gar nicht zu reden. Von diesen Zuständen hat ja ein Teil mit der Frage der Niereninsuffizienz gar nichts zu tun, diese können wir hier auslassen. Aber gerade auch bei differentialdiagnostisch bedeutsamen Fällen, z. B. gewöhnlicher Herzinsuffizienz sowie Arteriosklerosen, namentlich bei solchen mit Hypertonie auch ohne Störungen der Nierenfunktion, finden wir nicht selten übernormale, sogar ziemlich hohe Zahlen für Harnsäure. Bei akuter Nephritis steigt die Harnsäure frühzeitig an. Ebenso ist ihr Gehalt fast immer erhöht bei den verschiedenen Formen der chronischen Glomerulonephritis und den einzelnen Arten der Schrumpfniere. Mit der Urämie erfolgt ein stärkerer Anstieg.

Eine besondere Bedeutung hat noch das Anwachsen der aromatischen Substanzen im Blute[1]. Daß bei Urämie die Menge der Darmfäulnisprodukte im Blute steigt, wurde schon frühzeitig gefunden[2]. Besonders durch die Beobachtungen von BECHER rückten sie ganz in den Mittelpunkt für die chronische (Retentions-) Urämie, indem sie bei dieser einmal stets sehr reichlich gefunden werden und indem BECHER sie in Beziehung setzt zur Entstehung der Urämie. Für unsere Betrachtung hat namentlich das erstere Bedeutung. Und um so größere deswegen, weil jetzt gute Methoden ausgearbeitet sind zu ihrer qualitativen und quantitativen Bestimmung. Bei akuter und bei chronischer Glomerulonephritis, sowie bei Gefäßschrumpfniere ohne Niereninsuffizienz sind die aromatischen Stoffe, beurteilt nach der Xanthoproteinreaktion, etwas vermehrt. Bei Retentionsurämie im Gefolge jeglicher Form von Nierenerkrankung sehen wir immer eine starke Erhöhung des Indikans und der Xanthoproteinwerte. Das ist um so wertvoller, als die Vermehrung dieser Stoffe bei bloßer Herzinsuffizienz fehlt.

Für die Beurteilung der Art der Nierenerkrankung stellen wir zunächst fest, ob eine akute Nephritis vorliegt. Die Anamnese ist hier gewiß das erste, und sie allein führt in der Regel schon zum Ziele, besonders wenn man die Umstände berücksichtigt, unter denen ein Mensch erkrankt. Im Harn ist so gut wie immer Eiweiß da, so gut wie immer viel Eiweiß. Ebenso finden sich immer ziemlich viele, manchmal sehr viel Erythrozyten, auch Leukozyten und alle Arten Zylinder, häufig sehr viele. Ödem im Gesicht, am Gesäß oder an den Füßen doch häufig, mitunter recht flüchtig. Aber zu irgendwelchen Zeiten ist Ödem in den meisten Fällen von akuter Nephritis nachzuweisen, es gibt nur vereinzelte Fälle, in denen es fehlt. Über die Beziehungen des Ödems zu den Vorgängen in der Niere sowie zu den Gefäßen ist in der Pathologischen Physiologie gehandelt. Ebenso über das Verhältnis von Blutdruck und Nierenerkrankung. Der Augenhintergrund kann normal sein, aber in anderen Fällen finden wir Papillitis oder Brightsche Retinitis.

Der Blutdruck ist bei den meisten Kranken erhöht, oft sogar erhöht, ehe Eiweiß auftritt, Blutdruckerhöhung ist dann ein Initialsymptom der akuten

---

[1] VOLHARD u. BECHER, l. c. S. 404.   [2] OBERMAYER u. POPPER, Z. klin. Med. 72.

Nephritis. Aber es gibt auch sichere Fälle mit normalem Blutdruck. Allerdings muß man bedenken, daß für dieses Urteil eigentlich eine Blutdruckkurve während der ganzen Dauer von Anfang bis zu Ende aufgenommen sein müßte. Denn es kommen große Schwankungen vor. Akzentuierter 2. Aortenton. Insuffizienz des linken Ventrikels mit Lungen-, sogar des rechten mit Leberstauung sieht man nicht selten. Harnmenge meist gering. Spezifisches Gewicht in den schweren Fällen niedrig, in den meisten gewöhnlichen Fällen erhöht. Kochsalzausscheidung meist nicht gut. Abiureter Stickstoff im Blute nicht oder nur wenig, seltener bis 100 oder 120 Milligrammprozente erhöht. Im Ablaufe bei günstigen Fällen, also in der Rekonvaleszenz, sehr wechselnde Verhältnisse.

Die urämischen Erscheinungen, die sich bei akuter Nephritis finden, sind Kopfschmerzen, Erbrechen, Pulsverlangsamung oder auch -beschleunigung; tiefe, oft langsame, unregelmäßige Atmung. Die Kranken werden müde, teilnahmslos, schläfrig. Dann ganz komatös. Epileptiforme Krämpfe stellen sich ein, sie können zuweilen auch plötzlich bei klarem Bewußtsein eintreten. Alle möglichen zerebralen Herderscheinungen können auftreten, die Eigenreflexe sind erhöht. Aus dem Anfalle können die Kranken blind erwachen, Amaurose stellt sich aber zuweilen auch ohne Koma und Krämpfe ein und ohne daß eine Veränderung des Augenhintergrundes besteht. Der Druck des Liquor cerebrospinalis ist fast immer erhöht, es ist viel Liquor da. Zerebrale Herderscheinungen der verschiedensten Art werden beobachtet; sie gehen mit Besserung des Zustands immer zurück. VOLHARD hat völlig recht mit dem Rate, auf die Vermeidung von Wasseransammlungen großen Wert zu legen. Denn solche führen leicht zum Tode durch ein interstitielles Lungenödem, wie man es bei anderen Krankheiten gar nicht sieht, und das vermeidbar ist durch eine Ökonomie des Wasserhaushalts. Man ist ferner der Meinung, daß auch die akute Urämie durch Dursten verhindert oder geheilt werden kann. Diese Ansicht teile ich nicht. Bei jeder akuten Nephritis ist die Herkunft des Infekts festzustellen und, wenn irgend möglich, wegzuschaffen. Da kommt alles in Betracht, was S. 39ff. genannt ist, vor allem die Tonsillen, weil die akute tonsilläre Angina so häufig Nephritis hervorruft und Entzündungsreste in ihr sie unterhalten. Aber auch alle möglichen anderen Infekte sind zu berücksichtigen.

Außer diesen schweren und ausgedehnten akuten Nephritiden gibt es noch ganz leichte ohne alle Reaktionserscheinungen seitens der Kreislaufwerkzeuge und ohne jede andere Funktionsstörung seitens der Niere. Sie gehen ohne irgendwelche schärfere Grenze über in die parenchymatösen Degenerationen, wie man sie so häufig im Gefolge aller akuten Infekte findet.

Hat ein Kranker die Erscheinungen einer chronischen Nierenerkrankung, so sucht man zunächst festzustellen, ob sie ihren Ausgang nahm von einer akuten Erkrankung. Ich halte das doch für das häufigere im Gegensatz zu den Auffassungen, die ich als Student von JULIUS COHNHEIM lernte, und diese Annahme gilt wohl auch für eine Anzahl der Fälle, für die ein akuter Beginn nicht sicher nachweisbar ist. Da ist zuerst zu klären, ob sich noch Überreste des akuten

Infekts z. B. in Gestalt eines oder mehrerer Tonsillarherde finden. Dann kommt es darauf an, sich den Zustand der Nieren anatomisch und funktionell so klar als möglich zu machen: Blutgehalt des Harns, Menge des Eiweißes, Art und Menge der Blutzellen im Harn, der Nierenepithelien sowie der Zylinder, Blutdruck, Beschaffenheit des Herzens, Ödeme, Augenhintergrund, Ausscheidung von Stickstoff, aromatischen Körpern und Kochsalz sind von Bedeutung. Immer ist mit dem Augenspiegel zu untersuchen, ob Blutungen, Papillitis oder Brightsche Retinitis vorhanden ist. Ich halte das diagnostisch für bedeutungsvoll. Gewiß findet sich die Retinitis in schweren Fällen. Aber daraufhin die Prognose ganz schlecht zu stellen oder gar das Leben zu begrenzen, halte ich für nicht richtig. Für die Erschließung der anatomischen Verhältnisse aus den klinischen Erscheinungen sei man äußerst vorsichtig und bescheiden, denn sie ist nur bis zu einer Annäherung möglich. Aber den Versuch einer Vorstellung soll man sich machen und kann man sich machen. Die Verlaufsdauer der chronischen Glomerulonephritis ist sehr verschieden; ich kenne wenige Monate und kenne 48 Jahre Dauer noch nach chronischer Urämie, die FRIEDEREICH beobachtete und in einer ausgezeichneten Krankengeschichte unserer Klinik eigenhändig beschrieb. Die Veränderungen bei chronischer Glomerulonephritis entwickeln sich also sehr verschieden schnell und offenbar auch in der Art sehr ungleich.

Es ist ja in der Klinik jetzt vielfach Sitte geworden, die entzündlichen und degenerativen Nierenerkrankungen und ebenso die tubulären und glomerulären diagnostisch voneinander zu trennen. Im allgemeinen fällt dann degenerativ mit tubulär und entzündlich mit glomerulär zusammen. Faßt man rein empirisch pathogenetisch bzw. ätiologisch bestimmte Krankheitsbilder ins Auge, wie z. B. die Nierenerkrankungen in bestimmten Zeiten der syphilitischen Infektion, die Sublimat- oder Choleraniere, die Amyloidniere, die Störungen der Nierenverrichtung, die in bestimmter Beziehung zur Schwangerschaft stehen, so läßt sich der vorwiegend degenerative Charakter der zugrunde liegenden Veränderungen zuweilen aus den Symptomen, häufiger rein empirisch vermuten. Ebenso ist diagnostizierbar die eigenartige außerordentlich seltene Krankheit, die man als genuine oder Lipoidnephrose bezeichnet. Aber alles das sind doch relativ seltene Ausnahmen im Vergleich zu der außerordentlich großen Zahl der gewöhnlichen Fälle, bei denen sich im anatomischen Bilde entzündliche und degenerative Vorgänge in der Niere vereinigen. Alle diese gehören meines Erachtens zur Nephritis, und hier finde ich keine Veranlassung, den Ausdruck Nephrose zu verwenden.

Das, worauf es ankommt, ist: Wie ist in dem Zeitpunkt, in dem wir den Kranken beurteilen, die Beschaffenheit des abscheidenden Werkzeugs (Epithelien der Glomeruli und Tubuli) sowie die der Gefäße. Davon abhängig finden wir die Stärke und Form der Nierenleistung, davon auch die Gestaltung eines großen Teils der klinischen Erscheinungen. Da der Zustand der Epithelien in der verschiedensten Weise wechselt und in der mannigfaltigsten sich kombiniert, ist es so schwierig, mit festen, endgültigen Trennungen, und die Zustandsbilder (SIEBECK) spielen eine so große Rolle. Sobald wir ätiologisch bestimmte Formen der Nierenerkrankung vor uns haben, wird, wie gesagt, vielfach die Angelegenheit sofort anders, z. B. die Choleraniere, die Sublimatniere, die Veränderung der Nieren im Beginn von Infekten, auch die Schwangerschaftsniere zeigen doch zu bestimmten Zeiten ihrer Entwicklung verhältnismäßig so charakteristische, teils degenerative, teils entzündliche Erscheinungen und so charakteristische dazugehörige Symptomenkomplexe, daß man meist rein empirisch, unter Berücksichtigung der ätiologischen und der zeitlichen Verhältnisse, beide aufeinander beziehen kann.

In diesen Fällen zeichnen sich die Symptome meines Erachtens nicht nach vorausgesetzten Annahmen mit Trennung von Degeneration und Entzündung ab, sondern mehr gemischt. Also die Schwangerschaftsniere kenne ich nur so, daß es anfangs wesentlich nephrotisch aussieht. Dann kommen Hämaturie und Hypertonie zur anfänglichen starken Albuminurie hinzu. Ebenso ist es bei Sublimat. Das Amyloid verläuft, sofern es sich nicht mit einer sekundären Schrumpfniere kombiniert oder in ihr entwickelt, lediglich mit Albuminurie ohne Hämaturie, ohne Hypertonie, mit oder ohne Ödeme; die Eiweißmengen wechseln dabei sehr erheblich.

Dagegen kenne ich für den Morbus Basedowii, den Diabetes mellitus und die Tuberkulose, soweit bei letzterer nicht Amyloid vorliegt, klinisch-charakteristische Veränderungen des Harns und der Nieren nicht.

Es erscheint vielleicht merkwürdig, daß ich den Diabetes an dieser Stelle anführe. Der Diabetes hat sicher nahe Beziehungen zu verschiedenen Formen von Nierenerkrankung, besonders den arteriolosklerotischen. Einfache Albuminurie mit Zylindern ist bei Diabetes sehr häufig. Naunyn sieht sie als Folge der Glykosurie an. Das, was ich bisher nicht als erwiesen ansehe, ist, daß besondere Nierensymptome in Zusammenhang stehen mit der anatomisch beschriebenen eigenartigen „Nephropathia diabetica". Bei Syphilis kommt so ziemlich alles vor, am meisten charakteristisch scheint mir hier eine echte Nephrose zu sein (starke Albuminurie mit lipoider Entartung der Epithelien und Lipoidzylindern, wechselnde Ödeme, keine wesentliche Hämaturie, keine Hypertonie). Sie findet sich in frühen und in späten Stadien der Infektion. Außerdem sehen wir aber bei ihr glomeruläre Prozesse und vor allem Granularatrophien auf arterieller Grundlage.

Die syphilitische „Nephrose" gleicht am meisten den Fällen, die als „genuine Nephrose" beschrieben sind, d. h. also Fällen von reiner chronischer, vorwiegend lipoider Entartung der Tubulusepithelien, mit einer Vermehrung des Cholesterins sowie des Fibrinogens und einer Verminderung des Albumins gegenüber dem Globulin im Blut. Ich kann über primäre Nephrose aus eigener Anschauung nicht urteilen, weil ich „Nephrose" klinisch und autoptisch nicht anders kenne, als zur Syphilis gehörig oder zur „großen weißen Niere". Diese letztere, bei uns jedenfalls recht seltene Krankheit ist aber, nach allem, was ich sah, ein Zustandsbild der chronischen Glomerulonephritis, wie es Loehlein erwies mit oder ohne Blutdruckerhöhung. Ich würde nie wagen zu sagen, daß es die primäre, gewissermaßen „genuine" Nephrose nicht gibt[1]. Ich habe sie nur nie mit Bewußtsein gesehen, und was ich als solches sah, war Amyloid, Syphilis oder große weiße Niere. Die genuine Nephrose beruht wohl auf einer eigenartigen, ihrem Wesen und ihrer Ursache nach unbekannten Veränderung des Stoffwechsels.

Das, was man klinisch Schrumpfnieren (Granularatrophien) nennt, gibt einen klaren Symptomenkomplex: Kranke mit Albuminurie (meist wenig, nur wenn die Niere eine besondere, in letzter Zeit dazukommende Schädigung erfuhr, viel Eiweiß, selten tageweise keines), hellem Harn von niedrigem und fixiertem spezifischen Gewicht. In weitaus den meisten Fällen Hypertonie mit Herzhypertrophie und je nach der Leistungsstörung des Herzens Dilatation; Veränderungen des Augenhintergrunds. Ödem nur kardialer Natur und nur bei Herzinsuffizienz. Mangelhafte Harnstoffausscheidung mit Erhöhung des abiureten Stickstoffs, oft chronische Urämie. Das ganze als Folge chronischer Glomerulonephritis (sekundäre Schrumpfniere) oder von einer Erkrankung der Arteriolen (primäre Schrumpfniere) oder Syphilis, vielleicht auch von Epithelentartung (nephrotische Schrumpfniere). Die ätiologisch verschiedenen Formen sind zuweilen, aber nicht entfernt immer, durch Anamnese, die Art der Entwicklung und die Form des Auftretens voneinander zu unterscheiden.

Hypertonische Zustände älterer Männer, die mit reichlichem hellen Harn von besonders niedrigem spezifischen Gewicht und Isosthenurie verbunden sind, müssen auch immer denken lassen an Prostatahypertrophie mit Erschwerung der Harnentleerung, Erweiterung der Blase, Ureteren und der Nierenbecken. Das ist sehr wichtig wegen der Art der Behandlung, die hier eingeleitet werden muß und die von sehr gutem Erfolge begleitet zu sein pflegt. Das Krankheitsbild ist nicht genügend bekannt. Die Prostata ist genau zu untersuchen.

Die größere Mehrzahl der eigentlichen chronischen Nierenerkrankungen gehört zur chronischen Glomerulonephritis. So wie Beginn, Zeitdauer, Verlauf ganz verschieden sich darstellen, so ist es auch mit dem Krankheitsbild, das, als Zustand differenziert, der einzelne Fall zu verschiedenen Zeiten bietet: Wir haben das Verhalten wie bei akuter Nephritis, ungefähr im gleichen Bilde, subakut oder chronisch, oder das der sekundären Schrumpfniere, oder auch ein ganz nephrosenähnliches (große weiße Niere).

Alles in allem aber viel häufiger haben wir Bilder, die diesen „Typen" nicht gleichen, also Bilder, bei denen etwas zur Einreihung in den Typus nicht paßt. Die meisten Symptomenkomplexe der chronischen Nephritis müssen diagnostisch in diese große Gruppe eingereiht werden. Die notwendigen therapeutischen Maßnahmen wird man zu ergreifen imstande sein, wenn man eine sorgfältige funktionelle Prüfung des augenblicklich bestehenden Zustands macht und sich nach ihr richtet, solange dieser Zustand besteht. Aber die Form ist wandelbar, das müssen wir immer im Auge behalten. Meines Erachtens hat SIEBECK mit dem aus der Psychiatrie entlehnten Begriff des Zustandsbildes

---

[1] Vgl. BOHNENKAMP, Virchows Arch. **236**. — HEUSLER, Dtsch. Arch. klin. Med. **143, 106** (Lit.). Beide Arbeiten aus ASCHOFFS Institut.

einen sehr guten Gedanken gehabt. Es kann zeitweise mehr die Funktionsstörung der Glomeruli, zeitweise mehr die der Kanalepithelien in den Vordergrund treten, aber so wie sie die Schule jetzt faßt, halte ich diese in der Klinik vielfach übliche Funktionsverteilung für ganz problematisch. Wem es Befriedigung gewährt, dann von einer Nephrose oder einem „nephrotischen Einschlag“ zu sprechen, der mag das tun. Nur sollen wir uns erinnern, daß Entzündung der Glomeruli und Epithelentartungen zusammengehören und daß nach der gegenwärtigen Auffassung der Pathologen der Beginn der Erkrankung an den Knäuel stattfindet. Manchmal dauern bestimmte eigenartige Veränderungen lange Zeiten an. Hierfür wäre als Beispiel die häufig als Nephrose bezeichnete große weiße Niere zu nennen. Der Wechsel der Veränderungen ist wichtig, aber zugleich schwierig zu beurteilen für die Prognose dieser einzelnen Bilder und muß uns im höchsten Maße warnen vor jedem Schematismus der Therapie. Das Wichtige und Befreiende von Siebecks Auffassung liegt meines Erachtens darin, daß diese Zustandsbilder sich verändern, daß mithin das Krankheitsbild, das man zu einer Zeit sieht, nicht einer unveränderlichen Krankheitsform, sondern dem Momentausschnitt eines langdauernden, krankhaften, höchst variablen Geschehens entspricht.

Ich meine also, man stellt in jedem einzelnen Falle von Nierenerkrankung die Arbeits- und Ausscheidungsfähigkeit der Niere fest. Man untersucht ihren Einfluß auf die Verrichtung anderer Organe. Vor allem wird man darauf achten, ob Begleit- oder Folgeerscheinungen an den Kreislaufsorganen vorhanden sind, Veränderungen des Blutdrucks sind das wichtigste. Da kommt im Leben entsprechend dem verschiedenen morphologischen Verhalten der Niere und der anderen Organe geradezu alles vor, und bei dem gleichen Kranken, je nach dem wechselnden Verhalten seiner Organe, zu verschiedenen Zeiten Verschiedenes. Das verständlich zu machen, ist der große Vorteil der Siebeckschen Auffassung. Immer sucht man ein Urteil darüber zu gewinnen, soweit das in Grenzen und bei aller Vorsicht möglich ist, welche Strukturveränderungen dem gegenwärtigen Zustande zugrunde liegen und wie diese sich voraussichtlich weiter entwickeln werden.

Sich aus manchen Schwierigkeiten der Einrangierung mit der Annahme von Herdnephritiden zu retten, halte ich für ganz verkehrt. Denn anatomisch ist die Herdnephritis sichergestellt, nur auf embolischer Grundlage bei Endokarditis. Und dann kann, wie Matthes beschreibt, bei ihr sogar Hypertonie auftreten! Auch ich kenne „embolische“ Nephritis bei Endocarditis lenta mit Hypertonie und Retentionsurämie; und meist fehlen diese beiden Erscheinungen, wenn die Nierenveränderung wirklich nur in Herden vorhanden ist. Unsere Aufgabe ist vielmehr, die einzelnen Krankheitsbilder nach den Bedingungen ihrer Entstehung und nach ihrer klinischen Bedeutung zu erforschen. Anfänge hierfür liegen vor[1].

Schließlich noch ein Wort über die sog. Defektheilung. Soviel ich sehe, werden darunter verstanden Zustände von subakuter oder chronischer Nephritis, die über lange Zeiten unverändert bleiben und ihrem Träger keine oder nur

---

[1] E. Wagner, Der Morbus Brightii. 1882. — Volhards große Monographie l. c.

geringe Beschwerden machen. Ich habe Bedenken gegen diese Annahme, denn ich vermisse eine gute pathologisch-anatomische Kasuistik solcher Fälle. Ehe sie vorliegt, ist eine solche Vermutung meines Erachtens nicht berechtigt. Mir ist es wahrscheinlicher, daß eine sehr langsam und milde verlaufende, aber schließlich doch weiterschreitende Entzündung in diesen Fällen vorliegt. Auch das Bestehen der Albuminurie scheint mir für einen Erkrankungszustand der Zellen zu sprechen.

Endlich sind noch die Nierenkrankheiten zu erwähnen, die sich als Folge von Infektion des Nierenbeckens und der Blase finden. Sie sind nicht selten, und es können dabei die verschiedensten Formen der Nierenentzündung, sogar sekundäre Schrumpfnieren auftreten. Vor allem ist die Tuberkulose der Niere zu berücksichtigen. Sie kann diagnostisch sehr große Schwierigkeiten bereiten, weil namentlich die einseitig sitzenden Fälle anfangs oft nur ganz milde Erscheinungen hervorrufen: bei schlechtem Allgemeinbefinden etwas Eiweiß, einzelne Zellen. Manchmal alarmiert eine Blutung. Anamnese, die Berücksichtigung aller Krankheitsumstände und vor allem der Befund der Art und Menge der Zellen im Harn werden die Diagnose in der Regel möglich machen. In allen Fällen, bei denen Allgemeinwirkungen wie Hypertonie oder Reststickstofferhöhung fehlen, muß kystoskopisch nachgesehen werden, ob der Prozeß einseitig ist. Äußerst wichtig ist die sorgsamste und immer wiederholte Untersuchung des Harns auf Tuberkelbazillen. In allen zweifelhaften Fällen ist der Tierversuch anzustellen.

Ich möchte an dieser Stelle einige Worte über die Beurteilung der Blase, der Ureteren und der Nierenbecken anschließen. Die Harnröhre lasse ich aus wegen ihrer Beziehungen zu den weiblichen und männlichen Geschlechtswerkzeugen. Ich möchte aber dringend hervorheben, daß diese, und namentlich die Prostata, bei jeder Veränderung der Blase genauestens zu untersuchen sind. Die akute Zystitis äußert sich durch Schmerzen, Harndrang, Fieber, trüben Harn, der Erythrozyten, Leukozyten, Epithelien und wenig Eiweiß enthält. Die Feststellung der Ursache und der pathogenen Bakterien ist das erste, weil Beurteilung und Behandlung davon abhängt (Infektion mit Koli, Proteus, Gono-, Staphylokokken). Sehr wichtig ist die Reaktion des Harns; die Zystitiden mit alkalischem Harn sind immer die schwereren. Am schlimmsten ist die ammoniakalische Harngärung.

Aller Katheterismus ist auf das sorgfältigste auszuführen, seine Notwendigkeit bei Männern peinlichst zu überlegen. Namentlich muß man immer im Auge behalten, wie gefährlich jeder, auch der bestausgeführte Kathetergebrauch bei Restharn ist. Bei Frauen ist zu einer guten Harnuntersuchung sehr oft Entnahme mit Katheter notwendig.

Mikroskopische Untersuchung des Harns klärt oft schon auf, meist ist aber die bakteriologische Prüfung nötig. Bei ganz frischen Zuständen vermeiden wir die kystoskopische Untersuchung, wenn möglich. Bei allen sich länger hinziehenden Prozessen ist sie aber notwendig. Die Symptome sind dann die obengenannten, meist in milderer Form. Auch hier kommt nun das Schreckgespenst der Tuberkulose. Man fasse es immer ins Auge, untersuche die Reaktion des Harns sowie den Katheterharn häufig auf Tuberkelbazillen, die meist in Haufen zusammenliegen; der Tierversuch ist nicht selten notwendig. Anamnese, Lungen, Drüsen, Adnexe, Samenblasen sind sorgfältigst zu prüfen. Vor allem aber hier genau ausgeführte Kystoskopie. Denn es muß festgestellt werden, ob und wie jedes der beiden Nierenbecken und Nieren sich verhält. Außer der Tuberkulose sind Steine und Geschwülste eingehend in Betracht zu ziehen.

Bei Zystitis erfolgt die Infektion häufig von unten aus, aber nicht selten doch auch metastatisch im Gefolge bekannter und unbekannter Infekte. Bei Pyelitis ist das letztere ganz die Regel. Gewiß gibt es auch hier aufsteigende Erkrankungen, sie sind uns nur zu bekannt von den chronischen Erkrankungen des Nervensystems her mit ihren Störungen der Harnausscheidung, sowie von unvorsichtigem Gebrauche des Katheters. Aber namentlich die akute Pyelitis entwickelt sich fast immer für das Nierenbecken primär. Hohes Fieber, starke Schmerzen in der Nierengegend, häufiger ein- als zweiseitig, schwerer Allgemeinzustand setzen plötzlich ein. Der Harn ist trüb, enthält Erythrozyten und Leukozyten sowie Epithelien, deren Art nicht als charakteristisch anzusehen ist. Bei Verschluß des Ureters durch Schwellung kann der Harn anfangs normal sein. Die Stärke der Allgemeinstörung ist natürlich gegeben durch den Allgemeininfekt, der immer vorhanden ist. Gewiß ist da die Art des Erregers von allergrößter Bedeutung. Die Menge des Eiweißes und das Auftreten von Zylindern hängen davon ab, ob und wie die Niere am Krankheitsvorgang beteiligt ist. Solch akute Pyelitis kann sich als symptomatisch eintretende Erscheinung im Gefolge jeder Infektionskrankheit entwickeln, ich möchte da den Typhus nennen. Diese akuten Pyelitiden heilen in der Regel ab, wenn auch oft erst nach Wochen. Die chronischen Formen, die sich im Anschluß an Steine oder aszendierend entwickeln, und namentlich die letzteren bei Erkrankungen der Prostata, des Nervensystems oder der weiblichen Geschlechtsorgane sind ihrem Träger oft die Quelle großer Beschwerden und Gefahren. Entweder durch Entwicklung einer Pyelonephritis mit all ihren Folgen. Oder indem ein oft lang sich hinziehender Zustand einer schweren Allgemeininfektion mit Fieber und Frösten sich von den Nierenbecken aus entwickelt.

Es gibt noch eine ganze Reihe von selteneren und atypischen Zuständen, namentlich solchen angeborener Natur, die sich dann durch entzündliche Zutaten komplizieren können. Hierher gehört z. B. die Hufeisen- und die doppelseitige Zystenniere. In manchen Fällen ist auch dann noch durch genaue Untersuchung mit Hilfe sorgfältiger Palpation und namentlich mit Benutzung der Nierenbeckenfüllung von der Blase aus oder mit Uroselektan und durch umsichtige Erwägungen eine Erkennung möglich. Namentlich gelingt das bei Zystennieren, wenn man doppelseitige Nierengeschwülste mit Hypertonie und Harnveränderungen findet. Ich rate aber, in all diesen Fällen mit einer eingehenden Beurteilung sehr vorsichtig zu sein.

Alle chronischen Nierenerkrankungen, namentlich die azotämischen und hypertonischen Formen, die chronische Glomerulonephritis und die verschiedenen Arten der Schrumpfniere, aber auch die atypischen Fälle, z. B. Zystennieren, die atrophischen Nieren bei Harnstauung und die doppelseitige Pyelonephritis können zur chronischen (Retentions-) Urämie führen. Oft entwickelt sich dieser Zustand ganz langsam und unmerklich: die Kranken haben Kopfschmerzen, werden anders, teilnahmslos. Sie verlieren den Appetit, erbrechen ab und zu. Einzelne Muskelzuckungen, partielle, auch allgemeine Krämpfe können sich einstellen. Nun kommt eine große Reihe ganz verschiedener vegetativer und zerbrospinaler nervöser Erscheinungen, die einzeln gar nicht alle angeführt werden können: die Kranken verfallen geistig und körperlich in einer oft erschütternden Weise. Sie werden völlig stumpf und teilnahmslos oder unruhig, friedlos, oft furchtbar erregt, so daß sie tags und nachts toben und schreien. Der Zustand kann sich über viele Monate, ja mit Intermissionen über Jahre hinziehen. Somnolenz und ein daraus sich entwickelndes Koma führen oft das Ende herbei.

Die Beschwerden Nierenkranker sind teils allgemeiner Natur; hierher gehört die berüchtigte Mattigkeit, die von Menschen mit chronischer Nephritis so häufig angegeben wird; das sind zugleich die Kranken, die blaß aussehen und abmagern. Teils werden örtliche Beschwerden geäußert, z. B. ein dumpfer, nicht ausstrahlender Schmerz in der Nierengegend bei akuter Nephritis und auch bei chronischer. Er dürfte namentlich dann stark werden, wenn eine erhebliche Schwellung der Niere mit Spannung der Nierenkapsel entsteht. Hyperalgesie im Hautgebiet von D_{11}—L_2 findet man in einer Reihe von Fällen.

Es gibt aber auch sehr viele Kranke mit chronischen Prozessen der Nieren, bei denen Schmerzen fehlen, und bei manchen scheint mir das Schmerzgefühl vom Arzte hineingefragt zu sein.

Das ist ganz anders bei allen Erkrankungen des Nierenbeckens. Da sind fast immer Schmerzen vorhanden, und die akute Pyelitis mit hohem Fieber ruft sogar außerordentlich heftige Schmerzen hervor, das ist viel zu wenig bekannt.

Steine in den Nierenbecken lassen die Kranken nur sehr selten ganz frei von Schmerzen. Es gibt dumpfe, dauernde Schmerzen in der Nierengegend, auch solche mit Ausstrahlungen. Und vor allem gibt es die Nierenkoliken: Anfälle von heftigsten Schmerzen mit Ausstrahlung nach der Blase und Harndrang und häufig mit Hämaturie. Nicht selten mit heftigem Erbrechen und zuweilen mit Muskelspannung in den seitlichen Teilen des Leibes sowie einem peritonitischen oder ileusartigen Krankheitsbild. Zonen in den Nervengebieten der Haut (D_{11}—L_2) sind oft vorhanden. Sitzt der Prozeß links, so wird die Diagnose meist leicht möglich. Rechts ist es viel schwieriger wegen der Möglichkeit einer Verwechslung mit Gallenanfällen, auch mit gastrischen Krisen. S. 107 ist von diesen Beurteilungen die Rede: genaueste Untersuchung des Harns, namentlich auf Erythrozyten, sowie die Verwendung von Röntgenaufnahmen und Pyelographie werden unsere Leiter sein.

Auch die Geschwülste der Niere können Schmerzen machen. Von den Blutungen, die namentlich Hypernephrome in der Niere hervorrufen, war schon die Rede. Unbestimmte, dumpfe, aber auch stärkere Schmerzen im Leib können ebenfalls die ersten Erscheinungen darstellen. Eine sorgfältigste Befühlung in Rückenlage, eventuell mit einem Kissen unter Bauch oder Becken, oder auch in Knieellenbogenlage, oft auch im Stehen bei gebeugtem Oberkörper, lassen die Nierengegend gut abtasten. Bei allen Vergrößerungen normal liegender Nieren ist immer die Ausfüllung der Lendengegend unter der 12. Rippe wichtig. Man fühlt bekanntlich schon die normalen Nieren besonders bei der Frau sehr häufig. Auch die gesunde Niere erscheint dabei häufig größer, als man gemeinhin denkt. Und bei beweglichen Nieren ist das in besonderem Maße der Fall. Die Wanderniere ist ja überhaupt ein dunkler Punkt unserer ganzen ärztlichen Beurteilung. Vorbei ist die Zeit, die ich noch erlebte, in der alle möglichen Qualitäten auf sie zurückgeführt wurden. Meist geben sie keinen Anlaß zu Beschwerden. Aber bei großer Magerkeit machen sie durch Bewegungen im Leib mit Zerrungen von Nerven offenbar doch Schmerzen. Und außerordentlich heftig mit stürmischem Erbrechen können sich solche einstellen bei Torsionen des Stils stark beweglicher Nieren.

Sehr schwierig kann die Erkennung beginnender Geschwülste an tiefstehenden Nieren werden. Abgesehen von der Palpation rettet uns auch hier fast immer die sorgfältigste kystoskopische Untersuchung eines sehr erfahrenen Kenners mit Füllung des Nierenbeckens. Auch die Untersuchung mit Uroselektan ist gut. Rechts muß die Differentialdiagnose meist gegen Geschwülste der Gallenblase und der Leber, links gegen solche der Milz geführt werden: sorgfältigste Blutuntersuchung, wenn nötig Pneumoperitoneum. Auf das eingehendste ist die Nierengegend auch immer zu betrachten (Ödem) und zu befühlen (Schmerzhaftigkeit, Schwellung) bei Verdacht auf einen para- oder perinephritischen Abszeß.

Nervensystem, Muskeln, Knochen.

Das Nervensystem ist bei jedem krankhaften Geschehen des Menschen beteiligt. Denn jede Zelle hat Nerven, wie sollten Nerven da nicht bei jeder Krankheit mit verändert sein? Und alles, was der Mensch von seiner Krankheit merkt, alle Formen von Mißempfindung bis zu den heftigsten Schmerzen beruhen natürlich auf Erkrankung des Nervensystems.

Die Kranken sagen dem Arzt zunächst nur einen Teil dessen, das sie empfinden. Das, was sie empfinden, sind natürlich bei einem Teil der Kranken, und zwar bei einem viel größeren Teile, als wir in der Regel annehmen, die feinsten und tiefsten seelischen Regungen des Kummers, der Not, der Sorge — es ist das, was den Arzt beim Kranksein Anderer, noch dazu in unserer schweren Zeit, am meisten mitnimmt. Wir sprachen schon davon, daß der Arzt sich diesen Angelegenheiten nicht verschließen darf (S. 6 ff). Ganz abgesehen von seiner letzten Aufgabe braucht er sie rein ärztlich zur Krankenbeurteilung und noch viel mehr zur Behandlung. Indessen, den letzten Gedanken offenbaren viele Kranke — ich möchte auch hier wieder sagen die Mehrzahl — nicht. Der Arzt erfährt zunächst meist nur eine Reihe körperlicher Beschwerden.

Wenn Kopfschmerzen sich zu einer bestimmten Zeit im Verein mit anderem Kranksein entwickeln, so kann eine beginnende Infektionskrankheit zugrunde liegen, z. B. Typhus. Aber namentlich auch eine solche, die das Gehirn oder seine Teile selbst ergreift: Enzephalitis und noch viel mehr irgendwelche Form von Meningitis, besonders die Tuberkulose und die Syphilis der Meningen. In all diesen Fällen wird eine eingehende Untersuchung (bei Meningitisverdacht vor allem die Lumbalpunktion) frühzeitig die Diagnose stellen lassen, nachdem die Erhöhung der Temperatur gefunden wurde. Wie häufig die syphilitische Infektion namentlich in den Frühzeiten Kopfschmerzen macht, ist allgemein bekannt; der Arzt muß es immer bedenken.

Die Kopfschmerzen, die die Erkrankungen der Hirnsubstanz, besonders die Geschwülste begleiten, werden ja in der Regel auf den Druck und die dadurch erzeugte Reizung der Meningen zurückgeführt; auch die Reizung der Periostnerven dürfte von Bedeutung sein. Nach allem, was wir wissen, entstehen Schmerzen direkt von der Gehirnsubstanz aus wohl nur bei Veränderungen des Thalamus. Diese Schmerzen sind von furchtbarster Stärke und meist dauernd vorhanden mit schlimmen Exazerbationen. Wie mir scheint, sind sie schon charakterisiert durch Art und Stärke ihres Auftretens, aber diagnostizieren kann man sie nur nach eingehender und in diesen Fällen immer sehr schwieriger Erwägung der örtlichen Veränderungen sowie nach sorgfältigster Untersuchung der Hautsensibilität, ihrer Form und ihrer Verbreitung, die halbseitigen Charakter trägt.

Es ist bei dem Bestehen von Kopfschmerzen weiter eine genaueste örtliche Untersuchung der Knochen des Kopfes vorzunehmen durch Befühlen und Beklopfen. Auch eine Röntgenaufnahme wegen der Knochen und der Sella turcica. Dann Ohren, Nase mit Nebenhöhlen, Zähne, Tonsillen eingehend untersuchen, weil einmal von all diesen Stellen aus örtlich, wesentlich durch Vermittlung des Knochens Schmerz am Kopf — und nicht nur örtlich — hervorgerufen werden kann. Und ferner kann von allen diesen Stellen aus durch Vermittlung eines Lokalinfekts mit seinen Allgemeinerscheinungen eine Schädigung entstehen. Hier steht die PÄSSLERsche Gedankenrichtung ganz im Vordergrund.

Wichtig sind die Augen als Quelle von Kopfschmerzen. Schon bei Refraktionsanomalien mit mangelhaften Brillen sind sie ziemlich häufig. Von den seltenen Dingen, wie Geschwülsten der Augenhöhlen, will ich gar nicht sprechen. Aber Glaukom und Chorioiditis sind doch als Veranlasser von Kopfschmerzen wichtig und häufig. Auf Neuralgien der sensiblen Kopfschmerzen ist zu achten. Wir prüfen genau die Druckempfindlichkeit der Austrittsstellen dieser Nerven, und wir stellen vor allem die klare Frage, ob eine echte genuine Neuralgie vorliegt oder eine symptomatische durch Infekte (Malaria, Syphilis) bedingte einerseits, durch die obengenannten örtlichen Veränderungen erzeugte andererseits.

Es kommen weiter die verschiedenen Arten der Nierenerkrankung in Betracht, die akute und die chronische Urämie, ferner die Arteriolosklerose, besonders die mit arterieller Druckerhöhung verbundene. Diese letztere ist ja unzweifelhaft für viele bei Nierenerkrankung bestehenden Kopfschmerzen von Bedeutung. Und dann die Hirntumoren. Auch hier ist Darandenken alles: Untersuchung von Harn, Blutdruck, des Nervensystems, besonders der Hirnnerven, und die Verwendung des Augenspiegels (Stauungspapille) ermöglichen dem Sorgfältigen auch hier die Diagnose meist frühzeitig.

In all diesen Fällen werden die Kopfschmerzen nach Stärke, Art, Form des Auftretens und Sitz sehr verschieden angegeben. Es wäre möglich, daß sehr feine Beobachter für die Einzelzustände charakteristische Beziehungen angeben können. Ich wage das nicht zu tun, weil mir scheint, daß die Stärke und Entwicklungsart des Krankheitsprozesses, sowie vor allem die Art der Persönlichkeit, bei der er sich ausbildet, von überwiegender Bedeutung ist. Aber die furchtbare Gewalt der Kopfschmerzen bei Geschwülsten der hinteren Schädelgrube und bei manchen Fällen von Meningitis machten mir immer einen großen und oft einen charakteristischen Eindruck.

Bestehen die Kopfschmerzen seit Jahren und Jahrzehnten, oft seit der Jugend, so ist zunächst die Migräne zu berücksichtigen. Entweder in ihrer eigenen endogenen klassischen Form oder in ihren vielen Äquivalenten und Variationen, z. B. auch als Zustandsbild der Epilepsie. Sie geht ja nicht selten später, z. B. wenn sie nach der Menopause anhält, in zeitlich atypischere Kopfschmerzen über. Diese finden sich dann unregelmäßig über Zeiten. Äußere Anlässe, namentlich in der Lebensform begründet, sind dann öfters nachweisbar. Hier zeigt sich aber weiter die Beziehung der Kopfschmerzen zu abnormer oder wenigstens eigenartiger psychischer Veranlagung solcher Menschen. Bei zahlreichen Erscheinungsformen der Psychopathie oder der Neurose sind Kopfschmerzen, manchmal angeblich dauernd, viel häufiger periodisch vorhanden — fast immer in Zusammenhang mit bestimmten Einwirkungen innerer oder äußerer Natur. Bei Klagen über diese Art Kopfschmerzen, die im allgemeinen mehr das Allgemeinbefinden beeinträchtigen, als durch die Stärke des Schmerzes wirken, ist dem seelischen Wesen immer genau nachzugehen. Natürlich stets in der Voraussetzung, daß die körperliche Beschaffenheit genau geprüft ist! Das Nervensystem steht auch hier voran (Hydrozephalus). Anämische Zustände sind bedeutsam. Zirkulationsstörungen im Hirn sind oft mit Kopfschmerzen verbunden. Auch bei diesen über lange Zeiten hin sich erstreckenden Kopfschmerzen besteht keine scharfe Grenze gegen diejenigen bei Sklerose der Hirnarterien und bei Nephritis. Die Kopfschmerzen können in all diesen Fällen sehr heftig sein und mit Exazerbationen über lange Zeiten dauern. Aber wichtig ist auch das Gefühl eines eingenommenen schmerzenden Kopfes, namentlich um die frühen Morgenstunden. In ähnlicher Weise haben gerade diese Empfindung manche im üblichen Sinne „nervöse" Menschen.

Eine zweite sehr häufige Erscheinung ist die des Gefühls von Schwindel. Man versteht verschiedenes darunter. Einmal die Empfindung, als ob man das Bewußtsein verlieren, ohnmächtig werden sollte: die Sinne schwinden gewissermaßen. Das tritt am ehesten ein bei plötzlich veränderter Blutversorgung des Gehirns bei Anämien, Kreislaufsstörungen, besonders leicht tritt es bei Lagewechsel und beim Bücken ein. Viele Menschen mit zerebraler Arteriosklerose empfinden das als ihre Hauptbeschwerde, mag der arterielle Druck hoch oder mag er niedrig sein, und schließlich werden leichtere oder schwerere Apoplexien häufig auch so eingeleitet. Zugrunde dürften in diesen Fällen spastische Zustände der Hirnarterien liegen.

Meines Erachtens sind Verengerungen und vielleicht auch Erweiterungen der Hirngefäße eine sehr häufig vorkommende Grundlage von Kopfschmerzen und anderen Mißempfindungen im Kopfe, wie gesagt besonders von Schwindel. Von der Sklerose der Hirngefäße, bei der ja Gefäßschwankungen eine so große Rolle spielen, sprachen wir schon. Aber auch konstitutionelle Nervöse sowie Kranke mit Neurosen, besonders solchen traumatischen Ursprungs, haben häufig Klagen, die wohl am ehesten in Störungen der Gefäßinnervation hineingehören. Freilich wissen wir nichts Näheres über den Zusammenhang der Art der Gefäßstörungen mit der Art der Beschwerden. O. Müllers Vasodiathese hat zur Anbahnung eines Verständnisses mancherlei beigetragen.

Der eigentliche Schwindel ist dadurch charakterisiert, daß die Kranken plötzlich ihre sichere Orientierung im Raume verlieren. Oft mit starkem Kopfschmerz und unter heftigen Brechbewegungen beginnen sich für ihr Empfinden die Gegenstände der Außenwelt oder der Kranke selbst zu drehen. Oder er meint, daß der Boden wellenförmig schwankt; manchmal, daß er auf und nieder steigt. Zuweilen fällt der Kranke hin. In diesen schweren (Menièreschen) Anfällen finden die Kranken oft nur in einer ganz bestimmten Stellung Ruhe, in den allerschwersten ist auch das nicht der Fall. Diese Zustände von Drehschwindel sind nicht selten; namentlich gibt es dabei auch nur ganz leichte Schwindelanfälle.

Zugrunde liegt immer eine Erkrankung des Nervus vestibularis, ein- oder doppelseitig, der ja hauptsächlich die Kopfstellung reguliert. Und bei weitem am häufigsten eine Veränderung seiner peripheren Enden im Ohr. Deswegen treffen diese Anfälle fast ausschließlich Kranke mit Mittel- und Innenohrveränderungen. In nicht wenigen Fällen sind nur Veränderungen des Innenohrs da. Jedenfalls stehen für die Entwicklung der Funktionsstörung diese ganz im Vordergrund. Die zugrunde liegenden Läsionen können alt oder frisch sein. Wegen des Bestehens der Ohrerkrankung sind in der Regel auch Störungen von seiten des Nervus acusticus zu finden: Schwerhörigkeit, in den ganz schweren und plötzlich eintretenden Fällen völlige Taubheit. Ebenso ist gewöhnlich Nystagmus vorhanden. Ferner alle möglichen, bei der Untersuchung auffindbaren Symptome von seiten des Nervus vestibularis. Die genaue Untersuchung des Kranken durch einen in diesen Dingen erfahrenen Otologen ist unbedingt notwendig, falls der Arzt die Technik der Vestibularisuntersuchung nicht selbst beherrscht und nicht die Einrichtungen hat.

Die Menièreschen Erscheinungen treten ganz unvermittelt und plötzlich auf bei akut einsetzender schwerer Schädigung des Innenohrs, z. B. bei Blutungen oder schweren Eiterungen. Meist werden die Anfälle bei akuten Prozessen dann seltener und schwächer. Bei chronischen und besonders bei fortschreitenden Erkrankungen wiederholen sie sich mit Pausen oder werden schlimmer.

Das Gefühl des Schwindels kommt letzten Endes zustande durch eine mangelhafte Übereinstimmung der von den verschiedenen zentripetalen Organen ausgehenden und im Deiterschen Kern sowie im Kleinhirn zusammenzufassenden Nachrichten über Lage und Stellung der einzelnen Körperteile: entweder fehlen Nachrichten bestimmter Stellen oder es treffen — wie im Menièreschen Anfall — falsche Nachrichten ein. Daraus geht hervor, daß auch die zentralen Verbindungen der Vestibularbahnen sowie die Regulationsorte Veranlassung geben können zur Entstehung von Schwindel, wenn in ihnen krankhafte Veränderungen bestehen. Dann sind z. B. Kleinhirntumoren mit Drehschwindel verbunden. Aber nur sehr selten besteht dieser allein; fast immer sind gleichzeitig Störungen der Rumpfbewegungen und des Ganges vorhanden. Der Deiterssche Kern besorgt die Beziehung zu den Augenmuskeln. Deswegen die Störungen der Augenbewegungen bei Vestibularisveränderungen und der Schwindel bei Augenerkrankungen, z. B. bei plötzlich auftretenden Augenmuskellähmungen. Deswegen auch der Nystagmus bei Menière-Erscheinungen.

Es gibt nun auch Anfälle, in denen der Schwindel ganz zurück, das Ohrensausen ganz in den Vordergrund tritt, oft fehlt der Schwindel sogar ganz. Ein

Teil dieser Kranken hat gleichzeitig eine Erkrankung des Innenohrs; von denen spreche ich hier nicht. Die anderen, bei denen ein furchtbar peinigendes Ohrensausen dauernd oder in Anfällen da ist, haben Otosklerose; sie sind psychisch normal und leiden entsetzlich unter dem Symptom. Bei einem andern Teil findet der Otiater nichts. Von diesen sind wohl die meisten schwere Psychopathen; ihr Sausen ist wie eine Art Zwangsvorstellung anzusehen.

Die Untersuchung der Augen hat für uns das größte Interesse, weil eine Anzahl von Organ- und von Nervenkrankheiten sich an ihnen zuerst oder am klarsten zeigen. Sieht ein Kranker schlechter, so beschäftigt uns die diabetische Katarakt, die Brightsche Retinitis, die Atrophie bei Tabes und Herdsklerose, die Stauungspapille und die von ihr abhängige Atrophie. Wir müssen also den Augenspiegel sorgfältig anwenden, aber nicht nur, wenn die Kranken über Sehstörungen klagen. Die diagnostisch so wichtige temporale Atrophie bei Herdsklerose geht zunächst sogar ganz gewöhnlich ohne Beschwerden einher und tritt frühzeitig ein.

Sehstörungen durch Augenmuskellähmungen sind zwar meist Herdsymptome, aber sie kommen auch vor als allgemeines Hirnsymptom bei Hirndruck. Jedenfalls müssen wir nach einem Herd suchen und ebenso nach seiner Ursache, d. h. wir reihen die hier vorliegende Störung in die Reihe der anderen Erscheinungen, die der Kranke hat, z. B. Tumor oder Enzephalitis, ein. Dann ist uns die Erscheinung äußerst wichtig für die Lokalisation. Schnell auftretende Augenmuskellähmungen finden wir am häufigsten bei Tabes und multipler Sklerose. In beiden Fällen geht die Lähmung ja ganz gewöhnlich zurück. Bei Tabes ergibt die eingehende Untersuchung so gut wie immer andere charakteristische Veränderungen der Krankheit, bei multipler Sklerose sind wohl einzelne Kranke da, bei denen auch eine sorgfältige und kunstgerechte Durchmusterung sonst nichts ergibt. Das findet man bei ganz jungen Leuten und schnell vorübergehend! Dann oft jahrelang kein weiteres Symptom. Solch eine Erfahrung macht einen so vorsichtig in der Annahme rheumatischer und noch dazu rezidivierender Augenmuskellähmungen. Ich kenne diese Fälle auch. Aber wer hat sie später über Jahrzehnte verfolgt! Und wie eigenartig kann die Gestaltung der Herdsklerose sein! Das gewöhnliche ist meines Erachtens der sonst negative Befund nicht. Ich meine vielmehr, daß, wer mit großer Sorgfalt und mit neurologischem Verständnis nachsieht, doch meist noch etwas Charakteristisches findet, z. B. die Aufhebung eines oder beider Bauchdeckenreflexe.

Organische Vergiftungen z. B. nach Botulismus oder Diphtherie schädigen gern innere oder äußere Augenmuskeln. Gar nicht so selten kommt man von dem Augenbefund darauf, daß eine derartige Intoxikation oder Infektion stattgefunden hat. Immer ins Auge zu fassen ist, wenn ein Kranker mit Infekt Augenmuskellähmungen bekommt, das Bestehen einer Poliomyelitis oder Enzephalitis oder auch einer Basalmeningitis. Ptosis ist auch für Myasthenie charakteristisch.

An Kopf, Rumpf und Gliedern klagen viele Menschen über Schmerzen, die sie in die Muskeln hineinverlegen. Diese Schmerzen gehören wohl auch in die

Muskeln und Faszien hinein. Die Muskeln sind oft druckempfindlich. Die Schmerzen stellen sich namentlich in bestimmten Lagen und Stellungen des Körpers oder bei bestimmten Bewegungen ein. Oder sie finden sich auch in der Ruhe. Es gibt völlig freie Zeiten bei diesem Leiden, das sich über Jahrzehnte oder über ein Leben hinzieht. Ich habe es selbst seit einer Ischias im Jahre 1898. Ein Einfluß des Wetters wird von fast allen Kranken angegeben, wenn auch die Art des wirksamen Wetters sehr verschieden bezeichnet wird. Eine Vorhersage des Wetters auf Grund der Schmerzen ist immer ganz unsicher oder falsch. Sehr heftige Muskelbewegungen („Überanstrengungen") führen nicht selten zu Schmerzen. Eine sehr genaue Untersuchung aller Organe und des Nervensystems ist erforderlich. Auf Syphilis oder chronische Infekte (Tonsillen, Zähne) ist genau nachzusehen. Manchmal werden sich Beziehungen ergeben zu Tabes, Neuritiden, Neuralgien. Ferner zu Gicht. Osteomalazie, Knochentumoren, Syphilis der Knochen, Ostitis fibrosa (Paget) werden sehr leicht übersehen und in den allgemeinen Topf „Rheumatismus" hineingeworfen. Der Arzt kann sich vor Irrtümern nur so schützen, daß er grundsätzlich an die obengenannten Zustände denkt, die um so leichter in seinem diagnostischen Blickfeld fehlen, als sie sehr selten sind, und daß er bei solchen Schmerzen die Knochen immer mit den gewöhnlichen Methoden und radiologisch genau untersucht. Wer Osteomalazie und Ostitis fibrosa kennt, wird sie dann finden. Immer rate ich zu einer sehr eingehenden Untersuchung des Bluts wegen der Geschwülste des Knochenmarks.

Es gibt schließlich noch eine große Anzahl Kranker, bei denen die Muskeln in bekannter Weise erkranken. Wir kennen schwere Zustände allgemeiner Erkrankung der Muskeln, sagen wir Entzündung. Das sind die äußerst seltenen Fälle von akuter Polymyositis, die mit Fieber, schwerstem Krankheitsbild, Schwellung und stärkster Schmerzhaftigkeit der Muskeln, oft auch der Haut (Dermatomyositis) einhergehen. Die Gefahr liegt in der Beteiligung der Atemmuskeln. Verwechslung ist in erster Linie mit Trichinose möglich; man wird diese durch Anamnese, Eosinophilie, Gesichtsödem und die Art der erkrankten Muskeln erkennen können, wenn man an die Krankheit denkt.

Örtlich gibt es einmal entzündliche Veränderungen bestimmter Muskeln mit Schwellung und Schmerzhaftigkeit. Das kommt sehr selten vor. Wichtig ist eine syphilitische Myositis und das Gumma namentlich in den Muskeln der Oberarme und Oberschenkel. Wir kennen ferner örtliche Verknöcherungen in Muskeln hauptsächlich durch wiederholte Traumen, und es gibt die allgemein verbreitete Myositis ossificans progressiva. Das alles sind seltene Dinge; sie haben kaum praktische Bedeutung. Der „Schwielenkopfschmerz", bei dem die Schmerzen in den flachen Kopfmuskeln entstehen sollen, und man dort „Knötchen" fühlt, gehört wohl zum folgenden.

Wichtig und häufig aber ist der sog. „Muskelrheumatismus"[1], der sich örtlich, z. B. als Torticollis rheumatica oder als Lumbago findet. Hier treten plötz-

---

[1] A. Schmidt, Der Muskelrheumatismus Bonn 1918. — Beckmann, Zbl. inn. Med. 1931, Nr 45 (Lit.).

lich starke Schmerzen am hinteren Teil des Halses bzw. des Beckens auf. Der Kopf im einen Falle, der untere Teil der Wirbelsäule im anderen werden in einer Zwangsstellung gehalten, jeder Versuch, diese zu verlassen, ruft unerträgliche Schmerzen vor. Ob diese Zwangsstellung eine Schutzkontraktur darstellt oder ob sie auf krankhafter Tonussteigerung der erkrankten Muskeln beruht, weiß man nicht. Meines Erachtens liegen hier örtlich die gleichen oder ähnliche Zustände vor wie bei dem obengenannten „Muskelrheumatismus", nur möchte ich der Ansicht sein, daß manche Fälle von Lumbago zur Ischias superior gehören. Die erkrankten Muskeln sind druckempfindlich. Sie sind häufig gespannt, in einer Art Tonus oder Kontrakturzustand. Viele Ärzte fühlen in ihnen festere Stellen, deren Größe, Form und Härte sehr verschieden angegeben wird; das entspricht wohl Muskelfasern im Zustande der Kontraktur.

Fühlbare „rheumatische Knötchen" in den Muskeln spielen in so manchem therapeutischen System eine große Rolle. Sie sind mit den gegenwärtigen Methoden der Physik und Chemie nicht faßbar. Das heißt, man findet nichts, wenn man sie herausschneidet, auch histologisch nichts. Es gibt aber geistreiche physikochemische Vermutungen über ihr Wesen (SCHADE). In Wirklichkeit weiß man überhaupt nichts darüber, weder was diese Knötchen sind, noch was der Muskelrheumatismus ist. Deswegen kann man über „Muskelrheumatismus" und „rheumatische Muskelknötchen" viel sprechen und viel schreiben. Wie oft wird „Muskelrheumatismus" angenommen lediglich als Aushilfsdiagnose bei Klage über unbestimmte Schmerzen! Wie oft wird diese Diagnose direkt falsch gestellt! Wie würden die Zahlen über Häufigkeit des „Rheumatismus", die zur Zeit Mode sind und die Medizin aufregen, zusammenschmelzen, wenn man nicht die Berichte der Krankenkassen und Arbeitsämter, sondern die Ansichten ernsthafter Diagnostiker zugrunde legte!

Nur die pathologische Anatomie kann uns retten aus den vielfach so unerfreulichen Erörterungen über „rheumatische" Krankheiten. Sie muß sich verbinden mit einer ernsthaften und umsichtigen ätiologischen Forschung. Die von ASCHOFF begonnenen, von GRÄFF fortgesetzten histologischen Beobachtungen[1] müssen an alten und vor allem an frischen Fällen weitergeführt, die interessanten bakteriologischen Erfahrungen[2] erweitert werden. Es gilt eine Grundlage zu schaffen, auf der wir das Gebäude der rheumatischen Krankheiten errichten können.

Keinesfalls fehlen bei diesen „rheumatischen Muskelerkrankungen" die Beziehungen zu den sensiblen Nerven; davon sprach ich schon. So mancher „Muskelrheumatismus" gehört in Schmerzen, die von den sensibeln Nerven ausgehen und dort ihren Ursprung haben, in all den vielerlei Schichtungen, die von der Neuritis und Neuralgien zur Neurose gehen[3]. Es ist kein Zufall,

---

[1] GRÄFF, Dtsch. med. Wschr. 1927, Nr 17/18; Rheumaproblem 2, Leipzig 1931, S. 79.

[2] LEICHTENTRITT, Erg. inn. Med. 37, 52.

[3] GOLDSCHEIDER, Dtsch. med. Wsch. 1923, Nr 26. — v. BERGMANN, Veröff. dtsch. Ges. Rheumabekämpfg H. 4.

daß auf kaum einem anderen Gebiete der Medizin die Tätigkeit der Kurpfuscher sich so breit macht wie auf dem der „rheumatischen Krankheiten", weil auf wenigen anderen Seelisches und Körperliches so ineinander geht. Vor allem aber — hier hat v. Bergmann völlig recht — werden zahlreiche Schmerzen, die aus ganz anderen Krankheitsbeziehungen entspringen, mit „Rheumatismus" gar nichts zu tun haben, fälschlich für rheumatische gehalten. Er weist auf das häufige Vorkommen von Schmerzen aller Art bei arterieller Druckerhöhung hin; mir ist das nicht sonderlich aufgefallen. Jede Störung sensibler Nerven kann sicher die heftigsten Schmerzen hervorrufen — an welcher Stelle des Körpers sie auch geschädigt werden, sei es durch Entzündung, Druck oder Giftwirkung. Am schlimmsten sind wohl die Schmerzen seitens der hinteren Rückenmarkswurzeln, wie wir sie bei Tabes, Meningitis, Wirbelerkrankungen, Geschwülsten finden mit ihren Ausstrahlungen nach den vegetativen Nerven (tabische Krisen) und nach den Gliedern (lanzinierende Schmerzen). Auch die sog. Spondylopathien der Wirbelsäule können die gleiche Art Schmerzen erzeugen. Immer, wenn solche Schmerzen bestehen, ist zuerst ganz klar, gleichsam anatomisch, festzustellen: Welchem Ausbreitungsgebiet von Nerven oder Nervenwurzeln entsprechen sie. Dieses Ausbreitungsgebiet ist dann gleichsam anatomisch und zugleich mit ätiologischen Erwägungen zu verfolgen von der Peripherie bis in das Zentralsystem hinein, bis zu den Kernen. Wir prüfen also, ob eine Läsion an irgendeiner Stelle des Verbreitungsgebietes sensibler Nerven vorliegt; die Knochen und die Durchtrittsstellen der Nerven durch Öffnungen oder Kanäle sind immer in erster Linie in Betracht zu ziehen. Bei jedem Nervengebiet ergeben sich da besondere Rücksichten, z. B. für den Trigeminus der Schädel und die Kopfhöhlen, für den Ischiadicus Wirbelsäule und Becken. Sorgfältige Berücksichtigung dieser Verhältnisse kann dem Arzte gar nicht genug empfohlen werden. Immer sind gute Röntgenaufnahmen für .die Frage symptomatischer ischiadischer Schmerzen, besonders solche der Wirbelsäule und des Beckens, zu machen.

Diagnostisch höchst bedeutsam sind ferner die Umstände, unter denen die Schmerzen eintreten. Sie können immer da sein oder es treten Anfälle auf. Bei manchen Zuständen haben die Kranken Ruhe, wenn sie sich ganz ruhig oder wenn sie den schmerzenden Teil ruhig halten. Z. B. manche Menschen mit Trigeminusneuralgien bekommen die Schmerzen nur beim Kauen. Sehr wichtig ist das ferner für die Untersuchung und Beurteilung der Ischias. Da treten die Schmerzen ganz wesentlich dann ein, wenn der Nerv selbst und ganz besonders wenn die Wurzeln gezerrt oder gedrückt werden. Das geschieht bei verschiedenen Arten Bewegung z. B. beim Sitzen, und die wirksame Bewegung scheint mir bei verschiedenen Menschen sehr verschieden zu sein. Die Kunst des Arztes besteht darin, das genau zu kennen, zu beachten und zu prüfen. Das Lasèguesche und andere Phänomene beruhen darauf. Die Skoliosis ischiadica hat den Sinn der Entlastung von Wurzeln. Außerordentlich interessant finde ich die Beobachtungen darüber, wie bei verschiedenen Bewegungen verschiedene Wurzeln beeinträchtigt werden[1]. Die sorgfältigste Untersuchung macht hier alles. Sie wird aufdecken, ob eine echte oder eine symptomatische Ischias vorliegt, welche Stellen des N. ischiadicus hauptsächlich betroffen sind, ob der Kruralis beteiligt, ob das Hüftgelenk frei ist. Am Arme sind das gewöhnliche Erkrankungen des Plexus brachialis. Auch hier treten Schmerzen und die oft stark im Vordergrund stehenden Parästhesien nicht selten nur bei ganz bestimmten Lagen und Bewegungen auf. Bei den Schmerzen im Arm liegt nicht selten Spondylopathie der Halswirbelsäule zugrunde.

Die Form des Auftretens der Schmerzen ist ferner von Bedeutung, weil wir durch sie auf die Annahme der Neuralgien kommen. So nennen wir in Anfällen, zuweilen periodisch in bestimmten Nervengebieten sich einstellende Schmerzen, die meist aus unbekannten Gründen auftreten, zuweilen aber doch eine toxische Grundlage haben, z. B. Malaria oder Syphilis, und zuweilen eine konstitutionelle. Die Abgrenzung solcher Neuralgien gegen Schmerzen, die durch Schädigung des Nerven an einer Stelle erzeugt werden, ist nichts weniger als scharf. Deswegen die Bedeutung der obengenannten sorgfältigen Nachforschungen, besonders der Röntgenaufnahmen von Becken und Wirbelsäule. Die Schmerzen und echten Neuralgien an den verschiedenen Körperstellen finden sich nicht selten unter bestimmten, für den Kenner oft charakteristischen Umständen, z. B. Trigeminusneuralgie bei Malaria oder Erkrankung der Zähne, Ischias bei Gicht und Diabetes.

Ich habe den Eindruck, daß eine Reihe Lumbagofälle in dieses Gebiet hineingehören, d. h. nichts anderes sind als eine Wurzelischias; bei ihr können Erscheinungen von seiten des Unterschenkels völlig fehlen.

Charakteristisch und wichtig ist immer die Befühlung der Nerven: die Nervenstämme, in deren Gebiet die Schmerzen stattfinden, sind oft druckempfindlich. Man muß für diese Untersuchung, z. B. für Trigeminus, Ischiadicus sowie die Stämme der Armnerven und des Plexus brachialis, die Stellen genau kennen, an denen man die Nerven gegen eine feste Unterlage drücken kann. Wichtig ist es auch, daß man für Druck auf die Intercostalnerven ihre Lage zu den Rippen weiß. Bei der sog. hypertrophierenden Neuritis sind die Nervenstämme nicht nur druckempfindlich, sondern auch verdickt.

Schmerzen hängen natürlich immer zusammen mit Veränderungen sensibler Nerven. Aber diese kommen ebenso gut vor in rein zentripetalen wie in gemischten Nerven. Deswegen ist Neuralgie und Neuritis oft nicht streng zu trennen, und deswegen finden wir sehr heftige Schmerzen auch bei Neuritiden, z. B. bei der Neuritis des Armgeflechts und bei der des Ischiadicus. Meines Erachtens ist die Ischias immer eine Form von Neuritis. Hierfür spricht das häufige Fehlen des Achillesreflexes sowie die Atonie und Atrophie der Muskeln und das Muskelwogen, Erscheinungen, die jede schwerere Ischias begleiten. Die toxischen Erkrankungen der Nerven verhalten sich gegenüber der Sensibilität und Motilität merkwürdig elektiv, z. B. bei Arsenneuritis stehen die Schmerzen ganz im Vordergrund, bei Bleivergiftung treten sie in den typischen Fällen — es gibt bei generali-

---

[1] DEUTSCH, Wien. klin. Wschr. **1921**, Nr 24.

sierter Bleilähmung viele Ausnahmen — gegenüber der elektiven Erkrankung motorischer Fasern vielmehr zurück. Die Alkoholneuritis ergreift zentrifugale und zentripetale Fasern, in manchen Fällen mehr die einen, in anderen die andern. Sehr heftige Schmerzen, Parästhesien und Druckempfindlichkeit der Muskeln sind die Regel. Ataxie ist etwas ganz Gewöhnliches.

Alle schmerzerregenden Reizungen zentripetaler Nerven zeigen häufig, ja meist zugleich Reizerscheinungen der Drucknerven, die sog. Parästhesien, und es gibt Fälle, in denen diese voranstehen und das Gefühl des „Pelzigseins" mit allen möglichen anderen, kaum zu beschreibenden Sensationen den Kranken am meisten plagt. Es wechselt in verschiedenen Fällen, ob Parästhesien da sind, ob sie vor- oder zurücktreten, und wir kennen das Prinzip ihrer Entstehung im einzelnen nicht. Ebensowenig wissen wir, aus welchen Gründen einzelne Neuralgien, besonders solche der Interkostalnerven, begleitet sind von dem Aufschießen von Bläschen (Herpes zoster). Wahrscheinlich spielt hier Veränderung des Spinalganglions eine Rolle. Aber Näheres ist unbekannt, denn in diesen Fällen ist oft eine grobe Disharmonie da zwischen Stärke der Schmerzen und Ausbreitung der Bläschen. Höchst beachtenswert ist das Aufschießen von Herpesbläschen bei Erkrankung von Nerven motorischer Natur, von denen wir aber wissen, daß sie Schmerzfasern führen, z. B. gibt es Fazialislähmungen mit Herpes an den Zervikal- und Trigeminusfasern, die wohl mit ihm Verbindung haben. „Trophische" Veränderungen durch Störung sensibler oder besonderer Nerven sind mindestens selten. Das, was man so nennt, ist meistens die Folge äußerer Schädigung, z. B. von Verbrennungen nach Aufhebung der Warm- und Schmerzempfindung. Das spielt jedenfalls bei den Veränderungen der Hände und Füße im Gefolge von Syringomyelie und Kaudaverletzungen die erste Rolle. Allerdings bin ich für manche Verdickungen der Weichteile und Knochen, namentlich an den Händen bei Syringomyelie, zweifelhaft, ob ihre Entstehung völlig aufgeht in reaktiven Wucherungen, die der äußeren Schädigung folgen; das ist sogar kaum wahrscheinlich. Die Verdickung von Knochen und Unterhautgewebe an Kiefer und Gliedern sowie die Verdickung der Zunge bei Akromegalie ist etwas Besonderes. Die Erscheinungen entwickeln sich nur rudimentär, z. B. in der Schwangerschaft, oder als eigentliche Krankheit mehr oder weniger ausgedehnt, öfters im Verein mit psychischer Beeinträchtigung, ganz gewöhnlich mit sexuellen Störungen und mit anderen Symptomen, die der Tumor des Hypophysenvorderlappens hervorruft (bitemporale Hemianopsie). Kennt man die Krankheit, so ist die Diagnose leicht zu stellen. Sie gehört natürlich zu den inkretorischen Erkrankungen und hat Beziehungen zu ihrer „pluriglandulären" Form (siehe dort) dadurch, daß nicht allzuselten gleichzeitig ein Diabetes insipidus oder Schilddrüsenerscheinungen sich entwickeln. Für die Ausbildung der Diabetes könnte auch eine Veränderung der zentralen vegetativen Zentren bedeutungsvoll sein.

Die Kranken merken ja von ihren Sensibilitätsstörungen in erster Linie die Reizerscheinungen: Schmerzen und Parästhesien. Aber in nicht wenigen Fällen sind sie doch auch beeinträchtigt durch die Herabsetzungen des Empfindungsvermögens, namentlich wenn diese die Bahnen treffen[1], die den Tastsinn im eigentlichen Begriffe vermitteln. Dann wird die feinere Koordination und Ausführung der Bewegung namentlich in den Fällen gestört, in denen der Gebrauch von Gegenständen wesentlich ist, weil die Kranken diese Gegenstände nicht ausreichend fühlen. Demgegenüber machen die hysterischen Anästhesien keine subjektiven Erscheinungen.

Bei jeder Störung sensibler Nerven ist genau das zu untersuchen, was man mit einem schlechten Ausdruck „objektive Sensibilität" nennt: man prüft die Art der Eindrücke und Empfindungen, die uns jeder Nerv zu vermitteln vermag, „objektiv". Dabei ist von höchster Wichtigkeit Steins Unterscheidung der peripheren und zentralen Sensibilitätsstörungen. Man muß die Methoden zu ihrer Prüfung und ihren Sinn beherrschen. Ist ein peripherer Nerv durchtrennt, so sind, unter Berücksichtigung der Überlagerung durch die segmentale Innervation, meist alle Qualitäten der Empfindung des von diesem Nerven versorgten Gebiets aufgehoben. Dieses Ereignis ist nur selten verwirklicht: nur bei völliger Durchtrennung eines Nerven oder des Rückenmarks. Das gewöhnliche ist eine Herabsetzung der einzelnen Empfindungsqualitäten; sie hat sehr viele klinische Erscheinungsformen und diese geben bedeutsame diagnostische Aufschlüsse. Wie Art und Stärke der anatomischen Läsion des Nervens zur Entstehung von Schmerzen und Parästhesien einerseits, zur Verminderung der Sensibilitätseindrücke andererseits stehen, ist noch nicht ausreichend geklärt. Jedenfalls ist das ganz Gewöhnliche: Herabsetzung der einzelnen Qualitäten der Sensibilität.

Wir beobachten also eine Verminderung der Druck-, Schmerz-, Kalt- und Warmempfindung mit Erhöhung der Reizschwellen. Am häufigsten sind die einzelnen Qualitäten nicht gleichmäßig beeinträchtigt, aber es sind doch meist Störungen an allen da. Das finden wir bei den direkten Läsionen peripherer Nerven oder hinterer Wurzeln und auch bei dem, was man gemeinhin Neuritis zu nennen pflegt Die Ausbreitung der Störung entspricht, unter Berücksichtigung der neuralen segmentalen Innervation, dem Ausbreitungsgebiet des betreffenden Nerven.

Die Formen der Sensibilitätsstörung bei Schädigung der großen spinalen und zerebralen Leitungsbahnen sowie ihrer Schaltungs- und Endungszellen ist sehr verwickelt und auch diagnostisch höchst bedeutungsvoll. Ich verweise hier auf das große Buch von O. Foerster[2]. Bei Beteiligung aller Bahnen, z. B. infolge von Querschnittserkrankungen, kommen ähnliche Verhältnisse vor wie bei peripheren Erkrankungen, d. h. Herabsetzung aller Qualitäten. Aber sie ist doch bei Erkrankung der Hinterstränge immer begleitet von den von Stein beschriebenen zeitlichen Störungen der Wahrnehmung und von den dadurch gegebenen Störungen des Erkennens bzw. des Tastens. Auf diese eigentlichen Störungen des Tastens ist sehr genau zu achten. Die Kranken können dann

---

[1] Vgl. Stein u. von Weizsäcker, Erg. Physiol. **27**, 658.

[2] O. Foerster, Die Leitungsbahnen des Schmerzgefühls (1927); Ergänzungsband zum Handbuch von Lewandowsky.

Gegenstände, die man ihnen in die Hand gibt, nicht richtig beurteilen oder verkennen Figuren, die wir auf die Haut schreiben, oder Zahlen werden in ihrer Form nicht erkannt. Reize, die man nacheinander auf die gleiche Stelle treffen läßt, werden bald nicht mehr voneinander unterschieden.

Durch das Auseinanderliegen der Bahnen ist bei Veränderung des Rückenmarks Gelegenheit gegeben zur Entstehung „partieller" Empfindungslähmungen, d. i. Störung einer Empfindungsqualität bei Erhaltung einer anderen. Die Leitung der Druckempfindung erfolgt in den Hinter- und Vorderseiten-, die der Kalt-, Warm-, Schmerzempfindung in den gekreuzten Vorderseitensträngen, nachdem ihre Fasern einige Segmente in der grauen Substanz der Hinterhörner aufstiegen. Auf diese Weise kommt durch Erkrankung des Hinterhorns die Aufhebung der Kalt-, Warm- und Schmerzempfindung bei Syringomyelie zustande, während die Druckeindrücke nur viel weniger gestört oder sogar erhalten sind. Auf diese Weise entstehen auch die merkwürdigen Sensibilitätsstörungen, die O. Foerster bei Herden an den Vorderseitensträngen beschrieb, denn dort liegen die einzelnen Bahnen in Schalen zusammen. Ebenfalls hierher gehört gewissermaßen als Konsequenz der im Hirn liegenden Kreuzung der motorischen und der spinalen Kreuzung der sensiblen Bahnen der berühmte Symptomenkomplex der Brown-Sequardschen Lähmung bei Halbseitenläsion des Rückenmarks.

Aus alledem geht hervor, daß eine sehr sorgfältige Untersuchung der Art der Sensibilität und ihrer Ausbreitung sowie eine genaue Kenntnis ihrer Bahnen z. B. in Oblongata und Brücke gegebenenfalls sehr wichtige Ortsdiagnosen ermöglichen wird, auf die doch soviel ankommt.

Die klinische Form der durch Erkrankung im Thalamus bedingten Sensibilitätsstörungen kann offenbar im einzelnen recht verschieden sein, weil im Sehhügel eine Schichtung der sensiblen Bahnen und Endigungen besteht und es natürlich auf die Lage des Krankheitsherds zu diesen Schichtungen ankommt. Jedenfalls liegt die Störung auf der anderen Seite und, wie erwähnt, ist sie zuweilen mit furchtbaren Schmerzen verbunden, außerdem aber auch mit einer eigenen Art von Lust- und Unlustgefühlen. Zuweilen haben diese einen geradezu perversen sexuellen Charakter.

Die Sensibilitätsstörungen, die die Veränderungen der hinteren Zentralwindung begleiten, sind metamer angeordnet und meist auffallend gering. Schmerzen und Parästhesien kommen dabei vor.

Wie Hinterstrangstörungen der Sensibilität auch bei peripheren Erkrankungen, z. B. bei primärer und bei diphtherischer Polyneuritis vorkommen, so erinnern wir uns, daß wohl die Mehrzahl dieser Neuritiden — für die postdiphtherischen Erkrankungen gilt das sicher — mit Rückenmarksveränderungen verbunden ist. So verdienstlich seinerzeit die Abtrennung der Neuritis von der Myelitis war, so läßt sie sich doch in voller Strenge nicht mehr aufrechterhalten.

Wenn wir in den Erörterungen über die Störungen der Sensibilität bisher nur die Erscheinungen der bewußten Sensibilität besprachen und nicht die der gesamten Zentripetalität, so geschah das deswegen, weil für den Kranken sich die unbewußten zentripetalen Störungen motorisch äußern. Wir werden bei Erörterung der Ataxie auf sie stoßen, und dabei werden auch noch einige andere derartige sensible Fehler zur Erörterung kommen.

Ich möchte aber, ehe ich zur Darstellung der anderen Störungen des Nervensystems übergehe, noch die Verhältnisse der Gelenke und Knochen besprechen, weil sie diagnostisch soviele Beziehungen zu manchen der bisher erörterten Dinge haben.

Immer, wenn ein Kranker über Schmerz an Kopf, Rumpf oder Gliedern klagt, ist die Beschaffenheit der Gelenke nachzusehen. Denn am häufigsten zwar klagen Kranke bei Gelenkerkrankungen über umschriebene Schmerzen in der Gegend des betreffenden Gelenks und hauptsächlich über solche bei Bewegungen. Aber Verwechslungen kommen doch häufig vor, und wie oft stoßen wir auf unklare Angaben! Z. B. Schmerzen im Nacken, oft mit Ausstrahlungen nach den Armen, sind nicht so selten durch eine Wirbelkaries (hintere Fläche der Rachenwand befühlen!) oder Veränderung von Wirbelgelenken mit oder ohne Einwirkung auf die hinteren Wurzeln erzeugt. Wir erwähnten schon: Wurzelbeteiligung auch bei einfachen, nicht durch Karies oder Tumor bedingten Erkrankungen der Wirbelsäule sind häufiger als wir früher dachten. Und wie oft wird Ischias mit Arthritis des Hüftgelenks verwechselt! Das kann man gewiß vermeiden. Hier aber kommt es nur auf die Tatsache an, daß Kranke über Schmerzen an Becken und Oberschenkel, besonders beim Gehen, klagen, und daß Ärzte die beiden genannten Krankheiten verwechseln. Auch Tumoren der Knochen unterliegen zuweilen der Verwechslung mit Ischias. Ebenso Erkrankungen der weiblichen Geschlechtsorgane.

An den Gelenken haben wir zunächst die verschiedenen Formen der Entzündung, sowohl örtlich als multipel. Alle akuten, mit starker Schwellung und Schmerzhaftigkeit einhergehenden monartikularen Gelenkentzündungen sind, auch wenn einige Schmerzen in anderen Gelenken bestehen, höchst verdächtig auf gonorrhoischen Ursprung. Bei den milde auftretenden, nur ein Gelenk treffenden Entzündungen müssen wir immer die Tuberkulose im Auge haben. Und auch die Syphilis macht Gelenkstörungen, sowohl in frühen als auch in späten Zeiten, vor allem die angeborene Lues. Gewiß gibt es häufiger da indolente Gelenkerkrankungen, aber es gibt auch Fälle mit starken Schmerzen. Bei Syphilis scheint mir das Charakteristische zu sein, daß symmetrische Gelenke, z. B. die Knie, Störungen mit nur geringer Schwellung und ohne starke Schmerzen aufweisen. Die Wassermannsche Reaktion ist dann nicht selten in der Gelenkflüssigkeit positiv. Die Diagnose ist schwierig. Auch hier wieder: Daran denken!

Sind mehrere Gelenke erkrankt, so kommt bei akuter Entwicklung zunächst in Betracht die Polyarthritis rheumatica, deren Erreger wir sonderbarerweise nicht kennen; meist treten diese Erreger durch die Tonsillen ein. Mehrere oder viele Gelenke in für uns noch regelloser Reihenfolge schwellen an, werden rot und sind samt ihrer Umgebung von selbst, ganz besonders aber auf Druck und bei Bewegung, sehr schmerzhaft. Fieber und Schweiße bestehen. Alle Teile des Herzens, alle serösen Häute, Arterien und Nieren sind in Gefahr der Beteiligung am Infekt. Fast immer ist die Diagnose der akuten Polyarthritis leicht und sicher zu stellen. Verwechslungen sind möglich in einzelnen subakuten Fällen mit milden Formen der Sepsis. Da besteht eine gewisse Ähnlichkeit — manche nehmen ja auch an, daß es mit den Erregern so ist, d. h. daß die der Polyarthritis zu den Streptokokken gehören. Fassen wir alle Fälle, die in das Krankheitsbild der akuten Polyarthritis hineinpassen, zusammen, so scheint mir keine ätiologische Einheit vorzuliegen. So dürften auch manche Schwierigkeiten für die Therapie zu verstehen sein.

Polyarthritis findet sich auch bei allen möglichen anderen Infekten (C. Gebhardts Rheumatoide). Am bekanntesten ist sie für Scharlach, Ruhr, Diphtherie, Erythema nodosum. Aber es gibt wohl keinen Infekt, bei dem das nicht vorkäme. Diese Diagnosen sind zu stellen, weil der eigentliche Infekt vorausging. Nur selten kommt es, wie noch am ehesten bei Ruhr, vor, daß die ursprüngliche Krankheit unter der Schwelle der Merkbarkeit verläuft und erst aus dem Rheumatoid erschlossen wird.

Die Beurteilung der chronischen Gelenkveränderungen ist äußerst schwierig, weil man bei so vielen über Ätiologie und Pathogenese nichts weiß.

Selbst die zugrunde liegenden pathologisch-anatomischen Veränderungen sind nicht leicht zu verwerten, weil genau bekannt eigentlich nur die Ausgänge sind, während man über die so wichtigen Anfänge viel weniger weiß. Für den Anfang der Prozesse soll man Wert legen auf die Unterscheidung zwischen den entzündlichen und nichtentzündlichen (degenerativen) Vorgängen. Es beginnt z. B. die gewöhnliche, so häufig monartikuläre, höchstens aber nur wenige Gelenke ergreifende Arthritis deformans als reine Degeneration des Knorpels, das hat uns Studenten 1885 schon Virchow mit größtem Nachdruck gelehrt. Demgegenüber haben die multipel auftretenden an den kleinen oder auch an den großen Gelenken beginnenden Prozesse in der Regel entzündliche Natur. In den späteren Zeiten der schweren multiplen Fälle sind die Prozesse anatomisch höchst verwickelt und meist kaum noch nur entzündlich oder nur degenerativ. Immerhin wird man versuchen, für den Anfang des Prozesses zwischen degenerativen und entzündlichen Vorgängen, also zwischen Arthrose und Arthritis zu unterscheiden und daraus die Zugehörigkeit des Prozesses auf der einen Seite zur Virchowschen Arthritis deformans, auf der anderen zur echten, wohl stets infektiösen Arthritis abzuleiten. Aber, wie gesagt, im weiteren Verlaufe sind Mischformen eher das gewöhnliche[1].

Zunächst kommt eine Form chronischer Gelenkerkrankung vor, die Beziehungen hat zur akuten Polyarthritis. Sie fängt seltener als akute Krankheit, häufiger von Anfang chronisch, an. Die kleinen Hand- und Fingergelenke sind stark beteiligt, Knie und Schultern gewöhnlich auch in hohem Maße. Sonst noch mehrere oder viele andere Gelenke. Schwellungen, große Schmerzhaftig-

---

[1] Brogsitter, Veröff. dtsch. Ges. Rheumabekämpfg H. 6.

keit, schließlich Entwicklung starker Deformationen. Langsamer und ganz unregelmäßiger Verlauf, häufig mit Schüben und Pausen. Perioden von Fieber. In diesen auch eine Reaktion auf Salizylsäure. Man hat den Eindruck, daß solche Fälle doch zu der akuten Polyarthritis eine Beziehung haben (UMBERS Infektarthritis) — um so mehr, als diese ja auch nichts Einheitliches ist.

Die Gelenkstörungen führen sehr häufig zu Atrophien der die Gelenke versorgenden Muskeln. Entartungsreaktion besteht in diesen atrophischen Muskeln bei wenigen Kranken, bei den meisten fehlt sie. Andere Organerkrankungen sind selten. Vor allem findet sich selten Endokarditis, und dann eigentlich nur in den Fällen, die sich aus einer akuten Polyarthritis entwickeln. Irgendwelche Erscheinungen von seiten des Zentralnervensystems fehlen. Das ist wichtig, weil früher Neigung bestand, eine Anzahl Fälle der chronischen Gelenkerkrankung, besonders die jetzt sofort zu erwähnenden „degenerativen", als genetisch vom Nervensystem abhängig anzusehen. Dafür fehlt indessen gegenwärtig jede Berechtigung.

Die am häufigsten monartikuläre, namentlich in Hüft- oder Schulter- oder Kniegelenk lokalisierte alte Virchowsche degenerative Arthritis deformans ergreift zuweilen mehrere Gelenke. Wie man annimmt, kann sich ein physiologisch und anatomisch ähnlicher Prozeß auch von vornherein in vielen Gelenken und sogar in den kleinen Gelenken abspielen, und dann schon in jugendlichem Alter anfangen, zu schweren Deformationen führen und sich ein Leben hinziehen. Das ist das, was man auch Arthritis deformans nennt, als zuweilen degenerativ ansieht („Osteoarthropathie, Arthrose") und gern von der erstgenannten entzündlichen Form trennt. Auch ich halte das in vereinzelten Fällen für möglich — man wird immer an die Unterscheidung zwischen den beiden Schrumpfnieren erinnert —, aber häufiger für schwer und unsicher. Meines Erachtens sind die multiplen und stark an den kleinen Gelenken lokalisierten Formen fast immer infektiös-entzündlichen Ursprungs. Man wird wohl erst weiter kommen, wenn man Ursachen und Pathogenese dieser Zustände kennt. Auch das ist wie bei den Nieren.

Die Arthritis bei Gicht ist natürlich völlig abtrennbar. Nicht immer rein aus der klinischen Form der Gelenkveränderungen. Obwohl deren anatomische Verhältnisse durch BROGSITTER jetzt völlig sichergestellt sind, können wir den ärztlichen Befund an den Gelenken, namentlich in den schweren Fällen, als solchen, wie gesagt, nicht immer sicher als gichtisch deuten, auch mit Hilfe des Röntgenbildes nicht. Aber die Diagnose wird fast immer möglich sein, wenn man alles in allem nimmt: Familie, Anamnese, echte Gichtanfälle, Lebensweise (Blei), die ganze Konstitution, das Vorhandensein von Tophi, Arteriolosklerose, Herz, Nieren. Auch ich möchte die, namentlich von THANNHAUSER vorgeschriebene Untersuchung von Blut und Harn auf Harnsäure, ihre Vermehrung dort, ihre mangelhafte Konzentration hier für sehr wichtig halten, immer vorausgesetzt, daß alle Vorsichtsmaßregeln genau eingehalten und alle Umstände genau berücksichtigt werden.

Die im Gefolge der Bleivergiftung vorkommenden Gelenkerkrankungen sind zum Teil gichtischer Natur, namentlich wird man das annehmen müssen, wenn schwere Strukturveränderungen vorhanden sind. Die Bleivergiftung erzeugt auch für sich allein Gelenkstörungen, aber das sind für den Befund des Arztes häufig mehr Schmerzen ohne Schwellungen. Die Herberdenschen Knoten an den Fingern kommen wohl bei Gicht vor, sind aber nicht entfernt charakteristisch für Gicht, denn man findet sie ebensogut bei der einfachen chronischen Polyarthritis, und wir sehen sie auch ganz für sich bei „Rheumatikern". Sie sind jetzt als Produkte der degenerativen Arthrose mit Gefäßveränderungen völlig sichergestellt. Die Tatsache, daß sie auch bei echten Rheumatikern vorkommen, zeigt, wie schwierig auf diesem Gebiete alle strengen Trennungen sind. Die wichtigen Beobachtungen Brogsitters aus F. von Müllers Klinik erweisen das mit voller Sicherheit.

Die Arthritis, namentlich der Knie oder Hüften, aber auch die von Armgelenken, wie sie sich bei Tabes, seltener bei Syringomyelie oder Konuserkrankungen findet, wird man aus der Form mit ihren starken und schnell sich entwickelnden Deformationen, aus der häufig bestehenden Schmerzlosigkeit sowie eben aus dem Vorhandensein der Spinalerkrankung erkennen können. Allerdings muß eine scharfe Diagnostik immer berücksichtigen und betonen, daß die Rückenmarkserkrankung nur rudimentär entwickelt sein kann. Da muß man aufpassen.

Auch die nach hämophilen Blutungen sich entwickelnde chronische Gelenkerkrankung, die hervorgeht aus den akuten Erscheinungen bei einer Blutung und sich dann chronisch weiterentwickelt, kann Ähnlichkeit mit einer chronischen Arthritis haben. Hier wird die Anamnese der Person und der Familie die Lage leicht klären, wenn der Arzt an Hämophilie denkt. Ebenso ist es mit den Gelenkerkrankungen, die nach traumatischen Blutungen und nach einfachen Verletzungen sich entwickeln.

Zu den ätiologisch geklärten chronischen Arthritiden gehört die alkaptonurische Arthritis und die bei inkretorischen Erkrankungen auftretende. Die erstere kann man erkennen aus dem Befunde des Alkaptonharns sowie öfters aus der Ochronose der Ohrknorpel. Die bei inkretorischen Anomalien auftretenden Gelenkerkrankungen werden von Umber[1] und Menge als etwas Besonderes angesehen. Es sind gewisse Ähnlichkeiten da mit der Periarthritis humeroscapularis, indem die entzündlichen Erscheinungen zum Teil außerhalb des Gelenks um die Kapsel sitzen. Diagnostisch wird man sie aber doch erschließen aus dem Bestehen von Funktionsanomalien der Ovarien oder der Schilddrüse. Das erstere ist wohl häufiger (Menopause, Menstruationsstörungen, Ovarektomie), und die Sicherheit, daß die inkretorischen Störungen zugrunde lagen, gewährte der Nutzen der Hormonbehandlung. Die Diagnose ist nicht aus der Form der Gelenkerkrankung zu stellen, sondern aus den Umständen, unter denen sie sich entwickelt.

---

[1] Umber, Dtsch. med. Wschr. 1926, Nr 39 — Thannhauser, Rheumaprobleme 2, 155, Leipzig 1931.

So ist es meines Erachtens auch mit dem Poncetschen Rheumatismus bei Tuberkulose. Man diagnostiziert ihn daraus, daß ein Mensch eine Tuberkulose der Lungen hat und außerdem die Erscheinungen einer chronischen Polyarthritis. Ich bin am meisten für die Annahme, daß hier zwei häufige Krankheiten zusammenkommen. Daß die Gelenkstörungen von der Tuberkulose abhängen, erscheint mir höchst zweifelhaft, ja es erscheint mir als unwahrscheinlich. Tuberkulöse Veränderungen zeigen die Gelenke fast nie. Sie würden also zu den Tuberkuliden gehören. Allerdings wurden in der Gelenkflüssigkeit zuweilen durch Tierimpfung Bazillen gefunden. Aber das Kreisen von Bazillen bei Tuberkulösen scheint doch nach neueren Befunden ein nicht seltenes Ereignis zu sein, das noch geklärt werden muß, und in seinen tatsächlichen Befunden doch wohl häufig noch unsicher. So ist es meines Erachtens auch mit der Mitteilung, daß in multipel erkrankten Gelenken Knötchen gefunden wurden.

In dem großen Behälter, der die chronischen Gelenkerkrankungen umfaßt, sind noch einige Gruppen von Fällen anzumerken, die, obwohl wir auch bei ihnen über Ätiologie und Pathogenese nichts wissen, doch durch die Konstanz der Lokalisation und manchmal vielleicht auch durch die des anatomischen Prozesses eine besondere Stellung als etwas Eigenartiges einnehmen[1]. Für die Mehrzahl der andern liegt die Schwierigkeit der anatomischen Betrachtung in der großen Mannigfaltigkeit von Zerstörung, Regeneration, Wucherung, Exsudatbildung, Kapsel-, Knorpel-, Knochenbeteiligung.

Eine besondere Form der Erkrankung mit örtlichen Nekrosen im Knochen des Hüftgelenks beim Kind ist von Engländern und von PERTHES beschrieben[2]. Diese Form der Osteoarthropathie kommt auch umschrieben an andern, sogar an kleinen Gelenken, z. B. der Fußwurzel vor. Es ist möglich, daß diese besonderen Zustände endokrin (hypophysär?) bedingt sind.

Ferner kennen wir eine ganz langsam sich entwickelnde Versteifung der Wirbelsäule, die, von oben oder von unten beginnend, natürlich höchst eindrucksvolle Erscheinungen macht, besonders wenn gleichzeitig die Hüftgelenke ankylosieren. Die Wirbelsäule ist entweder in gerader Haltung oder in Kyphose fixiert; die armen Menschen können keine Bewegung des Kopfes oder Rumpfes mehr machen. Man hat auch hier entzündliche und degenerative Formen unterschieden und daraufhin sowie nach wechselnden Symptomenbildern verschiedene „Formen" festgestellt (BECHTEREW, STRÜMPELL, PIERRE-MARIE). Meines Erachtens kann man an einer Trennung dieser klinischen Formen nur in einzelnen Fällen festhalten: Mischformen überwiegen ganz wesentlich. Das hat BROGSITTER mit voller Sicherheit gezeigt[3]. Die Beteiligung der Bandscheiben und Kleingelenke gibt der Störung der Funktion ein wichtiges Gepräge. Aber schon an der Wirbelsäule finden wir in ganz wechselndem Grade außer der ankylosierenden Arthritis sicca noch degenerative Vorgänge an Knochen, Bandscheiben und Gelenken, Wucherungen mit Spangenbildung sowie Einwirkung auf die Spinalwurzeln, so

---

[1] THANNHAUSER l. c., BROGSITTER l. c.   [2] ASSMANN, Rheumaprobleme **2**, 7. 1931 — THANNHAUSER l. c.   [3] BROGSITTER l. c., vgl. KREBS, Rheumaprobleme **2**, 113.

daß es zu heftigen Schmerzen und Muskelatrophien kommt. Und gar noch gibt es die größten Verschiedenheiten, wenn man die Beteiligung anderer Gelenke und den Verlauf in Betracht zieht. Etwas anderes sind die Bildungen einzelner Knochenspangen an umschriebenen Stellen und die sich anschließenden örtlichen Entartungen von Bandscheiben, die jahrelang unverändert blieben, ganz im Gegensatz zu den erstgenannten Zuständen keine wesentliche Neigung zu irgendwie schnellerem Fortschreiten zeigen und häufig kaum Beschwerden machen.

Die Untersuchung des Körpers wegen Schmerzen und erst recht diejenige der Gelenke schließt von selbst die der Knochen mit ein. Sie ist von größter Bedeutung. Denn von seiten der Knochen gibt es starke Beschwerden, besonders heftige Schmerzen, manchmal dauernd, häufig mit heftigstem Anschwellen bis zu furchtbarer Stärke. Nicht selten findet man zunächst nichts an ihnen, obwohl die schwersten Veränderungen bestehen. Wir besehen und befühlen die Knochen, untersuchen ihre Festigkeit und Beweglichkeit, bestimmen ihre Größe. Ein Röntgenbild rate ich bei jedem Verdacht auf Knochenerkrankung zu machen. Gerade für die Kenntnis der Knochenerkrankungen hat uns die radiologische Methode außerordentlich gefördert und in den meisten Fällen aus dem Ahnen in das Wissen erhoben. Auch die Untersuchung des Blutes ist immer höchst wichtig.

Besonders empfehlen möchte ich in jedem Krankheitsfalle, in dem die Symptome Beziehungen zur Wirbelsäule haben können, die Wirbelsäule sehr genau zu untersuchen. Das gilt streng für alle Kranken, die Schmerzen im Rücken haben. Ferner für eine große Anzahl von Rückenmarkserkrankungen, namentlich für alle Querschnittsveränderungen, weil diese sehr häufig auf eine Erkrankung der Wirbelsäule zurückzuführen sind. Man betrachtet an ihr Form und Beweglichkeit. Auf umschriebene Vorwölbung von Dornfortsätzen (Gibbus) ist besonders zu achten. Die Beweglichkeit der normalen Wirbelsäule muß man genau kennen und mit ihr die der krankhaft veränderten vergleichen. Äußerst wichtig sind Röntgenaufnahmen mit der Bucky-Blende. Man sieht da so viel an Gelenken, Bandscheiben und Knochen, daß Tumoren und Tuberkulose fast in allen Fällen unserer Diagnose zugänglich werden.

Sehr häufig fühlen sich Kranke in der Ruhe gut, die Schmerzen treten erst auf, wenn sie Versuche machen, sich zu bewegen. So ist es bei Osteomalazie. Die Kranken gehen dann sehr ungern, vorsichtig, hüpfend. Oft sieht der Gang höchst maniriert aus, so daß man seine Form leicht für psychogen hält. Druckempfindlichkeit des Brustbeins sowie der Rippen und des Beckens, Adduktorenkontraktur, Verkleinerung der Gestalt lassen die Diagnose stellen, wenn man an sie denkt. Das Röntgenbild ergibt häufig nichts Besonderes, nur in den schwersten Fällen die Atrophie des Knochens sowie die abnorme Form des Beckens.

Karzinomatöse Knochenmetastasen oder Myelome machen ähnliche Beschwerden. Sie sind entschieden häufiger. Wir finden die ersteren besonders im Gefolge bestimmter Karzinome (Prostata, Schilddrüse, Mamma), seltener auch bei anderen (Uterus, Ovarien, Magen, Darm). Entweder so, daß Schmerzen in den Knochen bei bekanntem Tumor auftreten, oder so, daß die metastatischen Geschwülste das krankhafte Geschehen überhaupt zuerst anzeigen, weil die zugrunde liegende Geschwulst, z. B. ein Magen- oder Prostatakarzinom, keinerlei Erscheinungen macht. Die Kranken haben gewöhnlich furchtbare Schmerzen in Gliedern und Becken. Die Knochen sind ihr Sitz. Hier kommt alles an auf sorgfältigste Untersuchung sowie Röntgenaufnahme des schmerzenden Knochens, ganz besonders aber des Beckens und der Wirbelsäule. Diese beiden sind bei jedem Verdacht radiologisch zu untersuchen. Bei der gewöhnlichen Untersuchung findet man gewöhnlich nichts. Für den Nachweis von Tumormetastasen in den Knochen kann die Blutuntersuchung sehr wichtig werden, indem bei einer ganzen Reihe von Kranken Myelozyten und Erythroblasten im Blut gefunden werden. Für Myelom spricht die Anwesenheit des Bence-Jonesschen Eiweißkörpers. Das Chlorom ist ausgezeichnet durch die Wucherungen am Schädel sowie durch die Beziehung zur Leukämie.

Die dritte Krankheit, die Knochenveränderungen und Knochenschmerzen macht, ist die Ostitis fibrosa und die Pagetsche Krankheit, soweit man die beiden Begriffe und Zustände trennen will. Bei diesen sehr seltenen Krankheiten treten die Verunstaltungen der Knochen zuweilen besonders an einzelnen hervor (Kopf, Wirbelsäule, Tibien, Oberarm, Oberschenkel). Sie, sowie die Verkleinerung der Gestalt stehen ärztlich manchmal mehr im Vordergrund als die Schmerzen; aber auch diese können sehr heftig sein. Kenntnis der Krankheit, genaue Untersuchung und Röntgenbilder ermöglichen die Diagnose. Zuweilen rufen die Knochenveränderungen am Schädel Symptome von seiten der Basisnerven hervor.

Wir kehren jetzt zur Untersuchung des Nervensystems zurück.

Die Fähigkeit des Menschen, seine Teilnahme und seine Mitwirkung an den Ereignissen dieser Welt zu bekunden, hängt zunächst von seinen psychischen Eigenschaften ab. Ob diese für die hier in Betracht kommenden Verhältnisse gelitten hat, wird der Arzt sehr schnell merken und dann den Kranken psychiatrisch untersuchen lassen. Auf der Grenze zwischen seelischem und körperlichem Geschehen liegen Leistungen, die dem körperlichen Ausdrucksvermögen dienen und deren Störung zu Apraxie und Aphasie führt.

Es gibt Kranke, die können Handlungen nicht ausführen, weil sie die hierfür notwendigen Bedingungen ihres Körpers und der Außenwelt nicht einzuschätzen vermögen. Sie erkennen äußere Gegenstände und ihre eigenen Körperteile, wissen sie aber motorisch nicht zu verwenden, obwohl die reine Motilität erhalten ist. Diese Apraxie, die man feststellen kann, wenn man dem Kranken die Ausführung bestimmter Aufträge erteilt, findet sich bei Erkrankungen der linken Rinde (Zentralwindungen, Scheitellappen), und wir beobachten sie hauptsächlich am linken Arm und linken Bein bei halbseitiger Lähmung der rechtsseitigen Glieder, wenn also der Krankheitsherd in der linken Hirnhälfte liegt.

Prinzipiell die gleichen Störungen finden wir für alle andern Ausdrucks-
bewegungen (Sprechen, Schreiben), und es wäre hier zu erwähnen, daß
Störungen der rezeptiven Vorgänge auch allein für sich an den Sinnesorganen
beobachtet werden, und zwar mit den größten Differenzierungen. Also es kann
ein Kranker wohl alles sehen, aber nichts erkennen, was er sieht. Oder er kann
wohl alle andern Gegenstände erkennen, aber nicht die Schriftzeichen, deswegen
kann er nicht lesen. Ein Kranker hört alles, er vermag auch das Gehörte zu
erkennen und geistig zu verwenden, mit Ausnahme der Klänge, die die Worte
seiner Muttersprache darstellen. Deswegen versteht er diese (und zuweilen
nur diese) Sprache nicht mehr, sie klingt ihm wie eine fremde Sprache, und er
kann deswegen seine Muttersprache nicht mehr sprechen (sensorische Aphasie).
Es kommen genau die gleichen Störungen des Lesens, Schreibens und des musi-
kalischen Ausdrucksvermögens vor. Selbstverständlich ist für die Entstehung
der zugrunde liegenden, unendlich verwickelten Vorgänge die Mitwirkung aller
seelischen Prozesse oder, wenn wir es körperlich ausdrücken, der gesamten
Hirnrinde notwendig. Aber das Geschehen ist doch so, daß für die Ausbildung
dieses gewissermaßen umschriebenen Zustands der „sensorischen Aphasie"
die erste linke Schläfenwindung (WERNICKE) verändert sein muß. Man kann
deswegen aus dem Bestehen dieser Art von Aphasie auf einen Herd an der genannten Stelle schließen. Nur in diesem Sinne sprechen wir von einer Lokalisation.

Auf der andern Seite können Kranke die Sprache völlig verstehen, aber sie
doch nicht sprechen; es fehlt die Koordination der Silben zum Wort, es fehlt
oft auch die Findung der Silben und des Worts. In den schwersten Fällen vermögen die Kranken überhaupt nichts mehr zu sagen oder nur noch einige Worte
herauszubringen (motorische Aphasie). Finden wir eine rein motorische
Aphasie (BROCA), so ist das im obengenannten Sinne ein Herdsymptom für
Veränderung der dritten linken Stirnwindung und ihrer Umgebung.

Aber es müssen für diese meines Erachtens sehr schwierige Diagnose doch
noch einige Voraussetzungen erörtert werden. So wie das einfache Vergessen
von Worten, die Amnesie, die ein allgemeines Hirnsymptom und sehr häufig
eine Alterserscheinung ist, nichts mit der sensorischen Aphasie zu tun hat, so
wenig die technische (dysarthrische) Sprachstörung mit der motorischen Aphasie.
Für die Annahme der letzteren muß gefordert werden, daß die technische Ausführung der Laut- und Buchstabenbildung (Atmung, Innervation des Gaumens,
der Zunge, der Mundmuskeln), deren Ausführung in Brücke und verlängertem
Mark liegt, unversehrt ist. Es fehlt nur die seelische Zusammenordnung der
Laute zum Worte. Ferner sind alle aphatischen Störungen dadurch höchst
verwickelt, daß sie so gut wie immer mit anderen Störungen der Ausdrucks-
bewegungen verbunden sind (z. B. solchen des Schreibens und Lesens), und das
in der mannigfachsten Weise. Ferner kommen die beiden Grundformen der
Aphasie so gut wie nie rein vor. Das ist verständlich nach den meist ausgebreite-
ten Hirnerkrankungen, die diese Störungen erzeugen. Und schließlich — das
erscheint mir als die Hauptsache —, fast immer ist der seelische Zustand

aphatischer Kranker wegen der Störung des Ausdrucksvermögens so außerordentlich schwer zu beurteilen, daß man fast nie weiß, wieweit der Kranke psychisch normal ist. Ebenso wie NAUNYN halte ich diese Kranken so gut wie immer für seelisch gestört. Die ganze Aphasieangelegenheit und ihr Verständnis ist jedenfalls äußerst verwickelt. Der Arzt kann ihr nicht mehr gewachsen sein, ich bin es auch nicht, weil hierzu eine ganz eingehende psychologische Bildung gehört. Meines Erachtens muß der Arzt diese Kranken nicht für die einfache Diagnose — diese kann er selbst stellen —, wohl aber für eine wirkliche Beurteilung und Behandlung einem Neurologen zuführen, der auch die theoretischen Grundlagen der Sprachbildung beherrscht. Nur bei vollem Verständnis der Entstehung sowie des Wesens der Sprache und ihrer zahllosen Beziehungen zu andern seelischen Vorgängen wird es möglich sein, die Lehre von der Aphasie auch diagnostisch weiter zu entwickeln. Die alten „Unterformen" der klassischen Autoren und ihre Schemata entsprechen nicht mehr unseren Auffassungen. Namentlich die Bedeutung des Allgemeinzustands des Gehirns ist für die Spracherhaltung von größter Bedeutung.

Wenn wir bei Beurteilung jedes Kranken den Sitz der krankhaften Störung, ihre Art, ihre Ursache und ihren Einfluß auf die Körperverrichtungen kennenlernen wollen, so tritt bei der Diagnostik der meisten Erkrankungen des Nervensystems die Bedeutung der Sedes morbi im Sinne von MORGAGNI beherrschend hervor. Also die Lokaldiagnose. Denn sie ergibt am Nervensystem vielfach — nicht immer — gleichsam von selbst alles übrige. Am Sensibeln zeigte sich das ja auch schon, für die Erörterung der Bewegungsstörungen wird das besonders deutlich sein.

Gestört sein können zunächst die Willkürbewegungen der Kopf-, Rumpf- und Gliedermuskeln. Jede willkürliche Innervation setzt eine große Anzahl von Einzelmuskeln in Gang, deren feine und äußerst verwickelte Zusammenordnung in Zeit, Reihenfolge und Stärke der Kontraktion die Vollkommenheit unserer Bewegungen bedingt. Es erscheint mir höchst interessant, daß in zusammengehörigen, synergisch und antagonistisch wirkenden Muskeln für den richtigen Gebrauch die Chronaxien eine bestimmte Größe und Abstufung haben müssen. Ist lediglich die Kraft einer Bewegung herabgesetzt von den geringsten Graden bis zur völligen Aufhebung, so sprechen wir von Schwäche oder Lähmung und haben noch besondere Bezeichnungen für die verschiedenen klinischen Formen der Lähmung: Monoplegie, Paraplegie, Hemiplegie.

Eine Schwäche oder Lähmung weist, falls nicht die seelischen Voraussetzungen der Lähmung fehlen, immer darauf hin, daß die Störung an einer Stelle von der Hirnrinde, durch die Pyramidenstränge, die Vorderhörner und die Nerven bis zu den Muskeln oder an diesen selbst vorliegt.

Die Muskeln direkt erkranken bei den obengenannten Zuständen und sonst, nach allem was wir wissen, bei der Dystrophia musculorum progressiva. Wer diese Krankheit in ihrem so oft familiär-hereditären Auftreten, meist im kindlichen oder jugendlichen Alter, in ihrer Erscheinungsform nach der eigenartig regelmäßigen Beteiligung bestimmter Muskeln, nach den an den Muskeln sich findenden Veränderungen (Hypertrophie, Pseudohypertrophie, Atrophie fast stets ohne Entartungsreaktion) und nach dem völligen Fehlen von Sensibilitätsstörungen kennt, der kann, wenn er aufpaßt, die Diagnose leicht stellen. Er muß nur auch hier mit rudimentären Fällen rechnen und damit, daß vereinzelte Veränderungen lange Zeit stehen bleiben können.

Bei allen Erkrankungen, deren Sitz im Nervensystem liegt, ist aus der Form der Lähmung häufig der Sitz erkennbar, denn es müssen Sitz und Umfang des Herds die Form der Lähmung bedingen. So diagnostizieren wir z. B. den Sitz der gewöhnlichen Hemiplegie in der inneren Kapsel, so den einer Paraparese der Beine bei Freisein der Arme im Rückenmark unterhalb der Halsanschwellung, so den Sitz der Hemiplegia cruciata, so den der Hemiplegia alternans.

Weiter kommen wir, wenn wir auf das feinere Verhalten der gelähmten Muskeln achten. Wir fühlen durch Druck auf die betreffenden Muskeln und indem wir passiv die Gelenke bewegen, deren Knochen jene Muskeln aktiv bewegen sollen, ob der Tonus, der Spannungszustand der Muskeln normal, herabgesetzt oder erhöht ist. Dieser Tonus ist einmal reflektorischer Natur; er steht dabei in naher Beziehung zur Stärke der Eigenreflexe. Von diesen prüfen wir gewöhnlich die Reflexe am Masseter, an Trizeps und Vorderarmen, an den Fingern (Knipsreflex J. Hoffmann), den Patellar- und Achillesreflex. Ihre Herabsetzung kommt mit schlaffer Lähmung und vermindertem Muskeltonus, ihre Steigerung mit erhöhtem Tonus und „spastischer Lähmung“ zusammen. Die Bahn dieser Eigenreflexe geht durch hintere und vordere Wurzeln. Die Lage der Bahn kennen wir für jeden Reflex genau. Herabsetzung oder Aufhebung der Reflexe mit schlaffer Lähmung zeigt, falls die Erkrankung im Rückenmark sitzt, die Beteiligung des betreffenden Segments der Zentralorgane an dem Sitz der Lähmung an. Z. B. die obengenannte spinale Paraparese der Beine erweist, falls die Eigenreflexe fehlen, dadurch ihren Sitz in der Lendenanschwellung. Die Untersuchung der Muskeln ebenso wie der Reflexe erfolgt über den ganzen Körper; man kommt so schon zur weitgehenden Feststellung des Krankheitssitzes.

Auch die Untersuchung der Fremdreflexe (Bauchdecken-, Fußsohlenreflexe) hilft weiter. Diese haben ihren Übertragungsort teils hochspinal, teils zerebral. Zeigt der Fußsohlenreflex die Veränderung seiner Beschaffenheit, die Babinski beschrieb, so weist das hin auf eine Veränderung der Pyramidenbahn, in dem gleichen Sinne wie der Gordonsche und der Oppenheimsche Reflex. Und vor allem wie die Steigerung der Eigenreflexe bis zum Klonus und in den stärksten Fällen bis zur völligen reflektorischen, zuweilen härtesten Starre der Muskeln! Über die Gründe vgl. Pathologische Physiologie.

Zu erwähnen ist aber, daß frische zerebrale und zuweilen auch alte kortikale Lähmungen mit einer schlaffen Lähmung der Muskeln und manchmal sogar mit Aufhebung der Sehnenreflexe einhergehen. Die Gründe sind gegenwärtig nicht durchsichtig.

Sehr vorsichtig muß man sein mit der Annahme krankhafter Erhöhung der Eigenreflexe. Unerschöpflicher Patellar- und Fußklonus sind pathologisch, reflektorischer Strecktetanus des ganzen Beins ebenfalls. Sehr wichtig ist immer eine Ungleichheit lebhafter Reflexe auf beiden Seiten. Aber einfache Erhöhung, die auf beiden Seiten gleich ist, kommt auch bei funktionellen Störungen vor.

Die Untersuchung der genannten Reflexe verschafft uns also ebenfalls wichtige Aufschlüsse über den Sitz einer Lähmung: Liegt ihr Herd innerhalb des Reflexbogens (sensibler Teil des Rückenmarks, Kerne der motorischen Fasern, Vorderhörner, periphere Nerven), so haben wir schlaffe Lähmung mit aufgehobenen Eigenreflexen; der diagnostische Schluß wird natürlich von der andern Seite gemacht. Und wenn wir eine spastische Lähmung sehen, so können wir mit der Lokalisation oberhalb der genannten Teile rechnen. Daß es in einzelnen Fällen Schwierigkeiten gibt, muß bedacht werden. Wir verstehen die Gründe für Ausnahmen zum Teil, z. B. wenn multiple Herde auftreten. Zum Teil verstehen wir sie noch nicht.

Weiter hilft uns die Betrachtung des Ernährungszustandes der Muskeln. Wenn der Krankheitssitz innerhalb des Reflexbogens auf seiner motorischen Seite anzunehmen ist, so verlieren die Muskeln nicht nur ihren Tonus, sondern sie atrophieren schnell und stark, und sie zeigen die für die Beurteilung so außerordentlich wichtigen Veränderungen der Erregbarkeit gegenüber dem elektrischen Strom. Der gelähmte atrophische Muskel verlangt größere Strommengen und gewinnt diese, indem er längere Zeit hindurch den konstant fließenden Strom nutzt. Er hat eine größere Chronaxie und ist, solange die Intensitätsschwelle noch nicht gewachsen ist, nach der alten Ausdrucksweise galvanisch übererregbar, weil er, eben ehe die Intensitätsschwelle gewachsen ist, während des Fließens des Stroms viel mehr Elektrizität aufnimmt. Allmählich wachsen die Chronaxien mehr und mehr, und wenn nun auch die Intensitätsschwellen steigen, so sinkt die Erregbarkeit bei der gewöhnlichen elektrischen Untersuchung. Das Phänomen der Entartungsreaktion mit sog. Übererregbarkeit findet sich nur bei den akuten Abtrennungen des Muskels von seiner Nervenzelle, während die träge Zuckung den atrophierenden Muskel während der ganzen Dauer der Atrophie begleitet. Allerdings muß, damit das Phänomen zustande kommt, immer eine gewisse Anzahl atrophierender, in gleichem Stadium befindlicher Muskelfasern da sein. Deswegen kann es zeitweise fehlen bei manchen Krankheiten mit äußerst langsamer Entartung der Muskelfasern, z. B. bei Duchenne-Aranscher Muskelatrophie.

Die elektrische Untersuchung ist also für die Feststellung dieser Form von Atrophie höchst wichtig. Das Bestehen von Entartungsreaktion zeigt mit voller Sicherheit den Sitz der Erkrankung im Kerngebiet oder im peripheren motorischen Nerven, also dem Fortsatz der Vorderhornzelle an. Viel sicherer und klarer als der Befund der Muskelatrophie. Denn ausgedehnte Atrophien — dann meist ohne Entartungsreaktion — finden wir auch bei bloßem Nichtgebrauch der Muskeln, ferner im Gefolge von Gelenkerkrankungen und schließlich in seltenen Fällen bei zerebralen Erkrankungen (Pathologische Physiologie).

Ein Körperteil, dessen Muskeln keine Abschwächung ihrer Kraft zeigen, ist deswegen noch längst nicht fähig, seine willkürlichen Bewegungen richtig auszuführen. Es gibt weitere Störungen. Zunächst haben wir außer der reflektorisch bedingten noch eine andere Form von Starre. Bei einer starken Erhöhung der Eigenreflexe werden alle Bewegungen dadurch beeinträchtigt, daß jede von ihnen Streck- oder Beugereflexe auslöst. In schweren Fällen werden dadurch Bewegungen fast unmöglich. Der Gang ist bei starker Erhöhung der Reflexe durch die Steifigkeit der Beine charakteristisch eigenartig und wird bei höchster Steigerung der reflektorischen Erregbarkeit kaum durchführbar. In den allerschwersten Fällen sind die Glieder durch die Muskelspasmen völlig fixiert, die Beine wesentlich in Beugung der Hüft- und Kniegelenke. Anfangs kann man die Streckung noch passiv ausführen. Später gestatten das die sich entwickelnden sekundären Gelenkerkrankungen nicht mehr. Demgegenüber zeigt die Starre, die der Einfluß der zentralen Kerne der rubrospinalen Bahn hervorruft, mehr eine größere Festigkeit, man drückt es gewöhnlich aus: es besteht eine wächserne Starre der Muskeln. Die Zusammenziehungen der Muskeln erfolgen seltener und verlaufen langsamer. In den schweren Fällen sind manche Rumpfbewegungen, z. B. Umdrehen, überhaupt nicht mehr möglich. Die Kranken machen wegen ihrer Bewegungsarmut einen uninteressierten, gleichgültigen Eindruck, das Mienenspiel wird eingeschränkt. Daß die meisten von ihnen noch Reizerscheinungen dazu haben, wird nachher besprochen. Wer diese Form von Starre, besonders in Verbindung mit Reizerscheinungen kennt und auf sie zu achten weiß, findet sie sofort; sie ist unmittelbar charakteristisch für die Folgen der Erkrankungen des Pallidostriatums bei Paralysis agitans und Enzephalitis. Entstehung und Sinn der Erscheinungen ist uns verborgen, weil wir die physiologische Bedeutung des Pallidostriatums und roten Kernsystems nicht genau genug kennen.

Kranke leiden schließlich durch Ataxie der Willkürbewegungen, d. h. durch die Störung der richtigen Zusammenordnung der einzelnen Innervationen (vgl. Pathologische Physiologie). In den schweren Fällen können die Kranken mit den ataktischen Gliedern überhaupt nichts machen, weil in jedem Versuch einer Bewegung sich die mannigfaltigsten und stärksten Innervationen unpassender Muskeln einmischen, während in den leichteren nur die feinere Zusammenordnung gestört ist, so daß bestimmte feinere Bewegungen nicht mehr ausgeführt werden können. Ich rate das letztgenannte zum Ausgangspunkt der Untersuchung zu nehmen. Man spricht ausführlich mit den Kranken über die Störungen, die sie selbst bemerken, darüber, unter welchen Umständen, bei welchen äußeren Anforderungen nicht mehr alles so gelingt wie früher. Ein Künstler oder ein Handwerker wird die feinsten Anomalien sehr frühzeitig merken. Ausgleichungen der Fehler spielen gerade hier eine große Rolle; man muß für sein Urteil immer mit ihnen rechnen. Wir lassen dann die Kranken eine Anzahl feinerer Zielbewegungen, bei deren Auswahl etwas Phantasie zu entfalten ist, mit Armen, Beinen und Rumpf ausführen und sehen zu, wie das geschieht. Ein Gehversuch ist zu machen. Auf diese Weise läßt sich Ataxie immer diagnostizieren. Die am häufigsten vorkommende Ataxie, nämlich die bei Tabes und Polyneuritis, ist sensorisch. Wie mir scheint, gehört auch die Intentionsataxie bei Herdsklerose hierher. Solange die Kranken die durch Störung der Zentripetalität unsicher gemachten Bewegungen unter Kontrolle der Augen ausführen, sind sie oft noch einigermaßen möglich. Aber sobald die Hilfe des Gesichtssinnes wegfällt, wird die Bewegungsstörung viel stärker. Man prüfe also immer bei offenen und geschlossenen Augen.

Außer dieser sensorischen Ataxie gibt es noch eine ganz andere, in der Auswirkung aber zuweilen ähnliche Bewegungsstörung, die man als Kleinhirnataxie bezeichnet, weil sie sich am häufigsten und am stärksten bei Erkrankungen des Kleinhirns findet. Ganz ähnlich sind Störungen bei Friedreichscher Ataxie und bei Wilsonscher Krankheit. Die Kranken können ihr Gleichgewicht nicht halten, weder im Sitzen noch im Stehen, noch beim Gehen. Sie wackeln und machen ausfahrende Bewegungen. Von jeher verglich man die Bewegungen dieser Kranken mit denen von Menschen bei Alkoholvergiftung. Viele dieser Kranken zeigen natürlich noch andere Erscheinungen von Kleinhirnstörung.

Wir treffen sensorische Ataxie in Krankheiten, bei denen wie rein auf Grund der Beobachtung und Erfahrung aus dem Zusammentreffen dieser Form von Ataxie mit bestimmten anderen Erscheinungen eine klinische Diagnose machen. So ist es z. B. bei der Tabes dorsalis und bei der Polyneuritis. Die tabische Ataxie wird in der Regel zusammengefunden mit Pupillenveränderungen, Blasenstörungen, Schmerzen, Veränderung der Eigenreflexe; man stellt die Diagnose aus dem Syndrom. Wie wir sogleich sehen werden, ließe sich auch hier eine rationale Erwägung durchführen. Aber in der Regel wird die Diagnose der Tabes rein empirisch gestellt.

Ähnlich ist es mit der Ataxie bei Polyneuritis. Die Ataxie, auch hier sensorisch, ist manchmal das einzige zentripetale Symptom, aber in anderen Fällen haben die Kranken doch starke Schmerzen, Parästhesien, Sensibilitätsstörungen und — namentlich im Gefolge von Alkoholmißbrauch — eine erhebliche Druckempfindlichkeit von Muskeln und Nervenstämmen. Im Gegensatz zur Tabes sind gewöhnlich Störungen der Kraft dabei, während die Pupillen und Sphinkteren in der Regel frei bleiben; nur ganz selten gibt es Fälle von Pupillenträgheit bei schwerstem Alkoholismus. Rein innermedizinische und ätiologische Faktoren sind zu berücksichtigen und ebenso rein rational die gesamten Unterschiede im physiologischen Verhalten des Zentralsystems einer-, der peripheren Nerven andererseits. Auf diese Weise läßt sich die Diagnose dessen stellen, was man jetzt Neuritis nennt. Besonders dann, wenn hier die ätiologischen Verhältnisse herangezogen werden.

Die Polyneuritis ist eine Infektions-, vor allem aber eine Intoxikationsfolge. Nach jeder Art Infekt kann sie eintreten; nach bestimmten Infektionen geschieht das besonders häufig. Und bestimmte, ätiologisch besondere Formen zeigen auch aus Wahlverwandtschaft der Gifte für Fasern bestimmter Funktion charakteristische klinische Symptome: das Blei schädigt elektiv motorische Fasern und oft solche bestimmter Muskeln, Arsen vorwiegend sensible Fasern, Diphtheriegift in erster Linie die zentripetalen Fasern für die Reflexe und die Regulation der Bewegungen (Ataxie), Alkohol sensible und motorische Fasern (Lähmung, Ataxie, Schmerzen). Bei der „rheumatischen" Neuritis sind in erster Linie Lähmungen und Ataxie vorhanden, die Sehnenreflexe fehlen, sensible Störungen treten zurück. So sind die gewöhnlichsten Vorkommnisse. Aber es gibt kein streng festgehaltenes Schema. Z. B. die generalisierte Bleilähmung erzeugt ganz gewöhnliche motorische und auch sensible Störungen. Hier schließt man vielleicht am besten die akute aufsteigende Lähmung (LANDRY) an. An den Beinen beginnend, verbreitet sie sich nach oben und führt zum Tode, wenn die Lähmung die Atemmuskeln ergreift. Es ist ein Symptomenkomplex, keine Krankheitseinheit, denn die ätiologisch verschiedensten Formen von Neuritis und Myelitis können zugrunde liegen.

Grundsätzliche Ähnlichkeit mit den klinischen Erscheinungen der Ataxie haben die der „Beschäftigungsneurosen". Ein Mensch, der eine verwickelte Bewegung — meist sind es solche unseres Kulturlebens — gewohnheitsmäßig ausführte, kann das plötzlich nicht mehr oder nur schwierig oder ungeschickt tun. Entweder weil bei jedem Versuche dazu Schmerzen eintreten, oder weil er zu leicht ermüdet, oder — und das ist das gewöhnliche und das schafft die große Ähnlichkeit mit der Ataxie — es mischen sich bei jedem Versuche einer Innervation unpassende, oft sehr starke Bewegungen ein, die jeden Versuch einer Koordination verhindern.

Eigenartige Bewegungsstörungen, deren Ursache vielleicht in den Muskeln selbst liegt, ohne daß wir über die Entstehung und letzte Veranlassung irgend etwas wissen, denn die Zurückführung auf inkretorische Einflüsse ist eine reine Vermutung, haben wir bei Myotonia congenita und bei Myasthenia pseudoparalytica. Die Diagnose ist auch hier nur dem möglich, der die höchst eigenartigen Bewegungsstörungen kennt: bei Myotonie familiär die Unmöglichkeit, schnelle Innervationen nacheinander auszuführen, weil bei den ersten willkürlichen Innervationen jeder Bewegung, namentlich bei solchen heftiger Natur, eine Nachdauer der Kontraktion stattfindet; deswegen kann die Erschlaffung nicht schnell folgen.

Bei ganz eigenartigen Zuständen, die unter dem Namen der atrophischen Myotonie gehen, sind myotonische Muskelstörungen verbunden mit Muskelatrophien, besonders im Gesicht, sowie mit ausgesprochen krankhaften inkretorischen Einflüssen (Haarausfall, Hodenatrophie).

Die myasthenischen Muskeln, namentlich in dem Bulbärgebiete, doch auch in den Extremitäten, werden schon nach wenigen Zusammenziehungen ermüdet bis zur Lähmung; Kauen, Sprechen, Schlucken ist dann erheblich erschwert, und wenn die Atemmuskulatur beteiligt ist, so ersticken die Kranken. Myasthenische Erscheinungen am Muskel gibt es als Ausdruck einer eigenen Krankheit, eben der Myasthenia pseudoparalytica, aber ähnliche schnelle Ermüdung kommt auch symptomatisch bei anderen Nervenkrankheiten vor.

In beiden Fällen muß man die Krankheit kennen und an sie denken. Dann ist die Diagnose leicht, sonst unmöglich. Wer die Myasthenie nicht kennt oder nicht an sie denkt, kommt sehr leicht in Gefahr, die Krankheitserscheinungen, die so unwahrscheinlich klingen, für hysterisch zu halten. Das ist, abgesehen vom Fehler, den man macht, um so unangenehmer, als alle Kranken mit Myasthenie in Lebensgefahr sind und zuweilen bei ganz unbedeutenden Veranlassungen, z. B. bei einer Magenausheberung, plötzlich sterben.

In den bisher gegebenen Darlegungen zeigen sich die beiden grundsätzlichen Formen des Diagnostizierens bei den Nervenkrankheiten. Ihr Anziehendes und ihr unvergleichlicher Lehrwert für die Klinik liegt darin, daß, vielleicht abgesehen von den Herzkrankheiten, kein anderer Zweig der inneren Medizin in dem Maße, wie die Nervenkrankheiten in einer verhältnismäßig großen Anzahl von Fällen erlaubt, auf dem geordneten Wege pathologisch-physiologischer Betrachtungen das Krankhafte aus einer Störung des Gesunden direkt abzuleiten. So ist es z. B. bei der Bestimmung jeder Segmenthöhe im Rückenmark, so ist es bei der Feststellung des Orts einer spinalen Querschnittserkrankung, so ist es bei der topischen Diagnostik jeden Hirntumors.

Die Segmentdiagnose ist weit ausgebildet und sicher, sobald Hauthypästhesien mit klarer Begrenzung vorhanden sind. Da findet man nach einem der bekannten Sensibilitätsschemata mit voller Sicherheit die obere Grenze des erkrankten Segments und für notwendige chirurgische Eingriffe daraus die Höhe des erkrankten Wirbels. Mit Hilfe des Studiums der Reflexe und etwaiger Lähmungen — besonders wichtig ist die Störung von Muskeln, die Atrophie mit Entartungsreaktion zeigen, weil deren Erkrankung sicher in dem Rückenmarkssegment liegt, das den Krankheitsherd beherbergt — läßt sich die Höhe des Segments weiter fest umschreiben. Auch Sphinkter- und Genitalstörungen sind wichtig. Ganz sorgfältig muß in jedem Falle die Wirbelsäule betrachtet, befühlt, in ihrer Beweglichkeit geprüft und radiologisch aufgenommen werden. Fehlen klare Sensibilitätsstörungen, so wird die für einen chirurgischen Eingriff unbedingt notwendige, ganz sichere Bestimmung des Segments immer fraglich bleiben, sofern nicht eine deutliche örtliche Erkrankung der Wirbelsäule da ist.

Die Segmentdiagnose wird, wenn, sei es an der Innenfläche der Wirbelsäule, sei es an der Außenfläche des Rückenmarks, durch Entzündung oder einen intramedullären Tumor irgendwelche Hervorwölbung oder Unregelmäßigkeit besteht, außerordentlich gefördert durch die Einspritzung von Jodipin mit Hilfe des Okzipitalstiches. Das Jodipin oder ein Teil davon bleibt dann an der betreffenden unregelmäßigen Stelle des Rückenmarks im Meningealraum liegen und zeichnet auf der Röntgenplatte die Höhe des Herds sehr genau ab. Gefahren sind mit dem Eingriff nicht verbunden. Er hat uns oft entscheidend geholfen. In manchen Fällen empfiehlt es sich, das Jodipin lumbal einzuspritzen und nach oben fließen zu lassen, damit die untere Begrenzung des Herds deutlich wird. Die Ausdehnung des ganzen Herds wird gut festgestellt durch die Vereinigung beider Methoden.

Grundsätzlich gleich wie die Segmentdiagnose am Rückenmark wird die topische Bestimmung von Hirnherden ausgeführt. Man sieht zunächst nach Allgemeinsymptomen seitens des Hirns und versucht dann alle Erscheinungen, die irgendwie auf Störung einer bestimmten Stelle hinweisen, zu einem widerspruchslosen Bilde zusammenzufassen. Der Kenner kann hier sehr weit gehen. Alles feinere ist enorm schwierig und erfordert das eingehendste Wissen der anatomischen und physiologischen Verhältnisse aller Hirnteile. Hier fördert die Bingelsche Einblasung von Luft in die Hirnventrikel sowie die Neissersche Hirnpunktion, namentlich wenn sie an mehreren Stellen ausgeführt wird. Beide Methoden müssen aber mit großer Vorsicht, Zurückhaltung und Sachkenntnis für das endgültige Urteil ausgeführt werden.

Eine direkte physiologische Betrachtung hört natürlich auf, sobald mehrere Krankheitsherde mit unregelmäßigem Sitz vorhanden sind. Was gibt uns überhaupt die Möglichkeit, die multiple Sklerose zu diagnostizieren, wenn bei dieser Krankheit zahlreiche Krankheitsherde durch Hirn und Rückenmark verstreut sitzen? Was erlaubt die Erkennung der zerebrospinalen Syphilis, wenn ihre Erreger Meningen, die graue und weiße Substanz von Gehirn und Rückenmark, sowie die peripheren Nerven und die Gefäße des Zentralnervensystems mit ganz unregelmäßigem Sitz und in buntester Reihenfolge schädigen? Für die diagnostische Verwertung des Einzelsymptoms, das von einem Einzelherd ausgeht, werden wir natürlich auch hier innerhalb weiter Grenzen physiologische Gesichtspunkte heranziehen, aber schon hier leitet uns noch mehr die einfache klinische Erfahrung. Und sie allein führt uns in diesen Fällen bei der Zusammenordnung der scheinbar regellos verteilten Einzelerscheinungen zu einer klaren einheitlichen Auffassung.

Nur die klinische Erfahrung nämlich, die wir für die Herdsklerose durch FRERICHS, CHARCOT und STRÜMPELL, für die Syphilis des Zentralnervensystems durch CHARCOT, ERB, NONNE sowie zahlreiche andere Internisten und Nervenärzte gewannen, lehrte uns, daß jede dieser Krankheiten in der Mehrzahl der Fälle bestimmte, mit einer gewissen Regelmäßigkeit wiederkehrende Symptome bietet, weil — aus unbekannten Gründen — von dem Krankheitserreger bestimmte Stellen des Nerven- und Gefäßsystems geschädigt zu werden pflegen. Man ist also auch bei diesen, symptomatisch scheinbar regellosen Krankheiten sowohl lokalistische als auch klinische Diagnosen zu stellen imstande. Nur daß hier die empirische, klinische Erkennung vorangeht und der anatomische Sitz zwar natürlich aus den Symptomen erschlossen wird, aber im Gegensatz zu der ersten Krankheitsgruppe, bei der die „rationale“ Auffassung zum Ziele führt, nicht in erster Linie verwendet wird. In diese Gruppe hinein gehören also Herdsklerose, Tabes, Syphilis des Zentralnervensystems, diffuse zerebrale Arteriosklerose, Encephalitis lethargica, Paralysis agitans, Pseudosklerose und Wilsonsche Krankheit, die verschiedenen Formen der Chorea und des Paramyoklonus, Myotonie, Myasthenie. Die erste Gruppe umfaßt alle umschriebenen Herde des Gehirnes und Rückenmarks: Tumoren der nervösen Substanz und der Hüllen, alle Drucklähmungen des Rückenmarks (Tuberkulose und Geschwülste der Wirbelsäule), alle umschriebenen, durch Entzündung oder durch Gefäßveränderungen (Arteriosklerose) erzeugten Herde, also Blutungen, embolische Infarkte, Myelitis, Poliomyelitis, und vor allem die einfachen Systemerkrankungen: Spinale Muskelatrophie, Seitenstrangsklerose, amyotrophische Lateralsklerose und DUCHENNES Bulbärparalyse kann sich sogar jeder Anfänger aus den Symptomen diagnostisch direkt ableiten.

Natürlich sind diese Gruppen ganz zeitlich bedingt, mit unseren Kenntnissen wandelbar, und vor allem wird es manchmal Auffassungsfrage sein, wohin man eine Krankheit einordnen will. Z. B. für die kombinierten Systemerkrankungen kann man schon verschiedener Meinung sein. Es gibt gewiß Fälle von Tabes, die könnte man rational diagnostizieren. Aber ebenso sicher erfolgt diese Diagnose, wie gesagt, viel häufiger rein empirisch.

Ebenso ist es bei den übrigen kombinierten Systemerkrankungen (Pyramiden-, Kleinhirnseiten-, Gollsche Stränge) sowie bei den eigenartigen, im wesentlichen sich doch kombiniert-systematisch anlassenden Nervenerscheinungen bei Biermerscher Anämie und anderen Blutveränderungen. Man hat Ataxie, Paresen mit aufgehobenen, aber zuweilen auch lebhaften Eigenreflexen, Babinski-Phänomen und Sensibilitätsstörungen. Die Diagnose ist leicht zu stellen aus der Vereinigung der genannten Spinalsymptome mit einer oft nur rudimentär ausgebildeten hyperchromen Anämie. Hierher möchte ich auch noch rechnen die Friedreichsche sowie die hereditäre zerebellare Ataxie. Eine Diagnose auf rationalem physiologischen Wege halte ich, wenigstens in einzelnen Fällen, nicht für unmöglich, aber das ist ganz sicher, daß die Erkennung dieser Krankheiten so gut wie immer rein empirisch vor sich geht. D. h. der Arzt kann ohne genaue Kenntnis der speziellen Pathologie nicht auskommen. Das ist deswegen wichtig, weil Kenntnisse nicht eine modern beliebte Eigenschaft sind.

Reizerscheinungen von seiten der motorischen Werkzeuge werden als Zuckungen oder Krämpfe bezeichnet. Wir diagnostizieren sie aus ihrer Form unter sorgfältiger Berücksichtigung des gesamten neurologischen und internistischen Krankheitsbilds. So ist die Chorea minor, die Chorea hereditaria, die Athetose, die Paralysis agitans, der Paramyoklonus diagnostizierbar. Man muß also das Funktionsbild, das die betreffende Störung bietet, für die Diagnose genau kennen. Auch der große epileptische Anfall würde hierher gehören. Daß Anamnese sowie eine eingehende internistische und neurologische Untersuchung unumgänglich notwendig sind, ist selbstverständlich. Aber gerade am Beispiele des epileptischen Anfalls läßt sich gut ausführen, daß in jedem einzelnen aller dieser Fälle eingehend geprüft werden muß, ob die betreffende Bewegungsstörung primär als Ausdruck dieses so benannten Krankheitszustands vorhanden ist oder ob sie sich etwa symptomatisch auf anderer Grundlage entwickelte. Es ist natürlich für den Arzt ein großer Unterschied, ob ein epileptiformer Anfall Symptom einer genuinen Epilepsie, oder ob er durch eine syphilitische Hirnveränderung hervorgerufen, oder ob er urämischen Ursprungs ist. Nosologisch ist das alles prinzipiell das gleiche, denn auch bei der genuinen Epilepsie ist der Anfall nur ein Symptom eines dunkeln pathogenetischen Hintergrunds. Aber historisch gesehen sind eben bestimmte Bewegungsstörungen gewissermaßen genuin mit bestimmten Krankheitszuständen identifiziert worden, und darauf ist zu achten. Denn jede dieser Form von motorischen Reizerscheinungen kommt vor aus verschiedenen Ursachen und bei verschiedenen Anlässen. Z. B. Athetose und Chorea als Symptom von Beteiligung der Zentralganglien bei einer Hemiplegie, aber auch als Hauptsymptom einer „Krankheit". Oder Starre und Zittern der Paralysis agitans, außer bei diesem nosologischen Zustand bei einer bestimmten Form der Enzephalitis, so daß man für die Gesamtheit dieser Form von Symptomen seitens der Zentralganglien den Begriff des Parkinsonismus aufstellte. Zugrunde liegt natürlich immer die Tatsache, daß bestimmter pathologischer Beeinflussung bestimmter Hirnstellen charakteristische klinische Erscheinungen entsprechen. Es ist also für die Diagnose, wie gesagt, immer notwendig, außer der Art der Reizerscheinungen die Gesamtheit der klinischen Bedingungen festzustellen, unter denen sie sich entwickeln.

Krämpfe in einzelnen Gliedern oder Muskelgruppen können von Herden der vorderen Zentralwindungen ausgehen. Da diese, z. B. bei kleinen Tumoren, zuweilen engumschrieben ihren Reiz ausüben, so sehen wir nicht selten nur einzelne ganz bestimmte Bewegungen. Die Kranken brauchen außerdem, besonders im Anfange, nichts anderes zu bieten. Der Arzt muß in solchen Fällen sehr sorgsam alle Umstände erwägen. In andern Fällen finden wir Stauungspapille und weitere Zeichen einer Geschwulst der Zentralwindungen sowie Lähmung der krampfenden Glieder. Alle möglichen Formen von Krämpfen, umschriebene wie allgemeine, kommen vor auf hysterischer Grundlage. Man wird das zuweilen schon aus ihrer Form sehen; eine Analyse des Seelischen muß dann die Pathogenese aufdecken. Klären sich die Verhältnisse so nicht, so kann der Zustand in die Myoklonie hineingehören. Eine spätere Forschung wird dann wohl die Zentralganglien in den Mittelpunkt stellen; einzelne anatomische Befunde liegen auch bereits vor.

Sehr schwierig kann eine Entscheidung werden, wenn Kranke Krampfanfälle nur anamnetisch angeben und nun hören wollen, welcher Natur diese seien. Mit der Frage nach dem Bestehen von Epilepsie werden oft Kinder von Eltern gebracht. Man sieht zuerst nach, ob neurologisch irgend etwas da ist, was diese Anfälle als symptomatische auffassen lassen darf, und beobachtet die Kranken, ob sie irgend etwas von kleinen epileptischen Anfällen oder von Äquivalenten bieten, vor allem wird ihr Geisteszustand genau erforscht, ob er epileptische Züge trägt. Überventilation zur Erzeugung eines Anfalls führt zuweilen zum Ziele.

Für die Frage der Hysterie hilft nur eine sorgfältige Analyse des seelischen Zustandes sowie eine Erforschung etwaiger Einwirkungen auf die Lebensverhältnisse und die bestimmter Ursachen für die Entstehung bestimmter Erscheinungen. Endlich Beobachtung des Kranken und Feststellung seines Verhaltens bei einem Anfall sowie Klärung der Form und damit der Natur des Anfalles.

Der Tetanus ist sehr leicht zu erkennen, wenn das Trauma klar liegt; ihm folgt die Entwicklung erst der örtlichen und dann der allgemeinen Starre sowie die Fülle der reflektorischen Krämpfe. Aber die ganz leichten, die chronischen und namentlich die nur örtliche, besonders am Gesicht, Erscheinungen machenden Fälle (Trismus, Fazialislähmung, Schluck- und Schlingkrämpfe) werden sehr leicht übersehen und in das Gebiet der Hysterie hineingeschoben. Daran denken, die Form der Entwicklung, die Art des Gesichtsausdruckes sowie Art und Sitz einer Verwundung beachten gestattet die Diagnose. Dringender Berücksichtigung möchte ich das Denken an Tetanie empfehlen. Sie soll ja bei uns in Heidelberg, namentlich im Frühjahr und Herbst, besonders häufig sein. Aber auch bei uns muß man sie suchen, auch bei uns ist es selten, daß man von einem allgemeinen Tetanieanfall überrascht wird. Meist haben die Kranken eine Art Bereitschaft, und bei irgendwelcher Veranlassung, die zu Alkalose führt, z. B. Säureverlusten im Magen und besonders Überventilation, ferner bei seelischen Erregungen oder Gravidität werden dann Krämpfe hervorgerufen. Also wir prüfen bei jedem Kranken, der auf Tetanie verdächtig ist, stets auf das Chvosteksche und Trousseausche Symptom, dieses, indem wir durch Druck auf Arterien und Nervenstämme des Oberarms die bekannte Krampfstellung der Finger hervorzurufen suchen, jenes, indem wir durch Beklopfen des Nervus facialis seine erhöhte mechanische Erregbarkeit feststellen. Wir bedenken die körperlichen Stigmata der Kranken mit chronischer Tetanie (Zähne, Nägel, Haare); wir sehen nach, ob an der Schilddrüse operiert worden war. Auch ist es wichtig, auf die vegetativen Störungen der Tetanie zu achten (Spasmen an Magen, Darm, Blase). Aus welchen Gründen gerade Kranke mit Bereitschaft durch Überventilation sich selbst so gern in die manifeste Tetanie hinein steigern, weiß ich nicht.

Unter Allgemeinstörungen des Gehirns versteht man solche, bei denen eine Schädigung das ganze Organ trifft und daraus bestimmte Symptomkomplexe erfolgen. Einzelne der letzteren entstehen so, daß bestimmte Stellen des Zentralnervensystems gegen jene das ganze Organ treffenden Schädigungen besonders empfindlich sind. Kopfschmerzen treffen wir an, wenn die das Hirn durchströmenden Blutmengen oder ihr Hämoglobingehalt zu klein sind; bei manchen Fällen von Kreislaufsstörung und besonders bei den verschiedensten Formen der Anämie. Sie sind dann häufig begleitet von dem Gefühl allgemeiner Hinfälligkeit und geistiger Leistungsarmut sowie von einer Neigung zu Ohnmachten. Das wurde besprochen.

Allerdings ist es oft erstaunlich, welche Grade von Herabsetzung des Kreislaufs sowie des Hämoglobingehalts des Bluts vom Zentralnervensystem ohne Beschwerden ertragen werden, namentlich wenn sie länger dauern. Offenbar tritt auf der einen Seite eine sehr weitgehende Gewöhnung der Zellen an geringe Mengen vorbeiströmenden Hämoglobins auf. Vielleicht wächst auch die Fähigkeit der Ausnutzung, und höchstwahrscheinlich kann die Variation der örtlichen Blutversorgung gerade an Hirn und Rückenmark in sehr hohem Grade Schädigungen des allgemeinen Kreislaufs und der Beschaffenheit des Bluts abwehren.

Kopfschmerzen finden sich aber vor allem dann, wenn der allgemeine Hirndruck erhöht ist (Pathologische Physiologie). Sie erreichen dann die allerhöchsten Grade, oft ein furchtbares Ausmaß. Mit Erbrechen, Pulsverlangsamung und Stauungspapille verbunden, gestatten sie dem aufmerksamen Arzte die Erkennung des Hirntumors oder der Meningitis oft frühzeitig und leicht. Aber es gibt diese Form der Kopfschmerzen auch ohne Stauungspapille und ohne Pulsverlangsamung; Erbrechen ist in der Regel dabei und diagnostisch wichtig. Anamnese und sorgfältigste neurologische, auf die Auffindung von Lokalsymptomen ausgehende Untersuchung sowie immer erneute Untersuchung des Augenhintergrunds wird die Diagnose des Hirntumors und seines Sitzes zum mindesten in einer stattlichen Anzahl von Fällen stellen lassen, wobei immer zu berücksichtigen ist, daß es Hirnherde: Tumoren, vor allem aber Abszesse gibt, die bei allgemeinen Hirnsymptomen oder selbst ohne solche die Stauungspapille vermissen lassen. Hier muß die genaueste Untersuchung nach der Möglichkeit der Entstehung eines Abszesses forschen (Ohren, Bronchiektasen). Indessen, leider überraschen uns nicht selten die Erscheinungen eines Hirnabszesses, ohne daß irgend etwas vorausging.

Ein schweres Krankheitsbild allgemein zerebraler Natur mit den Erscheinungen der Drucksteigerung und mit wechselnden Herdsymptomen entwickelt sich bei Blutungen unter der Dura nach Schädeltraumen oder im Gefolge der Pachymeningitis haemorrhagica interna. Die Diagnose des traumatischen Ursprungs ist wegen der Therapie wichtig, die der Pachymeningitis, wie sie sich in erster Linie bei Alkoholisten, zuweilen nach Infekten, findet, ist sehr schwer. Sitzt der Erguß über der motorischen Region und führt zu Hemiplegie mit Reizerscheinungen (wegen des Drucks auf die Rinde), so kann man das Ereignis vermuten nach seinem plötzlichen Eintritt und zuweilen von der Kapselhemiplegie unterscheiden.

Sehr schwierig ist es auch mit der Sinusthrombose: schweres allgemeines zerebrales Bild mit den Symptomen des allgemeinen septischen Infekts verbunden. Bei Thrombose des Sinus cavernosus Erscheinungen seitens eines Auges und seiner Umgebung, bei der des Sinus transversus solche seitens eines Ohres.

Auch bei den verschiedenen Formen der Meningitis steht die Erhöhung des Hirndrucks pathogenetisch für die Symptome im Mittelpunkt: nach den gewöhnlichen Annahmen erzeugt die durch die erhöhte Spannung des Liquor geschaffene Reizung sensibler Nerven der Meningen den Schmerz. Hinzu kommt jetzt nun sehr bald bei Beteiligung der Meningen am Halsmark und in hinterer Schädelgrube die Nackenstarre durch meningomotorischen Reflex, ein äußerst wichtiges Symptom der Meningitis. Bei Meninigitis der Brustwirbelsäule haben wir Opisthotonus. Ferner bei zerebraler Entzündung der weichen Hirnhäute: Pulsverlangsamung, Erbrechen, Papillitis, Druckempfindlichkeit der Muskeln, Veränderung der Reflexe, Phänomen von Lasègue und Kernig.

Die Erkenntnis der verschiedenen Formen der Meningitis beruht teils auf der verschiedenen Lokalisation der infektiösen Herde, teils auf der besonderen Einwirkung des betreffenden Infekts, sowie auf anderen Lokalisationen von ihm, teils auf der Eigenart des Verlaufs sowie auf der Beschaffenheit des Liquors. Am häufigsten ist die tuberkulöse Meningitis. Sie ist entweder Teilerscheinung einer allgemeinen Miliartuberkulose oder, wenn sie isoliert da ist, trifft sie Menschen mit nur unbedeutenden tuberkulösen Lokalisationen (wegen geringer Immunisierung?). Der langsame Beginn, der eigenartige, zwischen Unruhe und halber Benommenheit wechselnde seelische Zustand, nicht hohes und oft unregelmäßiges Fieber, der wechselnde Verlauf, die Erscheinungen von seiten der Hirnbasis, die Ergebnisse der Lumbalpunktion (einkernige Zellen, Tuberkelbazillen), die oft vorhandenen Erscheinungen von Miliartuberkulose der Lungen ergeben die Diagnose mit großer Sicherheit.

Mit der Verwertung des Lumbalpunktionsbefundes zur Beurteilung der tuberkulösen Form muß man insofern zurückhaltend sein, als manche Fälle mehr polymorphkernige als einkernige Zellen haben und als Tuberkelbazillen trotz sorgfältigen Suchens oft nicht gefunden werden.

Ist die Grunddiagnose Meningitis sicher, so müssen immer Nase, Ohren und Nebenhöhlen nachgesehen werden, ebenso wie man auf das Vorhandensein eines Entzündungs- oder Eiterherds im Körper, sowie auf das Bestehen eines Allgemeininfekts vor allem mit Pneumo-, doch auch mit Strepto-, Staphylokokken oder Typhusbazillen achten muß wegen der Möglichkeit der eitrigen Meningitis, die entweder aus der Umgebung fortgeleitet oder metastatisch entstanden ist. Hier ist in der Regel eine ziemlich starke, bei Pneumokokkeninfekt sehr erhebliche Blutleukozytose da. Formgestaltung und Verlauf sind hier viel unregelmäßiger. Die in allen frischen Fällen gefundene Vermehrung polymorphkerniger Zellen im Zerebrospinalsaft sowie die Berücksichtigung der Gesamtheit des Körperbefunds wird so die spezielle Diagnose der eitrigen Meningitis gestatten. In diesen Fällen kann am schwierigsten werden die Unterscheidung von der epidemischen Meningokokkenmeningitis. Denn diese bietet auf ihrer Höhe im wesentlichen die Erscheinungen einer allgemeinen zerebrospinalen Meningitis. Allerdings findet man hier in mehr als der Hälfte der Fälle an irgendwelcher, oft verborgenen Stelle des Körpers einen Herpes, und die Erscheinungen von seiten des Rückenmarks, die Starre der Wirbelsäule treten fast immer besonders stark hervor. Mikroskopisch und kulturell sind fast immer die Meningokokken im Liquor nachzuweisen und ebenso im Nasenrachenraum. Namentlich in Epidemiezeiten, wenn die Fälle sich häufen, ist die Diagnose gut zu stellen. Die Lumbalpunktion wird man gerade hier um so leichter heranziehen, als sie gleichzeitig therapeutisch gut ist.

Aber sehr schwer, ja vor den Ergebnissen der bakteriologischen Untersuchung unmöglich kann sie sein ganz im Anfang bei den akutesten Fällen, dann, wenn alle meningealen Symptome noch fehlen und nur die Erscheinungen des schweren oder hier meist schwersten Allgemeininfekts sich nachweisen lassen. Dann sind Meningokokken im Blute nachweisbar. Oft finden sich über den Körper verstreut Blutungen, die große Ähnlichkeit haben können mit hämorrhagischen Masern, zuweilen sogar mit einer allerschwersten allgemeinen Purpura.

Das sind die Hauptformen der Meningitis, die die Praxis beherrschen. Aber im Leben gibt es, allerdings selten, doch noch viel Eigenartiges. Zunächst seröse Formen von Meningitis. Da sind vorhanden die allgemeinen Erscheinungen der Meningitis, aber in milderer Form. Im Liquor findet sich Eiweiß, die Zellen treten demgegenüber ganz zurück. Aber ich kenne auch eine ganze Reihe Kranker mit allen Erscheinungen der Meningitis, mit vielen, sogar einkernigen Zellen und voller Gesundung. Ich hatte in all diesen Fällen eine tuberkulöse Meningitis vermutet.

Bei der gewöhnlichen und nicht mit aller histologischen Feinheit ausgeführten Untersuchung des Liquors können die gewöhnlichen einkernigen Zellen (sog. Lymphozyten) leicht mit andern, z. B. Tumorzellen, verwechselt werden. Es gibt nicht zu selten Kranke mit Hirngeschwülsten, die wegen ihrer Kopfschmerzen und Steifigkeit des Nackens Meningitis zu haben scheinen und deren „Lymphozyten" Glia- oder Sarkomzellen sind. Nur ein sehr genauer Kenner wird an nicht durch Zentrifugierung verdorbenen Zellen die richtige Beurteilung vornehmen können.

Die Untersuchung des Zerebrospinalsaftes nehmen wir in allen Fällen vor, in denen die Diagnose oder Behandlung von ihr abhängt. Wir führen die Lumbalpunktion oder den Subokzipitalstich aus. Welches Verfahren gewählt wird, hängt in erster Linie von Gewohnheiten und Übung des einzelnen ab, nur bei Verdacht auf Geschwulst in der hinteren Schädelgrube wählen wir, wenn eine Untersuchung des Liquor überhaupt nötig ist, stets den Subokzipitalstich. Er ist allgemein für die Kranken angenehmer, weil alle nachteiligen Folgen fehlen. Läßt man alte Leute mit Arteriosklerose aus, und sticht vorsichtig ein, so wird er von denen, die seine Technik beherrschen, bevorzugt. Für die Praxis wird die Lumbalpunktion in erster Linie bleiben. Ihr Nachteil ist der nicht selten sehr unangenehme Meningismus, der auch bei größter Vorsicht nicht sicher vermieden werden kann.

Die Beschaffenheit des Liquor (Zellen, Eiweiß, Bakterien, Wassermannsche Reaktion) hilft der Erkennung sehr vieler Erkrankungen des Zentralnervensystems außerordentlich. Ich bitte nur dringend, jeden Schematismus auszulassen: es ist einfach nicht so, wie es so oft behauptet wird, daß z. B. Tabes oder Syphilis des Zentralnervensystems durch ganz bestimmtes chemisches oder histologisches Verhalten des Liquor cerebrospinalis charakterisiert sind, und daß allein auf diese Befunde hin die spezialisierte Diagnose mit irgendwelcher Sicherheit gestellt werden kann.

Es wäre schließlich noch darzulegen, wie für unsere Aufgabe die Folgen dessen sind, was der Kranke sich selbst unter seinem Zustand denkt (GOLDSCHEIDERS „Autoplastisches Krankheitsbild[1]). Das ist nicht nur von theoretischem Interesse[2], sondern auch von großer diagnostischer Bedeutung. Denn man kann für die Krankheitslehre des Menschen nicht genug hervorheben, daß die Symptome, die er bietet, geschaffen werden durch die Einwirkung der Krankheitsursache einerseits, der Reaktionsform des Individuums anderer-

---

[1] GOLDSCHEIDER, Z. physik. u. diät. Ther. **26**, 217.
[2] KREHL, Dtsch. med. Wschr. **1928**, Nr 42

seits. In die letztere geht aber, in zunächst noch unabsehbarer Weise, ein: der ganze seelische Zustand des Menschen, sowohl nach seiner bewußten, wie nach seiner unbewußten Seite hin. Dieser beeinflußt und färbt nicht nur die Form der exogenen Organerscheinungen, er gestaltet sie nicht nur, sondern er erzeugt sie auch. Hierfür ist alles bedeutungsvoll, was seelisch vor sich geht. SIEBECK[1] macht sehr feine Bemerkungen darüber, daß es nicht nur die besonderen eigenartigen und schweren Erlebnisse sowie ihre unbewußten Korrelate und Folgen sind, die sich hier als wirksam erweisen, sondern gerade auch das Alltägliche und Gewöhnliche. Und das bei einem konstitutionell besonders eindrucksfähigen vegetativen und zerebrospinalen Nervensystem! Dadurch kommt alles, was in den Organen und in den Zellen geschieht, unter den Einfluß aller Vorgänge, die sich im Nervensystem abspielen. Das, was im Menschen als Folge bestimmter bewußter und unbewußter psychischer Prozesse vor sich geht und sich in krankhaften seelischen oder körperlichen Folgen äußert, sei es durch Organe, die vegetativ, sei es durch solche, die zerebrospinal innerviert sind, begleitet, wie v. WEIZSÄCKER sehr richtig hervorhebt, in mehr oder weniger starkem Grade eine große Zahl der Krankheiten des Menschen. Deswegen „sollte jede Krankheit als Pathos der Person begriffen werden" (v. WEIZSÄCKER). Das ist, wie schon im Anfang hervorgehoben wurde, für viele Krankheiten von sehr großer Bedeutung. Auch ich habe gelernt, auf diese Dinge sorgfältig zu achten, und ich empfehle das, denn für die Beurteilung des Kranken und für die Bewertung seiner Erscheinungen wird dadurch vieles klarer als früher. Nicht als ob das den Ärzten früher entgangen wäre! Die großen alten Ärzte waren alle Menschenkenner. Sie merkten mehr intuitiv und von ihrem Menschentum aus, was uns Nachfahren durch die analysierende Ratio klarer wird. Die allgemeine Stellung der wirklich ärztlichen Medizin wird vielleicht durch kaum etwas anderes besser gezeigt als durch dieses Verhältnis von ärztlich-psychologischer Erwägung und menschlicher Klugheit, diesen Übergang von Intuitio in Ratio. Wir brauchen Einsicht in diese Vorgänge, wie gesagt, zur Weiterbildung einer richtigen Beurteilung der Erscheinungen, der Symptome bei inneren Krankheiten, und wir sind V. VON WEIZSÄCKER dankbar dafür, daß er anfing, von dieser Seite aus in die Symptomatik innerer Krankheiten einzudringen. Die weitere Ausarbeitung dieser Auffassung wird noch sehr vieles für das Verständnis der Krankheitserscheinungen Bedeutsame sowie für Erkennung und Beurteilung Wichtige ans Licht bringen. Wir können uns das, was möglich ist und tatsächlich vorkommt, gar nicht reich, bunt und variabel genug vorstellen. Denn der Einfluß des Nervensystems, namentlich der seines vegetativen Teils ist ungeheuer reich und vielseitig. Wir lernen täglich Neues, auch der erfahrne Arzt!

Dazu kommt nun aber eine weitere große Sache. Wenn bisher davon gesprochen wurde, daß vielfach in die Allgemein- und Organsymptome der Kranken sich neurotische Erscheinungen verflechten, so ist nun hinzuzufügen, daß Krankheitssymptome der verschiedensten Art auf der einen Seite rein seelische, auf der andern körperliche primär, ohne daß vorher eine Organkrankheit vor-

---

[1] Dtsch. med. Wschr. 1929, Nr 42/43.

handen ist, auf dem gleichen Wege der seelischen Grundlage des Menschen entstehen. Auch hier wieder die Wirkung der gewöhnlichen Lebensverhältnisse oder die besonderer Ereignisse, sei es, daß sie direkt, sei es, daß sie indirekt — das ist das viel häufigere — über das Unbewußte, die Stimmung, die Triebe, den Charakter, ihren Einfluß entfalten. Wie diese Symptome entstehen, aus welchem Grunde bei bestimmten Menschen sich Allgemein- oder Organsymptome bestimmter Art ausbilden, das ist nicht hier zu erörtern. In den alten Krankheitsbildern der Nervosität, Neurasthenie, Hypochondrie, Hysterie sind die Auffassungen über die Krankheitserscheinungen, die hier in Betracht kommen, niedergelegt. Überall leuchtet da die Beziehung zum Seelischen hinein. Aber ebenso ist doch nicht selten die primäre Bedeutung des Körperlichen bedeutungsvoll. Wenn SIEBECK mit Nachdruck auf eine konstitutionelle Leistungsunfähigkeit von Nervensystem und Organen gegenüber den Einflüssen des gewöhnlichen Lebens hinweist, so kann das für nicht wenige Menschen, die wir der Gruppe der Neurastheniker zuweisen, das maßgebende sein. Das war die Auffassung z. B. von WILHELM ERB. Ob und wieweit die genannten Krankheitsbilder getrennt werden können oder in den gemeinsamen Sammelbegriff Neurose aufgehen sollen, wird verschieden beurteilt. Ich möchte mich trotz aller Schwierigkeiten der Unterscheidung, die ich ganz anerkenne und in hohem Grade selbst empfinde, doch gegen ein völliges Zusammenwerfen aussprechen. Die Symptomatik dieser Zustände ist eine außerordentlich reichhaltige und bunte. Man möchte und kann fast sagen: es gibt kaum ein allgemeines oder organologisches Krankheitssymptom, sei es animaler, sei es vegetativer Art, das nicht im Rahmen dieser Krankheitszustände, also auf seelischer Grundlage, entstehen und also symptomatisch gefunden werden könnte. Aber sonderbarerweise haben doch auch diese Krankheitszustände Eigenarten und Gewohnheiten: manche Symptome sind gerade bei ihnen so häufig, daß man auf Grund von ihnen allein die Diagnose stellen kann. Dazu gehören vor allem merkwürdige Erscheinungskombinationen, die „physiologisch“ nicht oder wenig verständlich sind. Andere Symptome sind wieder ganz selten. Erhebt man an Kranken Befunde, die ebensogut auf organischem wie auf psychischem Wege erzeugt sein können, so soll man — natürlich innerhalb geschmackvoller Grenzen — die Möglichkeit einer neurotischen (so will ich zusammenfassend sagen) Entstehung immer im Auge behalten. Mit dem Einwurfe: „das kommt auf nervöser oder seelischer Grundlage allein nicht vor“, sei man sehr vorsichtig. Also es gibt — wieder innerhalb gewisser Grenzen — neurogen oder psychogen fast alles. Das diagnostisch Entscheidende ist aber nicht nur, ja nicht einmal in erster Linie die Form der Krankheitserscheinungen, sondern die Art ihrer Entstehung und ihre Ursache. Beides muß der Arzt mit allen Mitteln durch Untersuchung und Beurteilung der Persönlichkeit und ihres Innenlebens festzustellen suchen. Damit muß sich verbinden die sorgfältigste körperliche Untersuchung. Nur dadurch können wir die Entscheidung gewinnen: nervös (psychogen) oder körperlich und psychogen.

Sachverzeichnis.

Abiureter Stickstoff s. Reststickstoff.
Abmagerung 33, 34 ff.
Abszeß paranephritischer 118.
— subphrenischer 119.
Achylia gastrica 121, 131.
Addisonsche Krankheit 34.
Agglutination 45, 49, 51, 52.
Agranulozytose 55, 60.
Akromegalie 166.
Albuminurie 146 ff.
— orthostatische 142.
Alkalireserve 37.
Allergen 94.
Allergie 59, 94.
Allgemeinkrankheiten 30, 31.
Amnesie 176.
Anamnese 11 ff., 27, 46, 97, 124.
Anämie aplastische 64, 65.
— Biermersche 62, 63, 105.
— hyperchrome 64.
Angina 54, 105, 106.
— pectoris 79, 83, 84.
— Plaut-Vincent 54, 55, 106.
Anlage 3.
Antigen 93.
Aphasie 176.
Appendizitis 18, 118.
Apraxie 175.
Arbeitsfähigkeit und ihre Beurteilung 7 ff.
Aromatische Körper 147.
Arteriitis 72.
Arteriosklerose 37, 159.
Arteriolosklerose 68, 71, 142, 158.
Arthritis 170 ff.
— alkaptonurica 172.
— deformans 171.
— urica 171.
Arzt und Kassen 7.
— und Kranker 1, 2, 5 ff.
— und soziale Verhältnisse 10.
— und Wissenschaft 2, 3.
Arztwahl, freie 7.
Asthma bronchiale 93 ff.
— cardiale 71.

Aszites 136.
Ataxie 180, 181.
Atemzentrum 86, 87.
Atmung 85 ff.
Auge und Kopfschmerz 158.
Augenmuskellähmung 161.
Ausdruck des Kranken 32.
Auskultation 88, 89, 134.
Aussehen des Kranken 32.
Auswurf 91.
Azetessigsäure 37.
Azidose bei Diabetes 37.

Bangsche Krankheit 50.
Bantische Krankheit 114.
Basedowsche Krankheit s. Thyreodismus.
Bazillus Breslau 52.
— Flexner 52.
— Kruse-Shiga 52.
— Y-Strong 51.
Beschäftigungsneurose 182.
Beurteilung der Arbeitsfähigkeit 7 ff.
— des Kranken 12, 19.
„Bewegungstemperaturen" 39.
Biot'sche Atmung 85.
Blase 153.
Bleivergiftung 41, 165, 182.
— und Gelenke 172.
Blut 58 ff.
— aromatische Substanzen 147.
— Bilirubin 62, 109.
— Druck 34, 68, 147.
— — Krankheit 69.
— Färbeindex 62.
— Flüssigkeit 61.
— Gasspannung 86.
— Kochsalz 146.
— Körperchen, rote 58, 61, 63, 65.
— — Senkung 40, 61.
— Kulturen 45.
— Menge 76.
— Plättchen 58, 63.
— Serum 61.
— Verteilung 75.

Blut Zellen, weiße 44, 58, 60, 143.
— Zucker 34, 36.
— — und Harnzucker 37.
Botulismus 131, 161.
Brechdurchfall 52.
Bronchiektasen 92.
Bronchitis 56, 93.
Bronchopneumonie 56.
Brown-Séquardsche Lähmung 168.

Cardiospasmus 106.
Cheyne-Stokessche Atmung 85.
Cholangitis 115, 116.
Cholezystitis 109.
Cholelithiasis 109, 112.
Choledochusstein 112.
Cholera 52.
Chlorose 63, 64.
Chronaxie 179.
Colitis mucosa 137.
Concretio pericardii 116.
Coronarsklerose 79, 80.

Darm 128ff.
— Kolik 135.
— Stenose 135.
— Verschluß 135.
Defektheilung der Nieren 152.
Diabetes insipidus 139, 140.
— mellitus 34ff.
— — und Schwangerschaft 36.
— — und Tuberkulose 35.
— und Niere 37, 150.
Diagnose der Krankheit 16ff.
— des Segments 183.
Diathese, hämorrhagische 63.
Diphtherie 54.
Divertikel der Speiseröhre 107.
Duodenalgeschwür 123ff.
Duodenalsonde 110, 114, 123, 132.
Durablutung 188.
Durchfälle 130, 131ff.
Dysenterie 130.
Dyskinesia arteriosclerotica 72.
Dyspepsie 128.
— des Darms 128.
Dyspnoe 87.
Dystrophia adiposogenitalis 38.
— musculorum progressiva 177.

Echinokokkus 118.
Eigentemperatur 39ff.
Einheit des Organismus 31.
Einteilung der Krankheiten 15ff.
Eiweiß im Harn 140, 147.
— Minimum 34.
Elektrische Erregbarkeit 179.

Elektrokardiogramm 67.
Empfindungslähmung, partielle 168.
Emphysem 95.
Enanthem 53, 54.
Endokarditis 47, 152.
— lenta 77.
Entartungsreaktion 171, 183.
Enzephalitis 180.
Eosinophile Zellen 54, 59, 162.
Epilepsie 185.
Erbrechen 126.
Ernährungszustand des Kranken 33.
Erysipel 52.
Erythrämie 66.
Erythrocyten 58, 61, 63, 65.
— im Harn 142, 143, 144, 147, 155.
Exantheme, akute 51, 52.
Extrasystolen 67.

Färbeindex 62.
Fettgewebsnekrose des Pankreas 132.
Fettsucht 38.
— und Kochsalz-Wasserhaushalt 140.
Fieber 39ff.
— Ausgangsherde 39, 40.
— bei Karzinom 41, 119.
Fleckfieber 20, 51.
Frost 43.

Galle 109.
Gallenblase 109ff.
Gallensteine 112.
Gallenwege 109ff.
Gährungsdyspepsie 133.
Gasspannung 86.
Gastritis 124ff.
Gehirn, allgemeine Störungen 186.
— und Kopfschmerz 187.
Gelbsucht s. Ikterus.
Gelenke 169ff.
— ihre Atrophie 171.
— und Bleivergiftung 172.
— bei Hämophilie 172.
— und Nervensystem 172.
Gestalt der Körperteile 32.
Gingivitis 55.
Glykosurie bei Schwangeren 36.
— nichtdiabetische 36.
Grippe 55, 96.

Hämatom unter der Dura 188.
Hämoglobin 58, 62, 187.
— im Harn 62.
Hämophilie 64.
— und Gelenke 172.
Hämolyse 113.

Harn 138 ff.
— bei Infektionskrankheiten 44.
— Nachweis von Blei und Quecksilber 42.
— bei Nierenerkrankungen 108, 140.
— säure 146.
— wege 138 ff.
— Zucker 36.
Headsche Zonen 84, 132.
Hepatitis 115.
Hemiplegie 178.
Herdnephritis 152.
Herpes 51.
Herz Block 68, 84.
— Klappenfehler 77 ff.
— Klopfen 82, 84.
— Krankheiten 76 ff.
— Muskel 79.
— Neurose 83, 84.
— seine Untersuchung 73.
— Vergrößerung 77.
Hinterstrangstörungen 168.
Hirnabszeß 188.
Hirntumor 188.
Hirndruck 157, 188.
Husten 90, 91.
Hypertonie 147, 151.
Hypoglykämie 38.
Hypophyse 38, 166.
Hysterie 186.

Ikterus 51, 109 ff.
— catarrhalis 115.
Immunität 26.
Individuum und Krankheitsbild 5 ff.
Infekte, chronische und Organ-
    erkrankungen 42.
Infektionskrankheiten 16, 26, 43 ff.
— ihre Eintrittspforten 47.
Influenza 55.
Insulin 38.
Irregularitas perpetua 67, 79, 84.
Ischias 164.

Jodipinölfüllung des Rückenmarkkanals 183.

Kachexie bei Addison 34, 35.
— bei pluriglandulärer Insuffizienz 34.
— bei Tuberkulose und Tumoren 33.
— bei Vergiftungen 41.
Karzinom und Fieber 41.
— und Anämie 65.
— der Knochen 174.
Ketonkörper 37.
Keuchhusten 55, 91.
Kleinhirn 160, 181.
Klonus 179.
Knochen 169, 174.

Kochsalz 144, 145.
Koliken im Leib 107, 108, 135.
Koma diabetikum 37.
Kompensation des Kreislaufes 74.
Konstitution 31.
Kopfschmerz 37, 38, 49, 157 ff., 188.
Kopliksche Flecken 53.
Krankheit und Gesundheit 7 ff.
— ihr Wesen 3, 4, 5, 10, 15 ff.
Krankheitsbild und Individuum 5 ff., 25
— und Nervensystem 6, 24.
Krankheitssystematik 15 ff.
Kranzarterien 83, 84.
Kreislauf 67 ff.
— Insuffizienz 81.
— und Peripherie 72.
— und Splanchnikusgebiet 76.
Krupp 55.
Kruse-Shiga-Ruhr 52.

Lähmung 177 ff.
— Landrysche 182.
Leber 110 ff.
— Abszeß 116.
— Funktionsprüfung 110.
— und Milz 110, 114, 117.
— Schwellung 51, 110.
— Tumoren 112.
— Zirrhose 177.
Leibeshöhle 107.
Leukämie 54, 60, 65.
Leukopenie 49, 59, 63.
Leukozytose 51, 59, 65.
Lumbago 165.
Lungen-Abszeß 96.
— Blutung 100, 101.
— Entzündung 95; s. a. Pneumonie.
— Gangrän 92, 96.
— Ödem 71, 148.
— Syphilis 96.
— Tuberkulose 35, 97 ff., 133.
— — und Röntgenbild 40, 90, 92, 97 ff.
— Tumoren 90, 96.
— Untersuchung 88 ff.
Lymphogranulom 59, 104.
Lymphozytose 49, 60.

Magen 119 ff.
— Ausheberung 119, 120.
— Blutung 126.
— Chemismus 119, 120.
— Geschwür 33, 120, 123 ff.
— Innervation 122.
— Karzinom 33, 119, 120, 126.
— Lähmung 122.
— Motilität 122.

Magen, Saft 119 ff.
— Schleimhaut 123 ff.
Malaria 50.
Maltafieber 50.
Masern 53, 55.
Maul- und Klauenseuche 55.
Mediastinum 101, 103.
Menièresche Anfälle 160.
Meningitis 56, 188—190.
Meningokokken 189.
Migräne 158.
Miliartuberkulose 50, 98.
Milz und Leber 110, 114, 117.
Milzbrand 53.
— Tumor 50, 55, 64, 77.
Mitralfehler 60, 77 ff.
Monozyten 55.
Mund 55, 105.
Muskelknötchen 162, 163.
— Rheumatismus 162, 163.
— — und Nervensystem 163, 164.
— Schmerzen 161, 162.
Myasthenia pseudoparalytica 182.
Myelitis 168.
Myelom 66, 174.
Myodegeneratio cordis 18.
Myokarditis 48, 78, 79.
Myotonia 182.

Nebenniere 34.
Nephritis 48, 51, 142, 143, 146, 147 ff.
— mit Defektheilung 152.
Nephrose 150.
Nervensystem 157 ff., 175 ff.
— und Asthma bronchiale 94.
— und Darm 136.
— und Herz 82, 84.
— und Krankheitsbild 6, 24.
— und Magen 122.
Nervus vestibularis 160.
Neuralgien 164, 165.
Neuritis 72, 165.
Neurose 23 ff, 83, 164.
— soziale 1, 9.
Nieren 138 ff.
— Arteriosklerose 36, 80.
— Becken 103, 109, 153 ff.
— Kolik 108, 155.
— bei Stauung 142.
— und Salze 145.
— Steine 155.
— Tumoren 156.

Obstipation s. Verstopfung.
Organerkrankungen 30.
Organuntersuchung 28, 30.
Ösophagus s. Speiseröhre.

Osteoarthropathie 173.
Osteomalazie 162, 174.
Ostitis fibrosa 162, 175.
Oxybuttersäure 37.

Pachymeningitis hämorrhagica 188.
Pagetsche Krankheit 175.
Palpation 88, 110, 119.
Pankreas 132, 133.
— Apoplexie 132.
Papageienkrankheit 50.
Paralysis agitans 180, 186.
Paranephritis 118.
Paratyphus 20, 49, 59.
Perazidität 127.
Perforation von Eingeweiden 135.
Perikarditis 81.
Peritoneum 135.
Peritonitis 135.
— tuberculosa 50.
Perkussion 88, 134.
Person und Typus 21.
Pleura 101.
— Ergüsse 102.
Pleuritis 102.
Pneumokoniose 90.
Pneumokokkensepsis 48.
Pneumokokkentypen 92, 95.
Pneumonie 25, 51, 59, 92.
Pneumothorax 102, 103.
Pocken 26, 51, 53.
Polyarthritis rheumatica 168.
Polymyositis 162.
Polyneuritis 182.
Polyurie 139.
Prostatahypertrophie 139, 140.
Pruritus 35.
Psychoanalyse 13.
Puls 67 ff., 75.
Pulsverlangsamung 57.
Purpura 46, 64.
— variolosa 51.
Pyelitis 108, 153 ff.
Pylorusstenose 121.

Quecksilbervergiftung 41, 55.

Radiologie 89, 90.
Reflexe 165, 178, 182.
Reizzustand des Magens 125.
Reststickstoff 146, 148.
Retikulo-endotheliales Gewebe 59.
Rheumatismus 162, s. auch Polyarthritis.
— Poncet 173.
Röntgenbild und Lungentuberkulose 40, 89,
    90, 97 ff.
Roseolen 51.

Rotzgeschwüre 53.
Rückenmarkerkrankungen 183.
Ruhr 52.

Scharlach 26, 53, 54.
Schilddrüse 103.
Schlund 105.
Schrumpfniere 142, 151.
Schutzimpfung 49.
Schwarzwasserfieber 62.
Schwindelgefühl 159.
Segmentdiagnose 183.
Seelische Einflüsse 24, 32, 94.
Sensibilität und ihre Störungen 167.
Sepsis 47, 49, 50.
— Herd 47, 48.
Serumbehandlung 95.
Sinusthrombose 188.
Sklerosis multiplex 161.
Skorbut 55.
Soor 55.
Spasmen 180.
Speiseröhre 105, 106.
Spirochäta icterogenes 51.
Sputum s. Auswurf.
Staphylokokken 47, 48.
Stauungsniere 142.
Stomatitis 55.
Stenokardie s. Angina pectoris.
Streptokokken 47, 48, 54, 77, 170.
— Toxin 54.
Stromvolumen 72, 74.
Struma 103.
Stuhl 129 ff.
Subphrenischer Abszeß 119.
Syphilis der Aorta 79.
— des Herzens 79.
— der Leber 113, 117.
— der Lungen 96.
— der Niere 150.
— der Tonsillen 54, 106.
Syphilide 53.
Syringomylie 198.
Systematik der Krankheiten 15 ff.

Tabes 161, 172, 181.
Tastsinn 167.
Teilkonstitution 31.
Temperaturverlauf bei Infektionskrankheiten 45.
Tetanie 187.
Tetanus 187.
Thalamus 157, 168.
Thrombophlebitis 43.
Thrombose 72.
Thyreodismus 33, 34, 103.
Trachea 103.

Trichinose 56, 162.
Tonsillen 54, 105, 106, 148.
Tuberkelbazillen 92, 96.
Tuberkulinreaktion 100.
Tuberkulose 33, 60.
— des Gaumens 54.
— und Gelenke 173.
— miliare 18.
— Mund 55.
— der Nebenniere 35.
— der Nieren 154.
— Peritonitis 50.
— Pleuritis 102.
— und Rheumatismus 173.
— und Senkung 61.
Typhus abdominalis 20 ff., 26, 49, 50, 54, 55, 60, 96.
Typus und Person 21.

Überempfindlichkeit 94.
Ulcus ventriculi s. Magengeschwür.
Untersuchung des Kranken 27 ff.
— des Leibes 134.
— der Lungen 88 ff.
— des Stuhles 129.
Untersuchungsmethoden 28, 29.
Urämie 147 ff.
— und Durchfälle 133.
— und Kopfschmerzen 158.
— und Magen 126.
Ureteren 153.
Urobilin 110.

Variola s. Pocken.
Variolois 53.
Varizellen 53.
Venen Puls 70.
— Stauung 75, 104.
Verdauung 105 ff.
Vergiftungen 130.
Verstopfung 134.

Wasserausscheidung 140.
— Versuch 144.
Weil-Felixsche Reaktion 51.
Weilsche Krankheit 51.
Werlhofsche Krankheit 64.
Wirbelsäule 173.

Zähne 105.
Zentralnervensystem 56, 184 ff.
Zentralwindung 168.
Zunge 105.
Zwölffingerdarm s. Duodenum.
Zyanose 87.
Zylinder 147, 154.
Zystenniere 154.
Zystitis 154.

Berichtigung.

S. 10, Fußnote 1, lies: GRUND, Die Anamnese. Leipzig 1932 statt 1923.

S. 5, „ 2, „ KREHL, Krankheitsform und Persönlichkeit. Leipzig 1929, zugleich Dtsch. med. Wschr. **1928**, Nr 42.

S. 23, „ 1⎫ KREHL, Krankheitsform und Persönlichkeit. Leipzig 1929,
S. 25, „ 1⎭ „ zugleich Dtsch. med. Wschr. **1928**, Nr 42.